Gips- und Castverbände

Christian Hebbauer

# Gips- und Castverbände

Material, Technik, korrektes Anlegen und Fehlervermeidung

Mit 262 Abbildungen

Mit einem Geleitwort von
Prim. Univ.-Prof. Dr. M. Mousavi

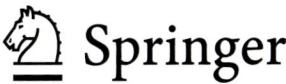 Springer

**Christian Hebbauer**
SMZ Ost Donauspital
Wien
Österreich

ISBN 978-3-662-48884-3     ISBN 978-3-662-48885-0    (eBook)
DOI 10.1007/978-3-662-48885-0

Die Deutsche Nationalbibliothek verzeichnet diese Publikation in der Deutschen Nationalbibliografie;
detaillierte bibliografische Daten sind im Internet über http://dnb.d-nb.de abrufbar.

Umschlaggestaltung: deblik Berlin
Fotonachweis Umschlag: © Christian Hebbauer
Bildrechte Produktbilder: © Christian Hebbauer
mit freundlicher Genehmigung von BSN medical Medizinprodukte GmbH, Österreich

Gedruckt auf säurefreiem und chlorfrei gebleichtem Papier

Springer ist Teil von Springer Nature
Die eingetragene Gesellschaft ist Springer-Verlag GmbH Germany
Die Anschrift der Gesellschaft ist: Heidelberger Platz 3, 14197 Berlin, Germany

Gewidmet meiner Frau Nicole und meinen Töchtern Melanie und Chiara!

# Geleitwort

Die unfallchirurgische Behandlung verschiedener Verletzungen der Knochen, aber auch der Weichteile hat sich in den letzten Jahren rasant zugunsten der operativen Behandlung entwickelt, insbesondere in der Frakturbehandlung. Die vielfältigen Angebote moderner Implantate, und die Erwartungshaltung der Patienten, die Ruhigstellung der Gelenke möglichst kurz zu halten, haben dabei eine große Rolle gespielt.

Trotz dieser Entwicklung in der operativen Knochenbehandlung darf die Tatsache nicht außer Acht gelassen werden, dass die konservative Knochenbehandlung nach wie vor bei der großen Mehrheit unserer Patienten die Therapie der Wahl darstellt. Betrachtet man die Anzahl der operativen Eingriffe in einer großen zentralen unfallchirurgischen Abteilung in Relation zu den gesamten ambulanten Patienten, wird man feststellen, dass die Operationen an maximal bei 20% der Patienten durchgeführt werden. Somit ist nach wie vor ein großer Bedarf an hochqualitativen konservativen Behandlungsmodalitäten vorhanden.

Der klassischen Gipstechnik stehen heute Ruhigstellungsmöglichkeiten mit verschiedenen synthetischen Materialien gegenüber. Die Erwartungshaltung unserer Patienten und Patientinnen und ihre Ansprüche machen es notwendig auch in der konservativen Therapie neue Wege zu beschreiten, allerdings ohne die alten zu verwerfen. Nach wie vor gilt, dass die Anwendung traditioneller Gipsverbände nach Reposition der Frakturen, mit der Möglichkeit des Anmodellierens und vor allem des Haltens des Repositionsergebnisses in der Akutphase, die Methode der Wahl ist.

In Österreich hat die konservative Knochenbehandlung eine lange Tradition. Das Gipszimmer war und ist stets das Herzstück einer jeden unfallchirurgischen Abteilung. Dieser Bereich wurde bislang von den Gipszimmer-Gehilfen betreut. Der Fortschritt in der gesamten konservativen Knochenbehandlung mit diversen Kunststoffverbänden, funktionellen Verbände etc. erfordert vertiefte und spezielle Fachkenntnisse sowohl in der Materialkunde als auch im Umgang mit den Ruhigstellungsmethoden und bezüglich der Repositionsmanöver.

Das vorliegende Werk gilt als Lehrmaterial für den jungen, gesetzlich neu auszubildenden Gipsassistenten, aber auch als Nachschlagewerk für den erfahrenen „alten Hasen", wobei hiermit nicht nur die Gipsassistenten und Gipsassistentinnen gemeint sind, sondern auch die Ärzte, die sich immer mehr mit den neuen Techniken vertraut machen und sich über den letzten Stand der Entwicklungen informieren müssen.

Dem Autor dieses Buchs ist es gelungen, die altbewährten klassischen konservativen Methoden und die neuen Entwicklungen in den Ruhigstellungstechniken sehr gut und übersichtlich zusammenzufassen. Dieses Buch kann ohne Weiteres als Bestandteil einer jeden unfallchirurgischen Abteilungsbibliothek wärmstens empfohlen werden.

Prim. Univ-Prof. Dr. M. Mousavi

# Vorwort

Über 30 Jahre diskutierte man in Österreich über die Neuorganisation des Berufsbildes des Gipsassistenten! Die Operationsgehilfen (Operationsassistent) und teilweise auch die Pflegehelfer haben in dieser Zeit immer in einer Grauzone gearbeitet und durch die Neuordnung endlich eine rechtliche Grundlage für Ihre Arbeit erhalten. Diese gilt es jetzt auch umzusetzen!

In der Medizin geht die Entwicklung sehr rasch voran. Es vergeht kein Jahr in dem es nicht zu vielen Änderungen kommt. Natürlich machen die Neuerungen auch vor dem Gipszimmer nicht halt. Mit diesem Buch möchte ich auf diese Neuerungen eingehen, aber auch an die alten Techniken erinnern. Diese alten Techniken geraten durch viele verschiedene Einflüsse sehr oft in Vergessenheit. Bei speziellen Verletzungen werden sie und ältere Behandlungsmethoden manchmal benötigt, um ein einwandfreies Behandlungsergebnis zu erzielen.

Das Buch wurde so aufgebaut, dass im allgemeinen Teil die Materialien, das Werkzeug und die Einrichtung eines Gipsraumes beschrieben werden. Im Spezialteil werden die einzelnen Verbandstypen genau beschrieben. Dieser Abschnitt ist in die verschiedenen Körperregionen differenziert. Jeder Abschnitt wird in die einzelnen Kapitel mit den Verbandstypen eingeteilt. Und jedes Kapitel ist in bestimmte Unterkapitel unterteilt: Material, Technik, Gefahren und Fehlermöglichkeit und Indikationen.

An dieser Stelle möchte ich mich bei meiner Frau Nicole, meinen Töchtern Melanie und Chiara für die tatkräftige Unterstützung bedanken. Ohne Euch wäre dieses Buch nie Wirklichkeit geworden. Überdies bedanke ich mich bei meinen Kollegen für so manchen Trainingsgips. Auch Dr. Kemetzhofer und Dr. Schalko-Strießnig möchte ich meinen Dank für die Unterstützung aussprechen.

Ich wünsche allen, dass dieses Buch für die Zukunft ein Hilfsmittel sein kann.

Christian Hebbauer
Sommer 2016

# Inhaltsverzeichnis

## II    Praxisteil – Spezialteil

# Allgemeiner Teil

# Grundlagen

© Springer-Verlag Berlin Heidelberg 2017

C. Hebbauer, *Gips- und Castverbände*,

DOI 10.1007/978-3-662-48885-0_1

Im Zentrum des ersten Kapitels stehen zum einen rechtliche Grundlagen der medizinischen Assistenzberufe (Desinfektionsassistenz, Gipsassistenz, Laborassistenz usw.), zum anderen grundsätzliche Fragen rund um den Beruf des Gipsassistenten. Hier ist die Ausbildung ebenso wichtig wie die professionellen Rahmenbedingungen, innerhalb derer sich der Assistent bewegt.

## 1.1    Rechtliche Grundlagen

### 1.1.1    Österreich

Zunächst betrachten wir die Regeln in Österreich.

#### Gesetzestexte zum Bundesgesetz MABG

Bedeutsam ist das Bundesgesetz über medizinische Assistenzberufe und die Ausübung der Trainingstherapie (Medizinische Assistenzberufe-Gesetz). Folgende Berufsbilder werden über dieses Gesetz geregelt:
- § 4: Desinfektionsassistenz
- § 5: Gipsassistenz
- § 6: Laborassistenz
- § 7: Obduktionsassistenz
- § 8: Operationsassistenz
- § 9: Ordinationsassistenz
- § 10: Röntgenassistenz
- § 11: Medizinische Fachassistenz

Die einzelnen Berufsbilder der medizinischen Assistenzberufe sind in erster Linie die Assistenz von Ärzten, Biomedizinischer Analytikern bzw. Radiologietechnologen nach ärztlicher Anordnung und unter ärztlicher Aufsicht. Der Arzt hat auf alle Fälle die Anordnungsverantwortung.

Überdies ist geregelt, dass der gehobene Dienst der Gesundheits- und Krankenpflege, die Biomedizinischen Analytiker und die Radiologietechnologen die Durchführung der ärztlichen Anordnung weiter übertragen dürfen und die Aufsicht wahrnehmen dürfen.

Ärztliche Aufsicht bedeutet hier nicht die unmittelbare persönliche Aufsicht. Diese kann sich von der „Draufsicht" bis zur nachträglichen Kontrolle erstrecken. Dies muss je nach Einzelfall entschieden werden.

##### ▪ Gipsassistenz

§ 5 (1) Die Gipsassistenz umfasst die Assistenz beim Anlegen ruhigstellender und starrer Wundverbände, insbesondere von Gips-, Kunstharz- und thermoplastischen Verbänden, sowie das Anwenden von einfachen Gipstechniken aus therapeutischen Gründen nach ärztlicher Anordnung und unter ärztlicher Aufsicht.

(2) Der Tätigkeitsbereich der Gipsassistenz umfasst insbesondere
- die Assistenz beim Anlegen von Gips-, Kunstharz- und thermoplastischen Verbänden im Rahmen der Erstversorgung und Nachbehandlung von Frakturen sowie Muskel- und Bänderverletzungen,
- die Assistenz bei Repositionen und anschließender Ruhigstellung,
- das Anwenden einfacher Gipstechniken, insbesondere bei stabilen Frakturen in achsengerechter Stellung sowie Muskel- und Bandverletzungen,

- die Korrektur von in der Stabilität beeinträchtigten starren Verbänden,
- die Abnahme starrer Verbände,
- die Auf- und Nachbereitung des Behandlungs- bzw. Gipsraumes,
- das Organisieren und Verwalten der erforderlichen Materialen.

Im neu geschaffenen Gesundheitsberuf „Gipsassistent" wurde der Praxis Rechnung getragen, dass die ärztliche Tätigkeit des Anlegens eines starren Verbandes fast immer an die Angehörigen anderer Gesundheitsberufe delegiert wurde. Diese Delegation stellte einen rechtlichen Graubereich dar, obwohl dieser Personenkreis sehr häufig eine hohe Spezialisierung erreicht hatte.

Es ist klarzustellen, dass die selbstständige Reposition, die Behandlung bewegungsinstabiler Frakturen sowie die Entscheidung hinsichtlich der erforderlichen Gelenksstellung nicht vom Tätigkeitsbereich der Gipsassistenz erfasst sind.

Es muss darauf hingewiesen werden, dass auch Angehörige der Gesundheits- und Krankenpflegeberufe die Berufsberechtigung der Gipsassistenz erwerben müssen, um diese Tätigkeiten ausüben zu dürfen.

- **Ausbildung in den medizinischen Assistenzberufen**

§ 20 (2) Die Ausbildung in der Gipsassistenz umfasst mindestens 650 Stunden, wobei mindestens die Hälfte auf die praktische Ausbildung und mindestens ein Drittel auf die theoretische Ausbildung zu entfallen hat.

(8) Im Rahmen der praktischen Ausbildung sind die Auszubildenden berechtigt, Tätigkeiten des jeweiligen medizinischen Assistenzberufs gemäß §§ 4 bis 10 nach Anordnung und unter Anleitung und Aufsicht durchzuführen.

Die Ausbildungen werden entsprechend der neuen Berufsbilder inhaltlich neu gestaltet. Die Inhalte und der Umfang können nicht unverändert übernommen werden.

Um es den Auszubildenden zu ermöglichen, während der Ausbildung die Tätigkeiten des medizinischen Assistenzberufs auch an Patienten durchzuführen, wird klargestellt, dass diese Tätigkeiten im Rahmen der praktischen Ausbildung nur unter Anleitung und unter Aufsicht ausgeübt werden dürfen. Die Anleitung und die Aufsicht sind den Regeln für die jeweiligen Berufsbilder zu entnehmen.

- **Ausbildung in der medizinischen Fachassistenz**

§ 21 (1) Die Ausbildung in der medizinischen Fachassistenz umfasst
- die erfolgreiche Absolvierung von Ausbildungen gemäß Abs. 2,
- die Erstellung einer Fachbereichsarbeit

(2) Ausbildung, die zur medizinischen Fachassistenz führen, sind:
- mindestens drei Ausbildungen in medizinischen Assistenzberufen gemäß § 20,
- eine Ausbildung in der Pflegehilfe gemäß GuKG oder als medizinischer Masseur gemäß MMHmG sowie mindestens eine Ausbildung in einem medizinischen Assistenzberuf gemäß § 20.

Die Ausbildung in der medizinischen Fachassistenz umfasst mindestens drei Ausbildungen in medizinischen Assistenzberufen in der Gesamtdauer von mindestens 2500 Stunden. Sowie die Erstellung einer Fachbereichsarbeit. Für diese sind mindestens 200 Stunden vorzusehen. Es ist ein berufsspezifisches Thema zu wählen.

■    **Schule für medizinische Assistenzberufe**

§ 22 (1) Die Ausbildungen in der medizinischen Fachassistenz sind an Schulen für medizinische Assistenzberufe durchzuführen. Eine solche Schule hat mindestens drei Ausbildungen in medizinischen Assistenzberufen anzubieten.

(3) Die Schule für medizinische Assistenzberufe darf nur aufgrund einer Bewilligung des Landeshauptmannes geführt werden.

■    **Lehrgänge**

§ 23 (1) Die Ausbildung in einem medizinischen Assistenzberuf kann auch in Lehrgängen erfolgen, die einer Bewilligung des Landeshauptmannes bedürfen.

■    **Übergangsbestimmungen**
■ ■  **Gipser**

§ 36 (1) Personen, die zum Zeitpunkt des Inkrafttretens dieses Bundesgesetzes
–  zur Berufsausübung als Operationsgehilfe gemäß § 52 MTF-SHD-G oder zur Ausübung eines Gesundheits- und Krankenpflegeberufs nach den Bestimmungen des GuKG berechtigt sind und
–  in den letzten fünf Jahren vor Inkrafttreten dieses Bundesgesetzes mindestens 36 Monate vollbeschäftigt oder entsprechend länger bei Teilzeitbeschäftigung Tätigkeiten der Gipsassistenz ausgeübt haben, sind zur Ausübung der Gipsassistenz und zur Führung der Berufsbezeichnung „Gipsassistent" nach den Bestimmungen dieses Bundesgesetzes berechtigt.

(2) Der Landeshauptmann hat aufgrund der nachgewiesenen Tätigkeit gemäß Abs. 1 auf Antrag eine Bestätigung auszustellen. Diese Bestätigung berechtigt zur Ausübung der Gipsassistenz.

Der Beruf der Gipsassistenz wird im Rahmen des vorliegenden Bundesgesetzes erstmalig geregelt. Es handelt sich bei diesen Tätigkeiten vorwiegend um ärztliche Tätigkeiten, die wegen der nicht vorhandenen berufsrechtlichen Regelungen grundsätzlich ausschließlich Ärzten vorbehalten waren. Personen, die in den letzten Jahren bereits (wenn auch nicht gesetzeskonform) diese Tätigkeiten durchführten, wird durch die Übergangsbestimmung ermöglicht, diese Tätigkeiten weiter auszuführen.

## Erläuterungen

Zur Gipsassistenz muss festgehalten werden, dass es sich dabei vorwiegend um ärztliche Tätigkeiten handelt, die mangels entsprechender berufsrechtlicher Regelung bis dato ausschließlich von Ärzten durchgeführt wurden. Mit der Schaffung des neuen nichtärztlichen Gesundheitsberufs und der Delegierbarkeit dieser Tätigkeit gemäß § 49 Abs. 3 Ärztegesetz 1998 ist die Durchführung der Tätigkeit des Gipsens nicht mehr ausschließlich Ärzten vorbehalten.

Für einen bedarfsgerechten Einsatz wird im Rahmen des MABG die Möglichkeit geschaffen, eine flexible Kombination von Fachausbildungen zu absolvieren und die Berufsberechtigung in der medizinischen Fachassistenz zu erwerben. Beispielsweise könnten für den Krankenhausbereich „Operationsassistenz", „Gipsassistenz" und Röntgenassistenz" zur medizinischen Fachassistenz kombiniert werden, während im niedergelassenen Bereich beispielsweise eine Kombination aus „Ordinationsassistenz", Laborassistenz" und „Gipsassistenz" bzw. „Röntgenassistenz" sinnvoll sein könnte.

Die medizinische Fachassistenz wird durch die Absolvierung von Ausbildung in drei medizinischen Assistenzberufen sowie das Verfassen einer Fachbereichsarbeit an einer Schule erworben und ermöglicht den Zugang zur Berufsreifeprüfung.

**Zusammenfassung**
Durch das MABG entstanden einige neue Berufsbilder, die bereits vorhanden wurden neu geregelt. Dieses Gesetz vereinfacht die Zusammenarbeit im Krankenhaus.

## 1.1.2   Deutschland

Nach meinen Recherchen gibt es in Deutschland keine rechtlichen Grundlagen bezüglich des Anlegens von Gipsverbänden. Der zuständige Arzt ist für die gesamte Gipsbehandlung endverantwortlich.

Nach Auskunft des Deutschen Verbandes der medizinischen Gipspfleger und -schwestern e.V. ist es in Deutschland üblich, dass die Gipsschwestern und -pfleger die Verbände anlegen und die Ärzte nur die Endkontrolle durchführen. Ein Gesetz für diese Handlungsweise gibt es nicht. Der Arzt vergewissert sich, dass der Gipspfleger die Verbandstechniken beherrscht, und lässt den Pfleger die Arbeit erledigen. Einen Gipsmeister oder Gipsassistenten wie in anderen Ländern gibt es in Deutschland nicht.

## 1.1.3   Schweiz

Grundsätzlich ist es so, dass das „Gipsen" als eigentliche ärztliche Handlung im Delegationsverfahren an die Pflege delegiert werden kann. Nach meinen Recherchen und der Auskunft der Schweizerischen Vereinigung des medizinischen Gipsfachpersonals zufolge gibt es in der Schweiz keine rechtlichen Grundlagen über das Anlegen von Gipsverbänden. Der zuständige Arzt ist für die gesamte Gipsbehandlung endverantwortlich.

Die Praktiken sind in der Schweiz wie jene in Deutschland: Nach Auskunft der Schweizerischen Vereinigung des medizinischen Gipsfachpersonals ist es in der Schweiz üblich, dass die Gipsschwestern und -pfleger die Verbände anlegen und die Ärzte nur die Endkontrolle durchführen. Ein Gesetz für diese Handlungsweise gibt es nicht. Der Arzt vergewissert sich, dass der Gipspfleger die Verbandstechniken beherrscht, und lässt den Pfleger die Arbeit erledigen. Einen Gipsmeister oder Gipsassistenten wie in anderen Ländern gibt es in der Schweiz nicht.

## 1.1.4   Andere Länder

In vielen Ländern gibt es eigene Regeln bezüglich der Gipsanlage in den Krankenhäusern. In den Niederlanden und in Finnland werden eigene Gipsmeister ausgebildet. In Japan werden die Gipsverbände wiederum von den Physiotherapeuten angelegt. In vielen anderen Fällen übernimmt die Anlage der Gipsverbände die Pflege.

> ❯ Rechtlich gibt es nur in Österreich eine Regelung bezüglich der Gipsassistenz. Dies wurde im MAB-Gesetz geregelt. In Deutschland und der Schweiz gibt es dieses Berufsbild noch nicht. Die Letztverantwortung über den angelegten Verband trägt immer der Arzt. Auch in Österreich.

## 1.2    Grundsätzliche Grundlagen

### 1.2.1    Anforderungen an die Gipsassistenz

Jeder Gipsassistent muss seinen Beruf gewissenhaft ausüben und körperlich wie auch geistig dazu in der Lage sein. Es muss ihm bewusst sein, dass er seine Arbeit immer zum Wohle des Patienten ausführt. Er darf keinen Unterschied aufgrund des Alters, des Geschlechtes, der unterschiedlichen Herkunft, der Hautfarbe, der religiösen Einstellung, seines sozialen Status und seiner politischen Einstellung machen.

Als Angehöriger eines medizinischen Assistenzberufs hat sich jeder Gipsassistent an folgende Richtlinien zu halten:

— Die Gipsassistenz muss immer auf dem neuesten Stand der medizinischen Wissenschaft und der Entwicklungen des Berufsumfeldes sein.
— Jede ausgeführte Tätigkeit ist zu dokumentieren.
— Im rechtlichen Rahmen muss über die Tätigkeit gegenüber dem Patienten Auskunft erteilt werden – dies gilt auch für Angehörige von Minderjährigen.
— Anderen Berufsgruppen ist über den gemeinsamen Patienten Auskunft zu erteilen.
— Der Gipsassistent ist im Rahmen seiner Tätigkeit zur Verschwiegenheit verpflichtet.

> **Der Gipsassistent muss seinen Beruf gewissenhaft ausführen und sich durch Fort- und Weiterbildung immer auf dem neuesten Stand der Wissenschaft seines Berufsumfeldes halten.**

### 1.2.2    Arbeitsbereich der Gipsassistenz

Im Allgemeinen ist der Arbeitsbereich der Gipsassistenz natürlich das Gipszimmer in einer Krankenhausambulanz. Dieses ist meist in der Abteilung für Unfallchirurgie und in der Abteilung für Orthopädie installiert. Zudem kommt die Gipsassistenz fallweise im Operationssaal zum Einsatz, etwa zur Anlage eines OP-Gipses. Vereinzelt gibt es auch im niedergelassenen Bereich Orthopäden oder Unfallchirurgen, die sich ein Gipszimmer leisten und dort eine Gipsassistenz beschäftigen.

#### Gipszimmer

Die Gipsassistenz ist für den reibungslosen Ablauf im Gipszimmer verantwortlich. Daraus ergeben sich viele Tätigkeiten im Beruf des Gipsassistenten:

— Materialwirtschaft,
— Instrumentenwirtschaft,
— Patienten,
— Hygienemaßnahmen.

**Materialwirtschaft**  Die Gipsassistenz hat immer darauf zu achten, dass das gesamte benötigte Material für die verschiedensten Verbände lagernd ist und zeitgerecht nachbestellt wird. Zudem muss das Material so gelagert sein, dass es keinen Schaden nimmt. Auch muss die Gipsassistenz über Neuerungen im Bereich Material auf dem Laufenden sein.

**Instrumentenwirtschaft**   Die Gipsassistenz ist für die Instrumente, die im Gipszimmer zum Einsatz kommen, verantwortlich. Es ist darauf zu achten, dass die Instrumente sich immer in tadellosem Zustand befinden. Die Instrumente müssen immer einsatzbereit sein. Alte defekte Geräte sind auszutauschen. Neue und moderne Instrumente und Geräte sollen angeschafft werden.

**Patienten**   Die Betreuung der Patienten gehört zu den Aufgaben der Gipsassistenz. Jeder Patient wird nach bestem Wissen und nach dem letzten Stand der Wissenschaft behandelt. Die Gipsassistenz hat sich immer darum zu kümmern, dass die Unterlagen, die zur Behandlung zur Verfügung stehen, mit den Anforderungen der Behandlung des Patienten übereinstimmen. Die aktuellsten Röntgenbilder des Patienten werden bereitgestellt und mit dem aktuellen Verband verglichen. Auf Anweisung des Arztes wird die geplante Tätigkeit durchgeführt. Nach dem korrekten Anlegen des Verbandes wird der Patient weitergeleitet.

Bei der Behandlung ist unbedingt auf die Intimsphäre und den Datenschutz zu achten.

**Hygienemaßnahmen**   Die Gipsassistenz ist für die Einhaltung der grundlegenden Hygienerichtlinien zuständig. Jeder Patient wird mit frischen Untersuchungshandschuhen behandelt, der Arbeitsplatz ist sauber, die Geräte und Instrumente sind frisch gereinigt.

## Operationssaal

Die Gipsassistenz ist für den reibungslosen Ablauf der Gipsanlage im Operationssaal verantwortlich. Daraus ergeben sich viele Tätigkeiten im Beruf des Gipsassistenten:

- Materialwirtschaft,
- Instrumentenwirtschaft,
- Patienten,
- Hygienemaßnahmen.

**Materialwirtschaft**   Die Gipsassistenz hat immer darauf zu achten, dass das gesamte benötigte Material für die verschiedensten Verbände für den benötigten Verband in den Operationssaal mitgenommen wird oder dort gelagert ist.

**Instrumentenwirtschaft**   Die Gipsassistenz ist für die Instrumente, die im Operationssaal zum Einsatz kommen, verantwortlich. Es ist darauf zu achten, dass die Instrumente sich immer in tadellosem Zustand befinden. Die Instrumente müssen immer einsatzbereit sein. Alte defekte Geräte sind auszutauschen. Dies muss in Rücksprache mit der OP-Leitung geschehen.

**Patienten**   In den meisten Fällen ist es so, dass der Gipsassistent auch gleichzeitig der zuständige Operationsassistent ist. Daher wird der geforderte Gips fast immer postoperativ durch den OP- und Gipsassistenten angelegt. Sollte für diese Aufgaben verschiedene Personen zuständig sein, so obliegt es dem Gipsassistenten, sich über die Richtigkeit der Gipsanweisung zu informieren und mit dem Arzt die Gipsanlage durchzuführen.

**Hygienemaßnahmen**   Die Gipsassistenz ist für die Einhaltung der grundlegenden Hygienerichtlinien zuständig. Er achtet darauf, dass die Richtlinien eingehalten werden.

Der Arbeitsplatz des Gipsassistenten ist in erster Linie das Gipszimmer, er kann aber für die Gipsanlage auch im Operationssaal eingesetzt werden. Er ist für den reibungslosen Ablauf verantwortlich.

### Literatur

Bundesgesetz über medizinische Assistenzberufe und die Ausübung der Trainingstherapie (Medizinische Assistenzberufe-Gesetz – MABG), BGBl. I Nr. 89/2012

Bundesgesetz über die Ausübung des ärztlichen Berufes und die Standesvertretung der Ärzte (Ärztegesetz 1998 – ÄrzteG 1998) BGBl. I Nr. 169/1998

# Gipstechnik

© Springer-Verlag Berlin Heidelberg 2017
C. Hebbauer, *Gips- und Castverbände*,
DOI 10.1007/978-3-662-48885-0_2

Jeder Gipsverband bedeutet eine Immobilisation des Menschen bzw. eines Körperteils. Diese sollte in jedem Fall so gering wie möglich ausfallen. Der Behandler muss also darauf achten, dass keine Schäden und überflüssige Behinderungen entstehen. In diesem Kapitel geht es um Grundlagen der Gipstechnik. Diese zu kennen ist wichtig, um den richtigen Umgang mit Materialien und dem menschlichen Körper zu lernen.

Zur Unterstützung des natürlichen Heilungsvorgangs ist die Immobilisation eines Körperteils eine der wichtigsten Maßnahmen. Als Ruhigstellung wird üblicherweise ein starrer Verband verwendet. Die Immobilisation darf erst nach einer genauen Indikationsstellung durchgeführt werden und wird ausschließlich durch einen Arzt angeordnet.

> **Der korrekt angelegte Gipsverband stabilisiert die gewünschte Stellung des erkrankten Körperteils und beschleunigt so den natürlichen Heilungsprozess.**

Die erkrankten Gelenke sollen wiederhergestellt werden, und die Beweglichkeit der gesunden Gelenke soll erhalten bleiben. Es muss darauf geachtet werden, dass eine eventuelle Gelenksversteifung in günstigster Stellung erfolgen muss. Außerdem darf an den Weichteilen kein Schaden entstehen.

Es ist darauf zu achten, dass der Grad der Immobilisation einen gesunden Mittelweg zwischen einer angemessenen Stabilisierung und gleichzeitigen einer angemessenen funktionellen Verbandstechnik darstellt.

Bei funktionellen Verbänden werden nur die Gelenke einbezogen bzw. ruhiggestellt, die zwingend immobilisiert werden müssen. Die heutigen modernen Techniken und modernen Materialien ermöglichen trotz gezielter Stabilisierung gesteuerte Bewegungen und funktionelle Belastungen und damit eine schnellere Rückkehr zur normalen Funktion. Die modernen funktionellen Verbände sind sehr leicht, weit weniger ausladend und oftmals kosmetisch ansprechend. Oftmals können sie zur normalen Kleidung getragen werden. Zudem kann der Patient in sein gewohntes Arbeitsleben frühzeitig zurückkehren.

## 2.1    Grundlagen

### 2.1.1    Immobilisierung

Eine primäre zirkuläre Immobilisierung wird nicht durchgeführt. Der primäre zirkuläre Verband muss bis auf den letzten Faden gespalten werden. Eine nichtzirkuläre Versorgung mit Schienenverbänden ist vorzuziehen.

Die Bewegungseinschränkung muss so gering wie möglich gehalten werden. Die frakturnahen Gelenke müssen mitfixiert werden.

Die Immobilisierungsdauer wird so kurz wie möglich, aber so lang wie notwendig gewählt. Schäden, die vermeidbar sind, müssen vermieden werden. Der Verband wird so dick wie notwendig, aber so dünn wie möglich ausgeführt.

Die Indikation für eine Immobilisierung wird ausschließlich von einem Arzt gestellt.

**Indikation zur Immobilisierung**
- Frakturen, Luxationen
- Gelenksverletzungen oder -erkrankungen

- Zerrungen, Prellungen, Band- und Sehnenverletzungen
- Extension, Reposition und zur Vermeidung einer Dislokation
- Behandlung von Schwellungen
- Nervenschäden
- Septische und aseptische Wunden und Weichteilschäden
- Prä- und postoperativ
- Blutstillung
- Schmerzlinderung

> Die Dauer der Immobilisierung muss immer so kurz wie möglich, aber so lange wie notwendig gehalten werden!

Im Folgenden sind einige Beispiele für die verschiedenen Zeitumfänge der Immobilisierung angeführt.

**Beispiele für die Dauer der Immobilisierung**
- Frakturen: bis zur knöchernen Durchbauung (3–6 Wochen oder 4–12 Wochen beim Erwachsenen)
- Infektionen: bis zum Rückgang der Entzündungszeichen
- Wunden: bis zur Wundheilung und/oder Nahtentfernung
- Sehnenverletzung: 6 Wochen

## Kontraindikationen und Komplikationen bei der Immobilisierung

Kontraindikationen sind – abhängig von der Dauer der Ruhigstellung – arterielle Verschlusserkrankungen und Verbrennungen.

Zu Komplikationen und Problemen im Gipsverband kann es trotz korrekt angelegter Verbände immer wieder kommen.

> Jeder Patient der mit Schmerzen im Gips in unsere Ambulanz kommt hat immer Recht! Der Gips muss unbedingt abgenommen und die Weichteile müssen überprüft werden! Niemals den Patienten ohne Kontrolle nach Hause schicken!

**Mögliche Komplikationen**
- Zu lange Tragedauer (Demineralisierung, verminderte Blutzirkulation)
- Atrophie von Muskeln, Sehnen und dem Kapselapparat
- Irreversible Bewegungseinschränkungen
- Thrombosen (besonders bei Immobilisierung der unteren Extremität – Thromboseprophylaxe)
- Druckstellen mit Hautnekrosen (besonders an prominenten Stellen, wie Handgelenk, Wadenbeinköpfchen, Ellbogen etc.)

- Kompartmentsyndrom
- Nervenschäden
- Einschnürungen
- Fehlstellungen
- Verletzungen bei der Entfernung des Verbandes

## 2.1.2  Gipskorrektur

### Fehler korrigieren

Kleinere Gipsfehler, die den Patienten im Tragekomfort einschränken, aber die Funktion des Verbandes nicht beeinflussen, können mit der Gipsschere oder der Gipssäge behoben werden. Es muss darauf geachtet werden, dass die Haut nicht verletzt wird. Die Polsterung sollte ebenfalls erhalten bleiben. Ist dies nicht möglich, müssen die Gipsränder mit einem geeigneten Polstermaterial abgedeckt werden.

Bei größeren Gipsfehlern, die das Wohlbefinden des Patienten oder die Funktion des Verbandes beeinträchtigen, muss in jedem Fall der Gips abgenommen und nach Kontrolle durch den Arzt ein neuer Verband angelegt werden.

### Verbände reparieren

**Weißgips mit Kunstharzbinden**    Es wird leider sehr häufig versucht, einen gebrochenen Weißgips mit Kunstharzbinden zu verstärken oder zu reparieren. Ein bereits gebrochener Gipsverband kann aber nicht gerettet werden, da der Bruch bereits vorhanden ist. Da sich der Weißgips und der Kunstharzverband nicht miteinander verbinden, entsteht auch keine starre Verbindung der Bruchstücke. Bei frakturhaltenden Verbänden ist es unbedingt erforderlich, dass ein neuer Gipsverband angelegt wird.

Eine Verstärkung eines Weißgipsverbandes mit einer Kunstharzbinde ist eine Technik, die in manchen Kliniken angewendet wird. Dabei sollte man darauf achten, dass die Kunstharzbinde nur an einen bereits völlig ausgehärteten Gipsverband angelegt wird. Leider kommt es immer wieder vor, dass der Weißgips unter dem Kunstharzverband bricht und die Bruchstücke zu schweren Verletzungen führen können.

**Weißgips mit Weißgipsbinden**    Ist ein Weißgipsverband an einer nicht tragenden, kleinen Stelle gebrochen oder leicht eingedrückt, so kann der Verband mit einer Longuette ausgebessert werden. Um diese Technik durchzuführen, ist eine genaue Kontrolle des Verbandes notwendig. Großflächig darf ein gebrochener Weißgipsverband nicht ausgebessert werden.

**Kunstharzverband mit Kunstharzbinden**    Kunstharzverbände können ebenfalls nicht repariert werden, wenn der Verband durchgebrochen ist. Ein angebrochener Verband oder Ränder, die verstärkt werden sollen, können mit einer Kunstharzbinde repariert werden. Der Kleber verbindet sich mit dem bereits angelegten Verband und stabilisiert diesen.

## Gipskeilung

Es kann im Rahmen der konservativen Frakturbehandlung notwendig werden, dass die Fraktur im Gipsverband nicht richtig gehalten (ruhiggestellt) werden kann. Um den Patienten den oftmaligen Verbandswechsel und damit die Gefahr einer Dislokation zu ersparen, kann eine Achsenkorrektur durch eine sogenannte Gipskeilung oder Gipsmondung durchgeführt werden. Diese Keilung wird immer unter Bildwandlerkontrolle durchgeführt.

Die genaue Lokalisation wird mit dem Bildwandler gesucht. Der Gips wird an der angezeichneten Stelle zu ca. zwei Dritteln mit der oszillierenden Säge eingeschnitten. Die Extremität wird zur konvexen Seite hin geknickt, sodass die Knochen in korrekter Stellung eingerichtet werden. Der Spalt wird mit einem Kreidestück oder einem Holzkeil fixiert. Nach einer weiteren Bildwandlerkontrolle wird die entstandene Lücke mit einer Wattebinde großzügig gepolstert und mit Krepppapierbinde straff umwickelt. Diese Konstruktion wird mit einer zirkulären Gipsbinde fixiert.

## Gipsschalen

Bei einigen Verletzungen kann es erforderlich sein, dass nur für die Zeit der Therapie oder einer Behandlung die verletzte Extremität aus dem Gipsverband gehoben werden muss. Zu diesem Zweck wird der Gipsverband geschalt. Das Schalen erfolgt durch das beidseitige Aufschneiden des Verbandes mit der oszillierenden Säge (◘ Abb. 2.1). Die Ränder werden mit einem Randpolster gepolstert (◘ Abb. 2.2). Der geschalte Verband kann mit Klettbändern oder mit einer Bandage wieder an der Extremität befestigt werden (◘ Abb. 2.3). Das Schalen eines Gipsverbandes ist nur für Kunststoffverbände zu empfehlen. Weißgipsverbände sollten eher als Spaltgips ausgeführt werden.

## Beschriftung

Jeder Gipsverband muss nach den geltenden Richtlinien beschriftet werden (◘ Abb. 2.4).

Die Beschriftung dient als Anhaltspunkt, wenn der Patient in ein anderes Krankenhaus zur Weiterbehandlung aufsucht. Die Beschriftung muss folgende Punkte enthalten:

- Unfalldatum,
- Versorgungsdatum,
- Wiederbestelldatum,
- geplante Röntgenkontrolle,
- Gipsbefristung,
- Unterschrift des Verantwortlichen.

## 2.1.3 Verbandstechnik

Die Binden werden immer gegen die Supination gewickelt. Es wird so gewickelt, dass der Bindenkopf immer oben liegt und am Körper des Patienten abgerollt wird. In der Regel wird der Verband immer aufsteigend (zum Herz hin) gewickelt. Diese Regel ist besonders bei elastischen oder halbelastischen Binden zu beachten. Daraus ergibt sich, dass die meisten Kunstharzverbände ebenfalls immer von distal nach proximal gewickelt werden müssen. Es ist ebenfalls darauf zu achten, dass der Bindenkopf immer oben liegt, damit ein leichtes Abrollen möglich ist (◘ Abb. 2.5).

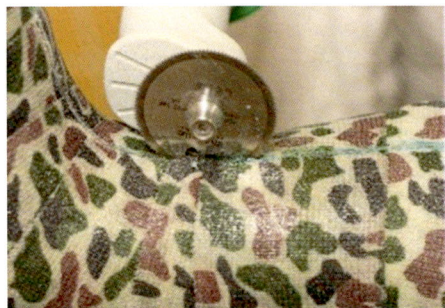

■ **Abb. 2.1**   Aufschneiden des Verbandes mit der
oszillierenden Säge

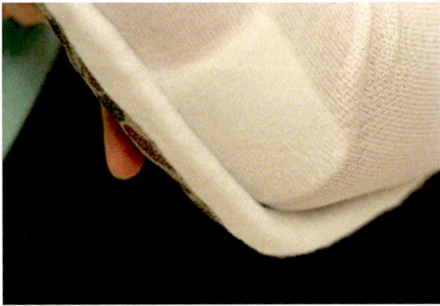

■ **Abb. 2.2**   Verband mit Randpolster

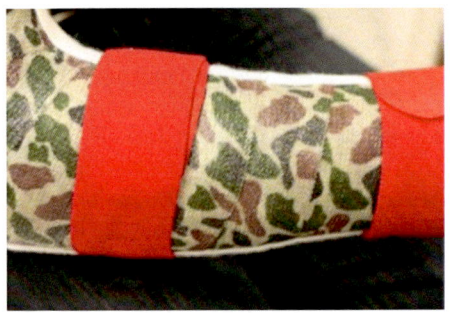

■ **Abb. 2.3**   Verband mit Klettbändern

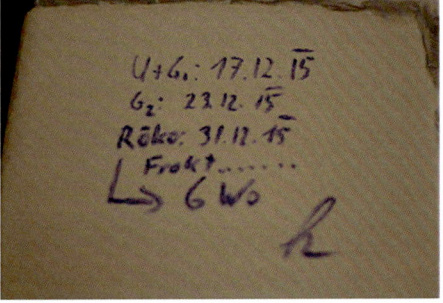

■ **Abb. 2.4**   Beschriftung eines Gipsverbandes

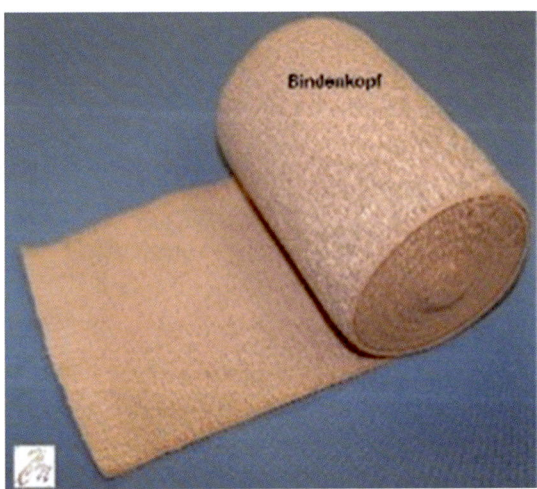

■ **Abb. 2.5**   Kunstharzverband

### 2.1.4 Patienteninformationen

Der Patient muss über die im Folgenden angeführten Problemstellungen ausführlich informiert werden.

**Mögliche Probleme**
- Die Erfordernis des Steifverbandes: Um den Heilungsprozesses eines verletzten oder erkrankten Knochens zu beschleunigen, ist es erforderlich, den Knochen und die Gelenke ruhig zu stellen.
- Der Steifverband muss eng anliegen. Er darf jedoch keinen Druck auf Weichteile oder knochenüberspannende Haut ausüben.
- Trotz eines gut angelegten Verbandes kann es zu Schwellungen und Störungen der Blutzirkulation kommen. Sollte dies der Fall sein, muss der Patient sofort das Krankenhaus zur Kontrolle aufsuchen!

Des Weiteren sind einige Symptome alarmierend. Der Patient muss eindringlich darauf hingewiesen werden, dass er bei Auftreten eines der folgenden Symptome umgehend das nächste Krankenhaus aufsuchen muss:
- zunehmende Schmerzen,
- zunehmende Schwellung,
- bläuliche Verfärbung der Haut,
- wachsweiße Verfärbung der Haut,
- Kältegefühl,
- Gefühlsstörungen (Ameisenlaufen, Kribbeln).

### 2.1.5 Umgang mit dem Steifverband

Es muss darauf geachtet werden, dass jeder Patient darüber aufgeklärt wird, wie er mit dem Gipsverband umzugehen hat, damit der Heilungsprozess nicht gefährdet wird. Folgende Regeln müssen beachtet werden.

**Regeln beim Umgang mit dem Steifverband**
- Eine Belastung des Steifverbandes ist erst nach Erlaubnis des Arztes gestattet.
- Um Bewegungseinschränkungen zu minimieren, muss darauf geachtet werden, dass alle nicht fixierten Gelenke regelmäßig bewegt werden.
- Das Hochlagern der verletzten Extremität ist sehr wichtig. Eine Schwellung kann durch das Hochlagern verhindert werden. Ist es bereits zu einer Schwellung gekommen, kann diese schneller beseitigt werden.
- Sollte der Steifverband zu locker werden, muss der Patient auch vor dem nächsten Bestelltermin das Krankenhaus aufsuchen um den Verband wechseln zu lassen.

- Sollte kein spezielles Polstermaterial für den Kunststoffverband zur Anwendung gekommen sein, muss der Verband vor Nässe geschützt werden. Durch Feuchtigkeit kann es zu einer Mazeration und dadurch zu einer Schädigung der Haut kommen.
- Der Patient muss darauf hingewiesen werden, dass eine nicht unerhebliche Gefahr durch Gegenstände, die in einen Steifverband gesteckt werden, besteht. Es kann zu schweren Hautverletzungen im Gipsverband kommen. Bei Kindern müssen auch die Erziehungsberechtigten aufgeklärt werden.
- An der verletzten Extremität dürfen keine Ringe und auch kein anderer Schmuck getragen werden.
- Die Fingernägel dürfen nicht lackiert sein!

### 2.1.6   Gipsanmeldung

#### Elektronische Anweisung

Die elektronische Gipsanmeldung ist in der heutigen Zeit als Standard zu bezeichnen. Es gibt natürlich viele verschiedene Softwarelösungen, über die eine Gipsanweisung durchgeführt werden kann.

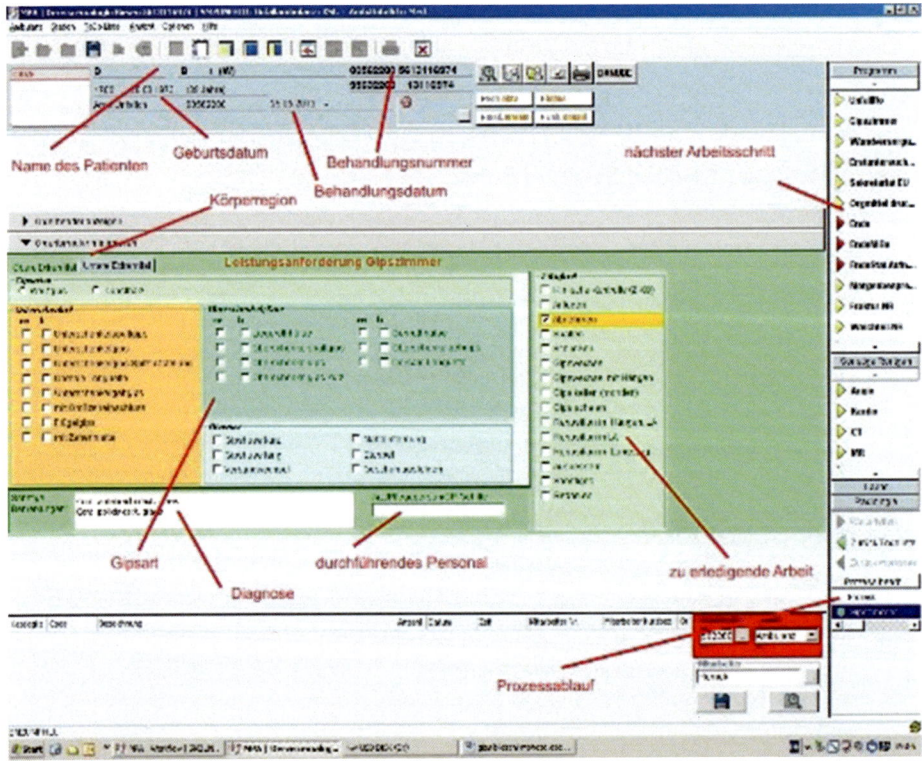

◻ **Abb. 2.6**   Impuls KIS

Wichtige Parameter für die Gipsanweisung sind:
- Patientendaten,
- Region,
- Diagnose,
- Material,
- Gipsausführung,
- weitere Behandlungen oder Untersuchungen,
- ausführendes Personal,
- Besonderheiten.

Bei dem hier gezeigten Programm handelt es sich um das in Wien verwendete Impuls KIS. Im oberen Bildabschnitt findet man die Patientendaten (Abb. 2.6). Mit den Icons kann man das Röntgenprogramm und andere Diagnoseprogramme öffnen oder andere Patientendaten abrufen.

Im oberen Bereich findet man die Region und das Material zur Auswahl, darunter den jeweiligen anzuordnenden Gipsverband. In diesem Bereich ist auch der Name des durchführenden Arztes oder Gipsassistenten auszufüllen. Im rechten Bereich des Monitors findet man alle Möglichkeiten zur Weiterleitung und den Befehlsbutton für die Weiterleitung.

Wiener Krankenanstaltenverbund
Sozialmedizinisches Zentrum Ost - Donauspital
Langobardenstrasse 122
1220 Wien

DONAUSPITAL

Patientenettikete oder Patientenname:

Datum:
Arzt
Diagnose:
Station:

Röntgenkontrolle ja / nein Seite links / rechts

Weißgips / Kunstharz / Kombicast / Softcast / Kunstharzschiene

**Obere Extremität:**

| | | |
|---|---|---|
| Gipsschuß | Gipsabnahme | Gipskorrektur |
| Dorsale Longuette | Volare Longuette | Palmare Longuette |
| Unterarmgips | Oberarmspaltgips | Oberarmgips |
| Kahnbeingips | Gips schalen | Böhlergips |
| Schwere U-Longuette | Dorsale Oberarmschiene | |

**Untere Extremität:**

| | | |
|---|---|---|
| Unterschenkelspaltgips | Unterschenkelgips | Unterschenkelgehgips |
| Oberschenkelspaltgips | Oberschenkelgips | Oberschenkelgehgips |
| Liegerothhülse | Gehrothhülse | Gips schalen |
| mit Großzeheneinschluß | mit Zehenplatte | ohne Zehenplatte |
| Gehstoppel | Gehsohle | |

**Sonstige:**

| | | |
|---|---|---|
| Nahtentfernung | Verbandwechsel | |
| Gipsmieder | Gipshose | Gipsdesault |

Anmerkung:

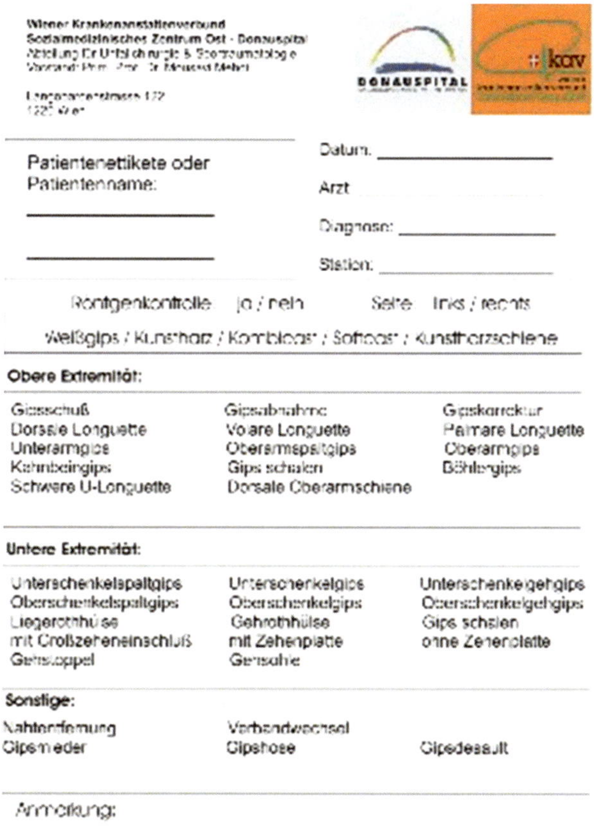

Abb. 2.7 Schriftliche Gipsanweisung

### Schriftliche Anweisung

Die schriftliche Anweisung (◘ Abb. 2.7) muss in jedem Fall folgende Daten aufweisen:

- Patientendaten,
- Diagnose,
- zuweisender Arzt,
- Material,
- Gipsart,
- Besonderheiten.

Die schriftliche Gipsanweisung ist wie die elektronische Anweisung für das Fachpersonal im Gipsraum bindend. Eine Änderung der Ausführung muss durch einen Arzt angeordnet und von diesem in der Krankengeschichte des Patienten eingetragen werden.

# Anatomische Grundlagen

© Springer-Verlag Berlin Heidelberg 2017
C. Hebbauer, *Gips- und Castverbände*,
DOI 10.1007/978-3-662-48885-0_3

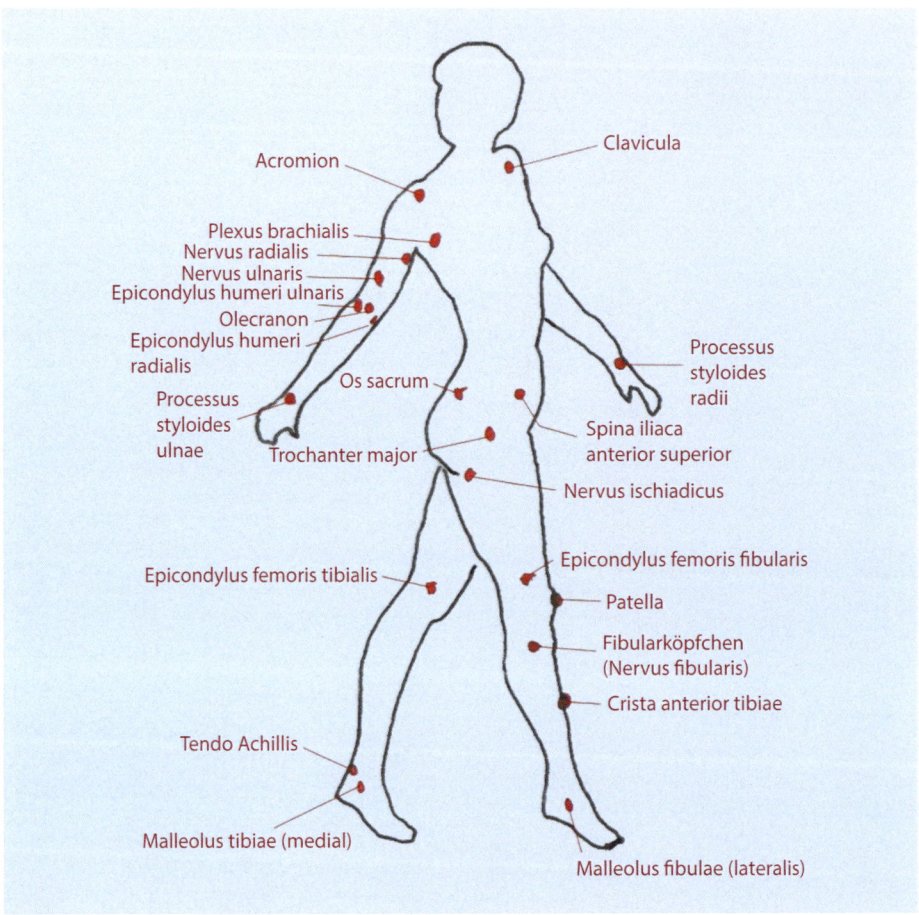

Acromion

Clavicula

Plexus brachialis
Nervus radialis
Nervus ulnaris
Epicondylus humeri ulnaris
Olecranon
Epicondylus humeri
radialis
Processus
styloides
ulnae
Os sacrum
Trochanter major

Processus
styloides
radii

Spina iliaca
anterior superior

Nervus ischiadicus

Epicondylus femoris tibialis

Epicondylus femoris fibularis
Patella

Fibularköpfchen
(Nervus fibularis)

Crista anterior tibiae

Tendo Achillis

Malleolus tibiae (medial)

Malleolus fibulae (lateralis)

**■ Abb. 3.1**   Knochenvorsprünge

Es ist wichtig, über anatomische Grundkenntnisse zu verfügen, um den Patienten nicht zu schaden. So gibt es zahlreiche druckgefährliche Bereiche, bei denen der Behandler besonders vorsichtig sein muss. Wichtig sind auch Kenntnisse über die einzelnen Gelenkstellungen. All dies wird in
diesem Kapitel vermittelt.

## 3.1    Druckgefährliche Bereiche

Da bei Knochenvorsprüngen (■ Abb. 3.1) die Fettpolsterung fehlt, sind diese besonders druck-
gefährdet. Leider besteht besonders in diesen Bereichen die Gefahr von Druckstellen. Aber
nicht nur Hautnekrosen aufgrund von Druckstellen sind für die Patienten gefährlich, sondern
auch Nervenschäden, die eventuell irreversibel sein können. Dies ist auch der Grund dafür,
dass Knochenvorsprünge vor dem Anlegen des starren Verbandes gut und faltenfrei gepolstert
werden müssen.

## 3.2 Richtungsbezeichnungen

Die korrekten Richtungsbezeichnungen (■ Abb. 3.2 und ■ Abb. 3.3) sind sehr wichtig für die Orientierung am Körper.

**Abduktion**   Wegführen von der Mittelebene des Körpers

**Adduktion**   Hinführen zur Mittelebene des Körpers

**Flexion**   Beugung

**Extension**   Streckung

**Dorsal**   Rücken bzw. rückwärtige Teil einer Extremität

**Lateral**   In Bezug auf ein Organ bzw. einen Körper seitlich gelegen

**Medial**   Nach der Mittelebene des Körpers zu gelegen, mittelwärts, einwärts

**Palmar**   Bezogen auf die Handfläche

**Plantar**   Bezogen auf die Fußsohle

**Pronation**   Drehbewegung von Hand oder Fuß, die dazu führt, dass die Hand oder die Fußsohle nach unten zeigt

**Supination**   Auswärtsdrehung, z.B. der Hand und des Vorderarms, bzw. Hebung des inneren Fußrandes (lat. *supinare* = nach oben kehren)

**Proximal**   Zunächst, in der Nähe, nahe gelegen, rumpfwärts gelegener Teil einer Extremität (lat. *proximus* = sehr nahe)

**Distal**   Weiter vom Rumpf entfernte Teile der Extremität

**Radial**   In Richtung des Radius gelegen

**Torsion**   Drehung

## 3.3 Korrekte Gelenkstellungen

Die Immobilisierung kann nur dann zum Erfolg führen, wenn die Gelenkstellung schon bei der Anlage korrekt durchgeführt und während der gesamten Ruhigstellungsdauer beibehalten wird (■ Abb. 3.4). Soweit es keine abweichende ärztliche Anweisung gibt, wird jedes Gelenk in der sogenannten Funktionsstellung ruhiggestellt.

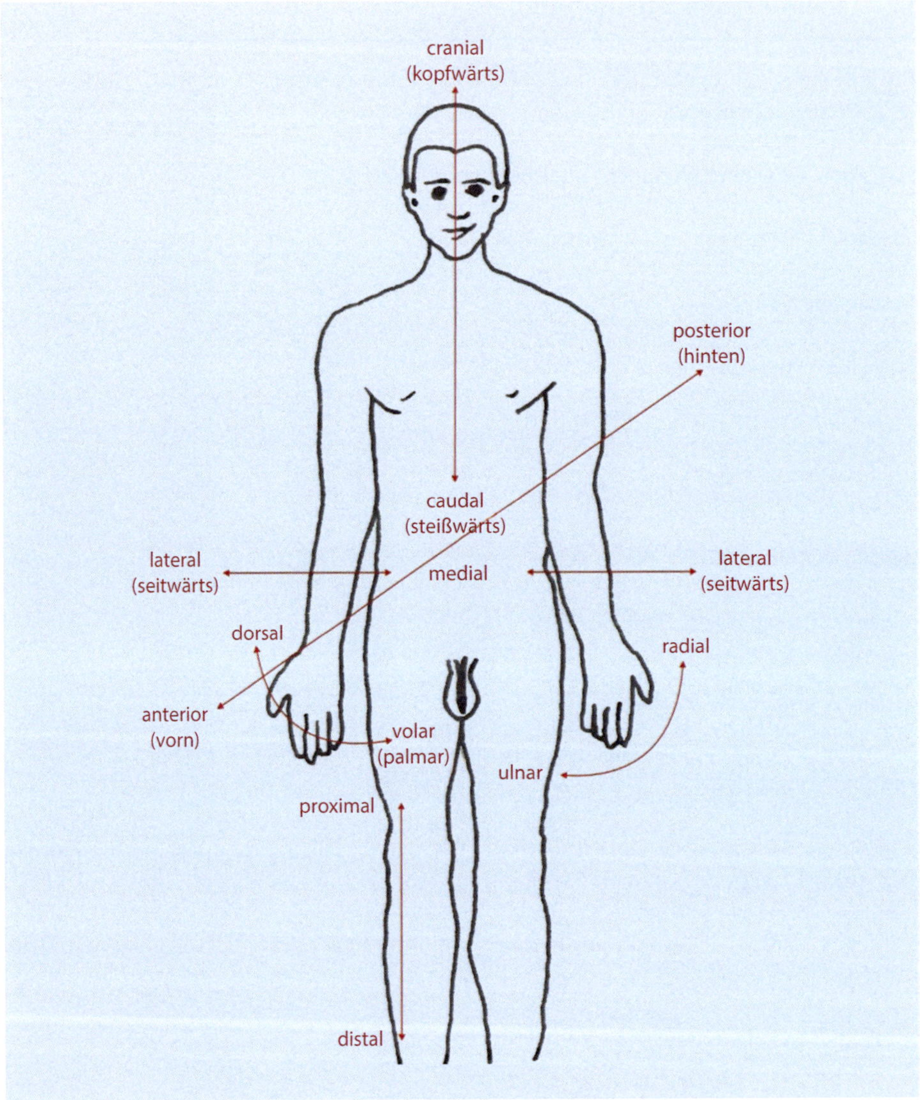

cranial
(kopfwärts)

posterior
(hinten)

caudal
(steißwärts)

lateral
(seitwärts)          medial          lateral
(seitwärts)

dorsal                                          radial

anterior
(vorn)                volar
(palmar)              ulnar

proximal

distal

**◻ Abb. 3.2**   Richtungsbezeichnungen

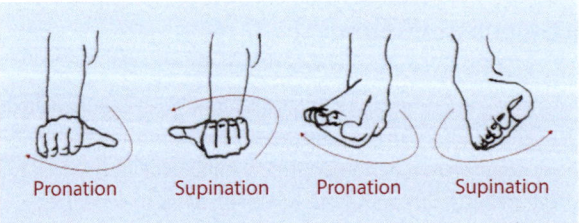

Pronation      Supination      Pronation      Supination

**◻ Abb. 3.3**   Richtungsbezeichnungen an Hand und Fuß

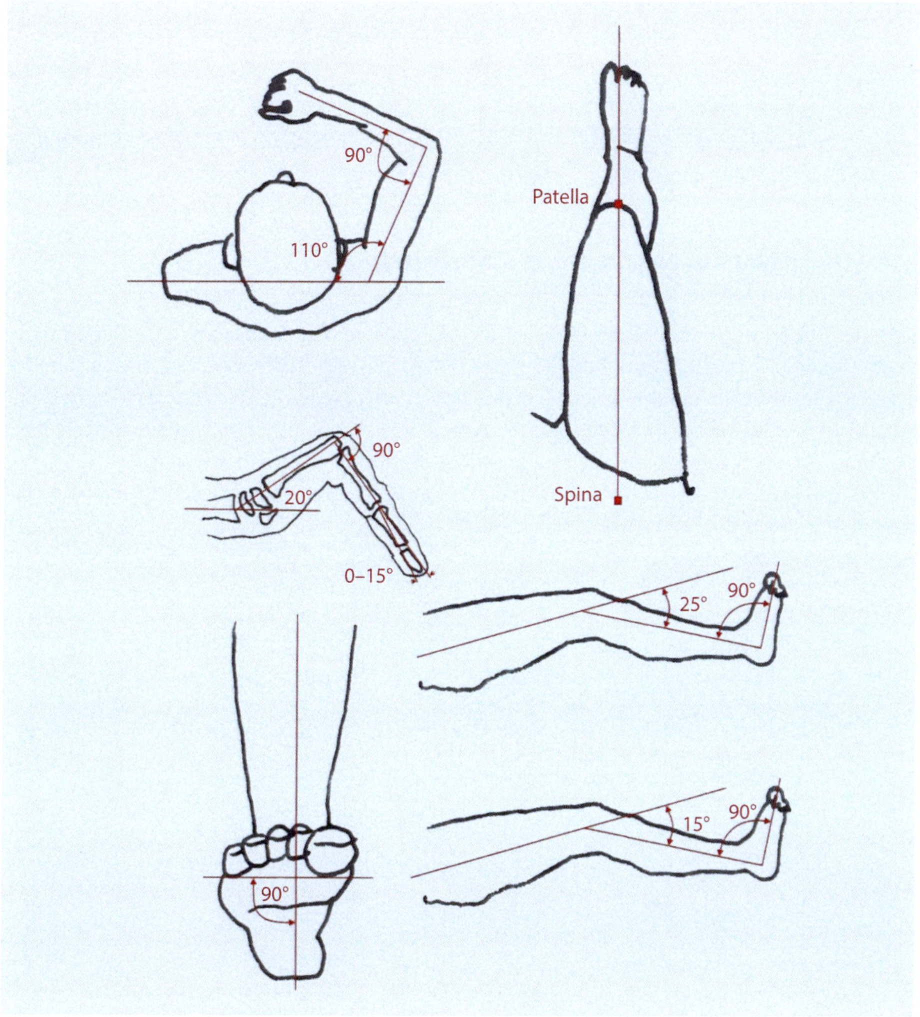

**D** **Abb. 3.4** Korrekte Gelenkstellungen

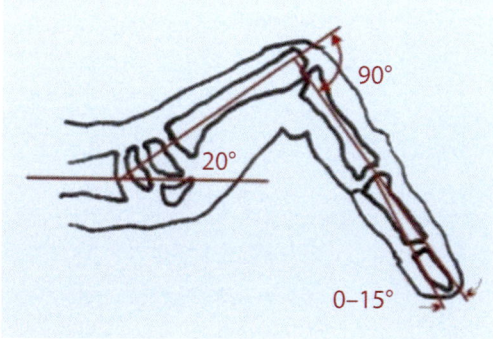

**D** **Abb. 3.5** Die Intrinsic-plus-Stellung

### 3.3.1  Intrinsic-plus-Stellung

Die Hand wird sehr häufig in der Intrinsic-plus-Stellung ruhiggestellt (◘ Abb. 3.5). Dabei befindet sich das Handgelenk in etwa 25° Dorsalflexion, die Fingergrundgelenke in etwa 80–90° Volarflexion. Die Mittel- und Endgelenke sind gestreckt. In dieser Stellung wird die Hand für einige Tage in einer Schiene ruhiggestellt.

## 3.4    Übungen zur rascheren Mobilisierung

Nach der Entfernung der Gipsverbände leiden die Patienten oft an schmerzhaften Bewegungseinschränkungen. Die Bewegungsabläufe müssen neu trainiert werden. Dieses Training kann oft sehr langwierig und schmerzhaft sein. Um den Patienten diesen Weg zu erleichtern und zu verkürzen, wird der Patient so früh wie möglich im medizinischen Rahmen zu Übungen angehalten.

Diese Übungen werden zum Teil schon mit liegendem Gipsverband durchgeführt, um die Muskelatrophie so gering wie möglich zu halten. Dabei ist jedoch darauf zu achten, dass die Verletzung nicht beeinträchtigt wird.

# Materialkunde

© Springer-Verlag Berlin Heidelberg 2017

C. Hebbauer, *Gips- und Castverbände*,

DOI 10.1007/978-3-662-48885-0_4

Kenntnisse in der Materialkunde sind grundlegend für die Patientenbehandlung. In diesem Kapitel wird das Material, das der Behandler benötigt und zu verarbeiten gelernt hat, vorgestellt. Spezifische Eigenschaften und Reaktionsweisen von Stoffen werden ebenso aufgezeigt wie die entsprechenden Verarbeitungstechniken.

## 4.1    Weißgips (Plaster of Paris)

Beim verwendeten Gipsmaterial (■ Abb. 4.1) handelt es sich um Kalziumsulfat-Halbhydrat ($CaSO_4 \times \frac{1}{2} H_2O$). Das Material wird nach Wasserzugabe zu einem wässrigen Brei, der unter Wasseraufnahme und Wärmeabgabe zu einem Kalziumsulfat-Dihydrat ($CaSO_4 \times 2 H_2O$) erstarrt.

Das Material wird in Steinbrüchen abgebaut, zerkleinert und in einem Gipsofen gebrannt. Bei diesem Brennvorgang gibt das Mineral 1½ Teile seines Kristallwassers ab. Dieses feine Pulver – der Plaster – bildet bei der Zugabe von Wasser für kurze Zeit einen wässrigen, formbaren Brei. Dieser benötigt zum Abbinden nur wenige Minuten und gibt dabei Wärme ab. Das Material ist zwar bereits nach ca. drei Stunden zum Teil belastbar. Die Aushärtung des gesamten Materials ist je nach Dicke des Verbandes nach ca. 24–36 Stunden abgeschlossen.

Durch unterschiedliche Brennverfahren entstehen sogenannte α- und β-Gipse. Der α-Gips benötigt weniger Wasser für das Abbinden. Daher ist er der „Schnellgips", der in erster Linie für Repositionsgipse zur Anwendung kommt. Der β-Gips hat eine längere Abbindezeit. Dieser Gips kann für alle anderen Verbandsarten verwendet werden und wird in erster Linie von Anfängern geschätzt.

Für den medizinischen Zweck stehen Binden in verschiedenen Breiten (5–20 cm) und Längen (2 oder 3 m) zur Verfügung. Longuetten werden in Breiten von 10–20 cm angeboten. Diese werden in Längen von 20–25 m hergestellt. Für Großgipse am Körperstamm bieten manche Anbieter sogenannte Breitlonguetten mit einer Breite von ca. 100 cm an.

Das Material verliert an der Luft sehr an Qualität und sollte daher nicht länger als zwei Tage ohne luftdichte Folie gelagert werden. Durch den Qualitätsverlust können keine stabilen Gipsverbände hergestellt werden.

### Eigenschaften von Gipsbinden und Longuetten
- Wässern der Binden: 4–6 Sek.; Wässern der Longuette: ca. 2 Sek.
- Abbindezeit: 2–4 min.
- Trockenzeit: 24–36 Std.
- Wassertemperatur: 20–25°C

> Besondere Vorsicht besteht bei Gipsresten im Tauchwasser. Diese Reste erhöhen die Wassertemperatur und beschleunigen das Aushärten.

Abgenommene Gipsverbände zerfallen nach langer Lagerzeit auf einer Deponie rückstandfrei in seine Bestandteile. In den meisten Fällen wird Krankenhausmüll aber als Sondermüll entsorgt und verbrannt!

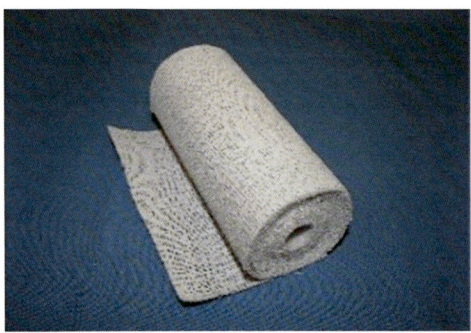

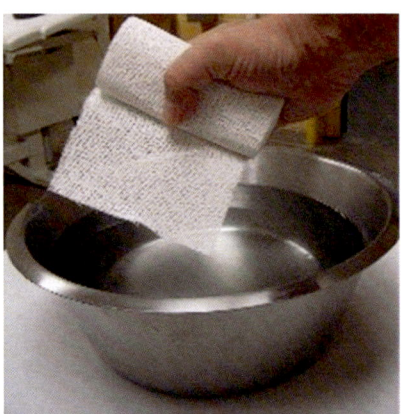

■ **Abb. 4.1**  Weißgips

■ **Abb. 4.2**  Tauchgefäß

### 4.1.1  Verarbeitung

Das richtige Tauchen von Gipsmaterial erfordert einige Regeln bezüglich
- des Tauchgefäßes,
- der Tauchwassertemperatur,
- der Tauchzeit,
- der Tauchtechnik.

■ **Das Tauchgefäß**

Das Tauchgefäß (■ Abb. 4.2) kann ein Becken oder ein Eimer sein. Die Luft muss aus der Gipsbinde entweichen können. Das Tauchgefäß sollte so tief sein, dass man eine Tauchtiefe von ca. 15–20 cm erreichen kann.

■ **Die Tauchwassertemperatur**

Die Tauchwassertemperatur (■ Abb. 4.3) beeinflusst die Abbindezeit!

Als Grundregel gilt: Je höher die Tauchwassertemperatur ist, umso kürzer ist die Abbindezeit. Und je niedriger die Tauchwassertemperatur ist, umso länger ist die Abbindezeit.

Der Anstieg der Tauchwassertemperatur um 5°C verkürzt die Abbindezeit um ca. 10–15 Sek.

Die optimale Tauchwassertemperatur für Weißgips beträgt ca. 20°C. Während des Abbindevorgangs setzt das Gipsmaterial Wärme frei. Um thermische Hautschäden während des Vorgangs zu verhindern, darf die Wassertemperatur nicht zu hoch sein. Als Faustregel kann man damit rechnen, dass die Aushärtetemperatur ungefähr doppelt so hoch ist wie die Wassertemperatur.

■ **Die Tauchzeit**

Die optimale Tauchzeit für Gipsbinden beträgt 3-4 Sek., für Longuetten ca. 2–3 Sek.

Bei zu kurzer Tauchzeit kommt es sowohl bei den Binden als auch bei den Longuetten zu trockenen Stellen. An diesen Stellen verbinden sich die einzelnen Schichten des Gipsverbandes nur ungenügend. Die Stabilität des Verbandes ist nicht mehr gegeben.

Bei zu langer Tauchzeit kommt es zu einem zu hohen Wasseranteil im Gipsverband und zu einem übermäßigen Gipsverlust aus den einzelnen Binden. Dies verlängert unnötig die Austrocknungszeit und verringert die Stabilität des Verbandes!

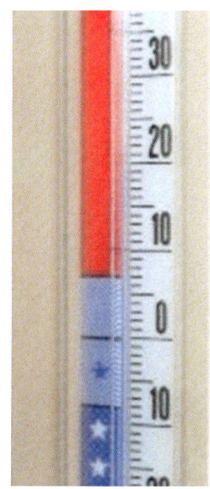

◘ **Abb. 4.3**    Die Tauchwassertemperatur wird mit einem Thermometer gemessen

■   **Die Tauchtechnik**

Die Gipsbinden werden schräg ins Wasser getaucht, sodass die Binden komplett mit Wasser bedeckt sind und die Luft ungehindert entweichen kann. Während des Tauchens wird die Binde nicht zusammengedrückt, da man sonst zu viel Gips aus der Binde auswaschen würde (◘ Abb. 4.4).

Die Gipslonguette wird im trockenen Zustand zu einer Ziehharmonika zusammengelegt (◘ Abb. 4.5) und so kurz komplett ins Wasser getaucht. Die Binde und auch die Longuette werden nach dem Tauchvorgang sanft zusammengedrückt. Es ist wichtig, dass das überschüssige Wasser aus der Binde und der Longuette austreten kann.

■   **Die Abbindezeit**

Die Zeit zwischen dem Tauchen und dem Erstarren der Gipsbinde nennt man Abbindezeit. Nach dieser Zeit hat der Gipsverband seine Formstabilität erreicht, woraufhin die Aushärtung beginnt. Die Abbindezeit – auch offene Zeit genannt – liegt zwischen 3 und 4 Minuten bei sogenannten langsamen Gipsmaterialien und bei ca. 2–3 Minuten bei den schnellen Gipsmaterialien.

## 4.1.2  Allgemeine Arbeitstechnik

Das Anlegen eines Gipsverbandes, ob Schienenverband oder zirkuläre Gipsverbände, ist in erster Linie eine Sache der Übung und der Erfahrung. Mit den Grundkenntnissen der Verbandstechnik und einer ordentlichen Vorbereitung des Arbeitsplatzes ist ein rasches Modellieren und Verarbeiten des Gipsmaterials gewährleistet.

Der Patient wird vom Arzt über den Zweck, das Ziel, alle möglichen Komplikationen und die Tragedauer des Verbandes informiert und dann an das Gipszimmer mit den notwendigen Informationen weitergeleitet. Hier wird der Patient auf die Anlage des Verbandes durch den Gipsassistenten vorbereitet und richtig gelagert. Eine aktive Mitarbeit des Patienten ist für ein gutes Ergebnis unablässig.

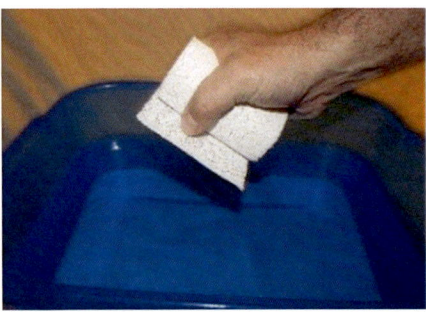

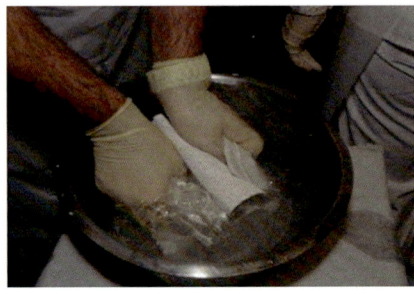

🔲 **Abb. 4.5**    Die Longuette wird als Zieharmonika getaucht

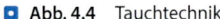

🔲 **Abb. 4.4**    Tauchtechnik

Bei allen Verbänden sind grundsätzlich ein Hautschutz und eine Polsterung zu Verwenden. Um dem Patienten einen angenehmen Tragekomfort zu gewährleisten und dem Problem scharfer Kanten vorzubeugen, werden alle proximalen und distalen Ränder von Gipsverbänden gepolstert. Als Ausnahme kann das distale Ende bei Oberarm- und Unterarmgipsen betrachtet werden.

### Stellung des Gelenks

Es ist darauf zu achten, dass der Patient entspannt sitzt oder liegt. Der Patient darf sich während des Anlegens eines Gipsverbandes nicht aktiv bewegen. Auf die korrekte Funktionsstellung des ruhigzustellenden Gelenkes ist unbedingt zu achten, um den Therapieerfolg sicherzustellen. Durch eine Korrektur während des Anlegens könnten Falten und Risse entstehen, die zu einer Verletzung des Patienten oder zu einer verringerten Stabilität führen könnten.

### Anlegen der Gipsbinde

Nach dem Tauchen der Gipsbinde wird diese locker und ohne Zug abgerollt. Es ist darauf zu achten, dass sich die einzelnen Touren jeweils zur Hälfte überlappen. Auf eine faltenfreie Anlage muss geachtet werden (🔲 Abb. 4.6).

### Anlegen der Gipslonguette

Die zugeschnittene Longuette wird getaucht und faltenfrei angelegt. Es ist auf die Hebel- und Biegekräfte des ruhigzustellenden Körperteils zu achten und die Longuette dementsprechend anzulegen. Die Breite ist so zu wählen, dass die Longuette U-förmig angelegt wird. Meist wird die Longuette als Verstärkung des Rundverbandes eingearbeitet. Auf die Statik des Rundverbandes muss geachtet werden.

### Halten und Modellieren

Der Verband ist immer mit der flachen Hand zu halten. Jeder punktuelle Druck führt zu Einbuchtungen und eventuell zu gefährlichen Druckstellen. Die einzeln aufgetragenen Lagen werden jeweils mit der flachen Hand und ohne Druck gleichmäßig anmodelliert, um einen intensiven Lagenverbund zu erzeugen (🔲 Abb. 4.7).

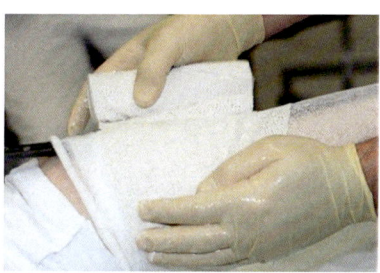

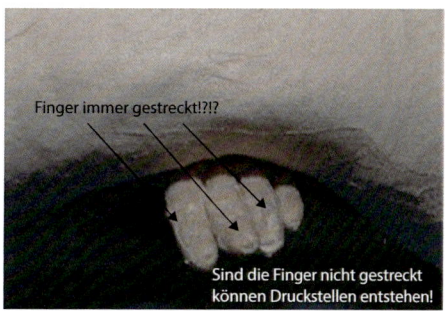

**Abb. 4.7**  Modellieren mit der flachen Hand und ohne Druck

**Abb. 4.6**  Abrollen der Gipsbinde

Kurz vor der Fertigstellung des Verbandes werden die Polsterränder mit dem Unterzug umgeschlagen und mit der abschließenden Gipsbinde fixiert. Um eine glatte Oberfläche zu erzielen, wird der Gipsverband kurz vor dem Abbinden – der Gips beginnt zu schimmern – mit angefeuchteten Handschuhen glatt anmodelliert ( Abb. 4.8).

## Festigkeit

Die Anfangsfestigkeit des frischen Gipsverbandes wird etwa nach einer halben Stunde bis einer Stunde erreicht. Die Endfestigkeit, d.h. eine volle Belastung des Gipsverbandes, ist nach dem vollständigen Austrocknen erreicht. Dieses Austrocknen ist nach ca. 24–36 Stunden erreicht. Das Austrocknen wird von der Dicke des Verbandes, dem Restwasser und der Trocknungsbedingungen beeinflusst. Die Freigabe zur Belastung kann nur durch einen Arzt erfolgen.

## Gipskontrolle

Um den richtigen Sitz und die korrekte Handhabung des Gipsverbandes kontrollieren zu können, wird der Patient in regelmäßigen Abständen zu einer Gipskontrolle bestellt. Bei dieser Kontrolle wird der Verband vom Arzt kontrolliert und das weitere Procedere bestimmt.

## Abnahme

Bei der Abnahme des Gipsverbandes ist auf größte Vorsicht und Sorgfalt zu achten. Die Abnahme kann bei einem Gipswechsel oder zur endgültigen Abnahme nach Therapieende erfolgen. Bei jeder Abnahme ist jegliche Gewalt absolut zu vermeiden. Als Werkzeug für die Abnahme stehen die Gipsschere (groß oder klein), die Gipssäge und der Rabenschnabel zur Verfügung.

Der zirkuläre Gipsverband wird in Längsrichtung aufgeschnitten ( Abb. 4.9). Es wird darauf geachtet, dass bei der Schnittführung alle Knochenvorsprünge umgangen werden. Es muss darauf geachtet werden, dass der Patient keine Verletzungen erleidet. Die Haut des Patienten wird mit dem Daumen der zweiten Hand gespannt, die Schere vorsichtig in den Zwischenraum zwischen Gipsverband und Haut geschoben und der Gips aufgeschnitten. Um das Schneiden zu erleichtern, wird die Schere am hinteren Ende angehoben, damit der Gipsverband bricht.

Nach der Abnahme wird der Patient durch den Arzt untersucht und einer weiteren Kontrolle oder Therapie zugeführt.

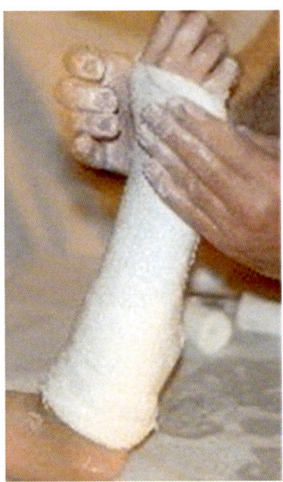

◻ **Abb. 4.8**    Anmodellieren

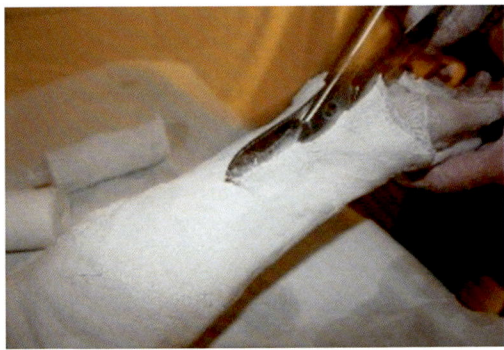

◻ **Abb. 4.9**    Abnahme des Gipsverbandes

## 4.2    **Kunstharzmaterial**

Die chemische Formel und die chemische Reaktion im Rahmen der Aushärtung von Kunststoff-verbänden sind bezüglich der Arbeit mit diesen Materialien nicht von Belang, weshalb ich auf die genauere Erklärung verzichte.

Zur Historie: Seit die ersten Kunststoffverbände in den 1970er-Jahren auf den Markt gekom-men sind, hat sich am Material und an der Technik der Verarbeitung Einiges getan. Wurde bis vor ca. fünf Jahren ausschließlich nichtelastische Glasfaser als Trägermaterial verwendet, hat die Industrie in letzter Zeit immer häufiger ein glasfaserfreies elastisches Polyestergewirk als Träger-material verwendet. Durch diese Änderung konnte die Verarbeitung besonders hinsichtlich der funktionellen Verbände stark vereinfacht werden.

Das Polyestergewirk und das Glasfasergewebe sind mit einem Polyurethanharz imprä-gniert. Durch das Zufügen von Wasser setzt die Polymerisierung des Harzes ein, und das Material härtet aus. Beide Materialien sind von den verschiedenen Anbietern erhältlich. Welches Material zur Anwendung kommt, obliegt meist den Bestellern oder dem Leiter der Abteilung.

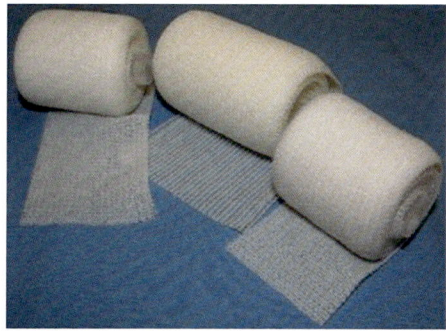

**◘ Abb. 4.10** Kunststoffverbände

Die Kunststoffverbände werden als Binden und Longuetten angeboten. Die Binden sind in verschiedenen Breiten von ca. 2,5–12,5 cm erhältlich. Sie sind in den meisten Fällen ca. 3,5 m lang (). Die Longuetten sind in den gleichen Breiten und in verschiedenen Längen erhältlich. Diese unterscheiden sich jedoch bei den verschiedenen Anbietern. Ein weiterer Nachteil der Longuetten ist der weitaus höhere Preis (◘ Abb. 4.10).

## 4.2.1 Verarbeitung

Die synthetischen Materialien stellen eine interessante und moderne Alternative zu den herkömmlichen Steifverbänden dar (◘ Abb. 4.11). Die funktionellen Therapien sind durch die neuen Verbände stark gestiegen und werden zur rascheren Rehabilitation der Patienten angewendet.

Als positiv kann angesehen werden, dass der Verband nach ca. 30–45 min vollständig ausgehärtet ist. Er hat dann also seine Endfestigkeit erreicht. Zudem sollte die gute Strahlentransparenz nicht vernachlässigt werden.

Der Kunstharzverband wird überall dort angewendet werden, wo eine Gewichtsersparnis angezeigt ist. Speziell bei älteren Menschen oder auch Kindern spielt das geringere Gewicht eine große Rolle.

Überdies ist die Wasserresistenz des Verbandes für die Hygiene des Patienten von Vorteil. Durch spezielles Unterzugmaterial ist es möglich, dass der Patient duschen gehen kann. Die spezielle Handhabung mit diesem Material muss dem Patienten genau erklärt werden, damit es nicht zu Problemen kommt.

■ **Tauchen des Kunstharzmaterials**

Durch das Tauchen wird die Polymeration des Harzes aktiviert (◘ Abb. 4.12). Durch das Wasser verliert der Verband seine hohe Klebrigkeit und kann sehr gut verarbeitet werden.

Die Binde wird drei- bis viermal kräftig gedrückt. So wird die Binde ordentlich durchfeuchtet und die gesamte Luft kann entweichen. Das überschüssige Wasser wird durch leichtes Drücken entfernt.

■ **Tauchgefäß**

Das Tauchgefäß sollte so tief sein, dass man eine Tauchtiefe von ca. 15–20 cm erreichen kann (◘ Abb. 4.13). Der Wasserdruck sorgt für eine gleichmäßige Durchfeuchtung der Kunstharzbinden.

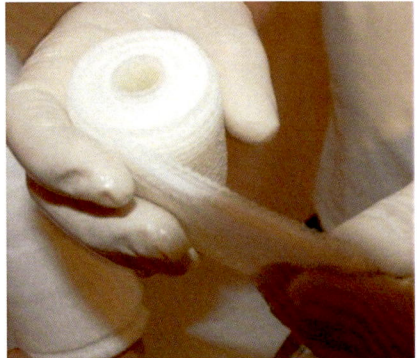

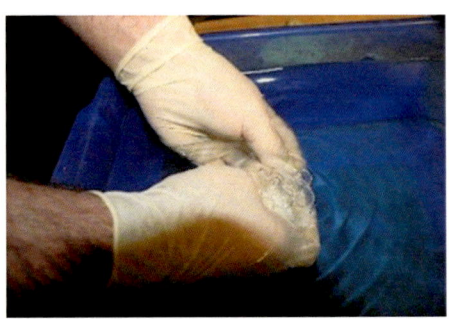

▫ **Abb. 4.11**   Ein Verband neueren Typs                ▫ **Abb. 4.12**   Tauchen des Kunstharzverbandes

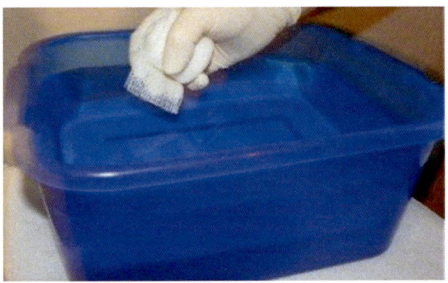

▫ **Abb. 4.13**   Das Tauchgefäß muss tief genug sein

■ **Tauchwassertemperatur**

Die Wassertemperatur sollte zwischen 20 und 25°C betragen. Eine höhere Wassertemperatur bewirkt eine raschere Aushärtung der Kunstharzbinde und kann bei zu hohen Temperaturen zu thermischen Hautschädigungen führen.

■ **Härtungszeit**

Die Kunstharzbinden härten in ca. 3–4 min aus und sind nach ca. 30 min vollständig belastbar. Bevor die Kunstharzbinde nicht ausgehärtet ist, darf der Verband nicht auf der Gipsliege abgelegt werden (Gefahr von Druckstellen).

## 4.2.2  Allgemeine Arbeitstechnik

Die Verarbeitung des Kunstharzmaterials setzt Materialkenntnis und viel Übung voraus. Man unterscheidet grundsätzlich drei verschiedene Verbände:
— Hartverband,
— Combi Cast-Verband,
— Soft Cast-Verband.

Jeder Anwender muss Untersuchungshandschuhe tragen, da die Haut vor dem Polyurethanharz geschützt werden muss. Zudem sollten die Anwender die Kleidung mit einer Arbeitsschürze schützen. Die Kleberückstände sind sowohl von der Haut als auch von der Kleidung nur äußerst schwer (mit Aceton) zu entfernen.

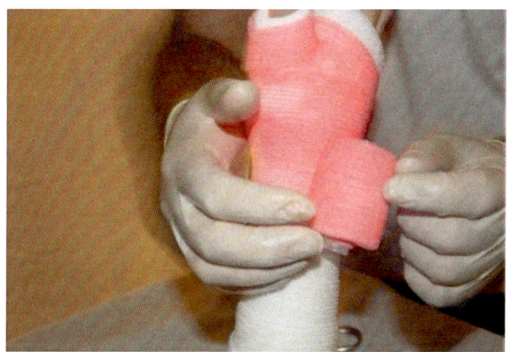

■ **Abb. 4.14**    Anlegen der Kunstharzbinde

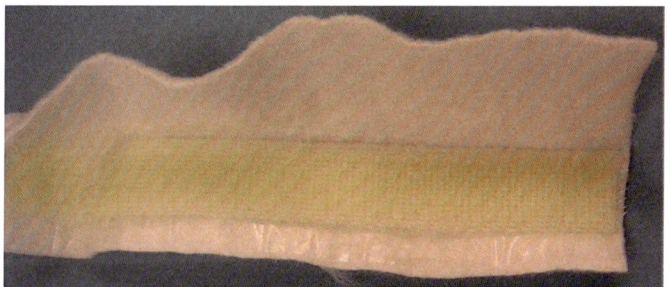

■ **Abb. 4.15**    Kunstharzlonguette

Für alle Kunstharzverbände muss unbedingt ein Hautschutz verwendet werden. Bei Combi Cast-Verbänden und Soft Cast-Verbänden kann auf die durchgehende Polsterung verzichtet werden. Es werden ausschließlich die prominenten Stellen mit Klebepolsterung geschützt.

## Anlegen der Kunstharzbinde

Die Kunstharzbinden werden immer von distal nach proximal und ohne Zug gewickelt (■ Abb. 4.14). Die zirkulären Touren werden so gewickelt, dass sich die einzelnen Lagen immer zu 50% überlappen. Das elastische Material lässt sich sehr gut an die Konturen des Körpers anpassen. Es ist unbedingt darauf zu achten, dass weder Falten noch Tüten entstehen.

## Kunstharzlonguette

Die Kunstharzlonguetten (■ Abb. 4.15) können als Versteifung in den Verband eingearbeitet werden. Des Weiteren werden die Longuetten als reine Schienenverbände verarbeitet und angelegt. Die Longuetten werden fertig mit oder ohne Polsterung, als Zuschnitt oder als Meterware angeboten.

## Kunstharzhartverband

Der Standardhartverband besteht ausschließlich aus Kunstharzbinden (■ Abb. 4.16). Der Rundverband oder auch Segmentverband wird aus Binden hergestellt. Die Binden werden zirkulär angelegt. Es sollten 3–4 Lagen angelegt werden, maximal fünf. Die modernen Materialien

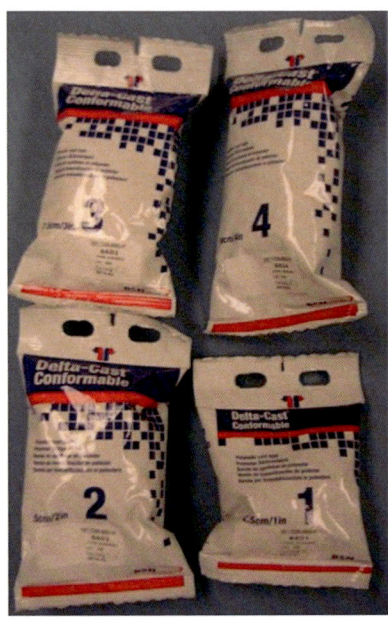

■ **Abb. 4.16**   Kunstharz-Hartverband

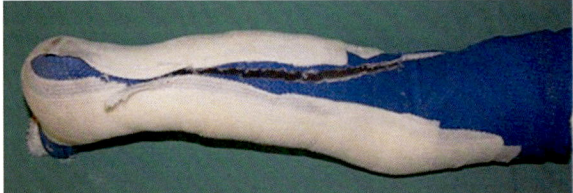

■ **Abb. 4.17**   Combi Cast-Verband

erlauben aber auch eine dünnlagige Anlage mit maximal zwei Lagen. Diese dünne Verarbeitung ermöglicht viele funktionelle Verbände. Manche Materialien lassen sich bis zwei Lagen mit der Gipsschere schneiden, bei mehr Lagen ist die Verwendung der oszillierenden Säge notwendig.

### Kunstharz: Combi Cast-Verband

Der Combi Cast-Verband setzt sich aus einem semirigiden Kunstharzverband (Soft Cast) und einer Kunstharz-Longuette (hart) zusammen (■ Abb. 4.17). Der Soft Cast-Verband bleibt nach dem Aushärten besonders an den Rändern weich und geschmeidig. Als Verstärkung und zur absoluten Ruhigstellung werden Longuetten aus Hartverband eingearbeitet.

Eine frühfunktionelle Behandlung verschiedener Verletzungen kann als größter Vorteil genannt werden. Die weichen Ränder des semirigiden Materials verhindern eine Verletzung durch scharfe Kanten und bieten zusätzlich alle Vorteile eines reinen Soft Cast-Verbandes.

### Kunstharz: Soft Cast-Verband

Das Ziel des Soft Cast-Verbandes ist eine so geringe Immobilisierung wie irgend möglich. Denn bekanntlich begünstigt eine frühzeitige Bewegung die Heilung. Der Soft Cast-Verband ist als

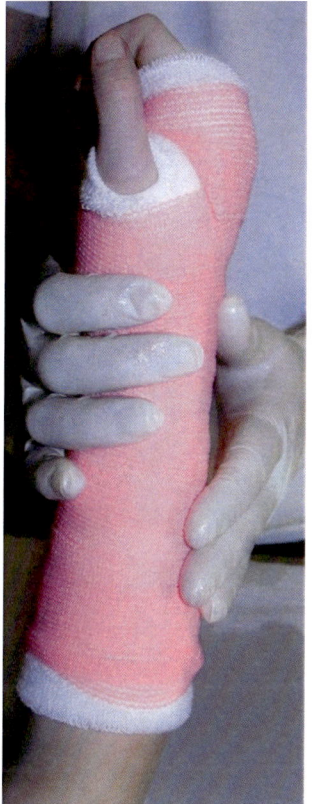

**Abb. 4.18**   Anmodellieren des Kunstharzverbandes mit Handschuhen

reiner Rundverband aus semirigidem Material ausgeführt. Als Zusatzmaterial werden ein Hautschutz und eine Polsterung für prominenter Stellen benötigt. Die anschmiegsamen semirigiden Materialien lassen spezielle Verbandstechniken zu.

### Modellieren des Cast-Verbandes

Diese Verbände müssen besonders sorgfältig modelliert werden (◨ Abb. 4.18 und ◨ Abb. 4.19). Es ist auf einen optimalen Lagenverbund zu achten. Um einen perfekten Lagenverbund zu erhalten, verwendet man angefeuchtete Handschuhe und verreibt den Kleber optimal auf der Oberfläche. Um sich das Verreiben zu ersparen, kann man eine Folie verwenden. Diese wird über den noch feuchten Verband gewickelt und dort bis zur Aushärtung des Verbandes belassen. Danach wird die Folie wieder entfernt. Auf keinen Fall darf eine feuchte Mullbinde oder eine halbelastische Binde verwendet werden. Diese verursacht nur ein Aufrauen der Oberfläche.

### Entfernen von Cast-Verbänden

Hartverbände müssen mit der oszillierenden Säge entfernt werden. Bei Polyesterverbänden kann ein zweilagiger Verband mit der Gipsschere geschnitten werden. Sind drei oder mehr Lagen gewickelt, kann der Verband nur mit der Säge entfernt werden (◨ Abb. 4.20).

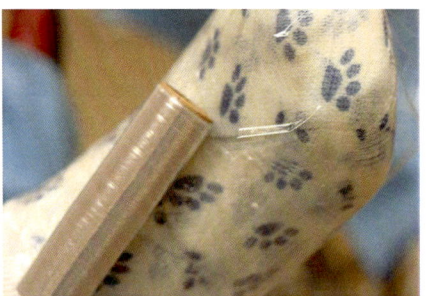

**Abb. 4.19** Anmodellieren des Kunstharzverbandes mit Frischhaltefolie

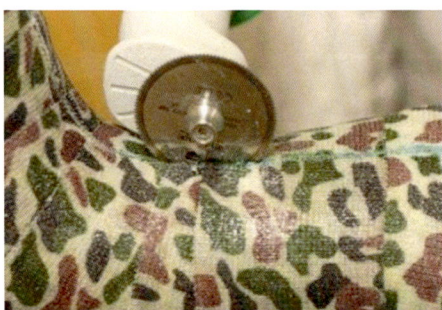

**Abb. 4.20** Aufschneiden mit der oszillierenden Säge

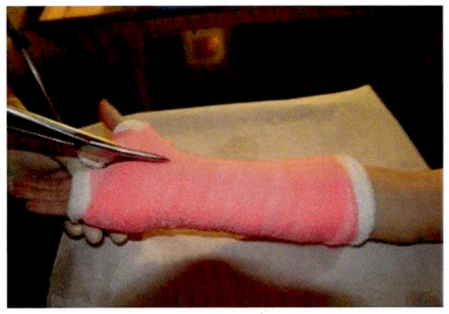

**Abb. 4.21** Aufschneiden des Combi Cast-Verbandes mit der Gipsschere

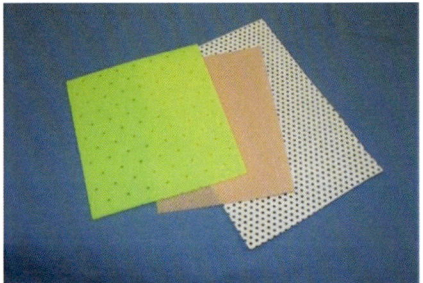

**Abb. 4.22** Thermoplast

Combi Cast- und Soft Cast-Verbände können mit einer normalen Gipsschere entfernt werden (■ Abb. 4.21). Es muss darauf geachtet werden, dass nicht auf den eingelegten Longuetten geschnitten wird.

## 4.3    Thermoplast

Das thermoplastische Material basiert auf Polycaprolacton und Polyurethan (■ Abb. 4.22). Das Material kann im Wasser, aber auch durch Wasserdampf oder trockene Wärme erhitzt werden (Wasser: ca. 60–75°C, Dampf: ca. 90°C, trockene Wärme: max. 150°C, Heißluftpistole: max. 150°C). Das Material zeichnet sich durch eine kontrollierbare Materialausdehnung und ausgezeichnete Reißfestigkeit aus.

Die angeführten Produkte sind ein kleiner Auszug aus dem großen Programm an thermoplastischen Platten und Zubehör.

## 4.4    PU-Hartschaum

Der PU-Hartschaum ist eine Kombination aus Polyurethan-Hartschaum als Verbandskern und einem elastischen Textilschlauch als Oberfläche. Der Verband setzt sich aus zwei Komponenten zusammen:

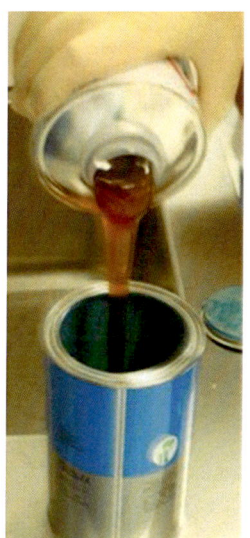

**Abb. 4.23**   Mischen der Komponenten

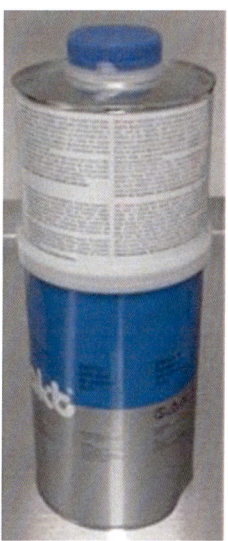

**Abb. 4.24**   Originalverpackung

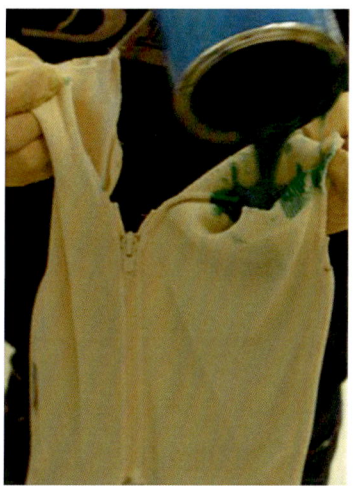

◘ **Abb. 4.25**   Befüllen des Schlauchverbandes

**PU-Hartschaum oder Softschaum**   Der PU-Schaum setzt sich aus zwei viskosen Komponenten zusammen. Diese werden direkt bei der Anwendung gemischt.

**Schlauch (100 % Baumwolle)**   Die gemischten Komponenten werden zähflüssig in den Schlauchverband eingefüllt und mit der Walze auf die richtige Verarbeitungsstärke ausgewalzt. Im Anschluss wird der Verband angelegt und anmodelliert. Nach der Aushärtezeit ist der Verband stabil und kann mit verschiedenem Zubehör weiterverarbeitet werden.

Der Verband ist abnehmbar, selbstmodellierend (perfekte Passform), einfach anzulegen, röntgenstrahlendurchlässig, hat ein geringes Gewicht, ist wasserunempfindlich, dauerhaft und bequem.

Nach dem Vermengen der Komponenten wird das Gemisch in den vorbereiteten Strumpf gefüllt. Die Masse wird gleichmäßig verteilt und der Strumpf angelegt (◘ Abb. 4.23, ◘ Abb. 4.24 und ◘ Abb. 4.25).

## 4.5    Hautschutz

Als Hautschutz verwendet man entweder Krepppapier oder elastische Strümpfe aus Baumwolle oder synthetischem Material. Es werden auch spezielle Verbände verwendet, bei denen man sich eine Polsterung ersparen kann oder mit denen man auch der täglichen Körperpflege nachgehen kann, ohne dass die Haut zu Schaden kommt.

Bei der Anlage ist unbedingt darauf zu achten, dass der Hautschutz faltenfrei angelegt wird.

### 4.5.1    Krepppapierbinde

Zur Vorfixierung der verletzten Extremität und zur Komprimierung des Polstermaterials unter Starr- und Stützverbänden ist die Krepppapierbinde geeignet. Sie weist eine gute Lagenhaftung auf, das Polstermaterial wird gut komprimiert. Die Binde ist einfach anzuwenden, reißbar und auch an stark konturierten Körperteilen anwendbar. Sie dient ebenfalls als Sägeschutz bei der Gipsabnahme. Die Krepppapierbinde besteht aus 100% Zellulose (◘ Abb. 4.26).

### 4.5.2    Schlauchverband aus Baumwolle

Starr- und Stützverbände erfordern einen besonders hautverträglichen Unterzug. Ein Schlauchverband muss die Anforderungen erfüllen, sodass er an jeder Stelle und in jede Richtung geschnitten werden kann, ohne dass dabei störende Laufmaschen entstehen. Zudem muss der Schlauchverband nahtlos sein und aus hautverträglicher Baumwolle bestehen. Eine mögliche Dehnung in jede Richtung ist von Vorteil. Wird ein Schlauchverband in die Breite gedehnt, wird er kürzer und bei Streckung wird der Schlauch enger (◘ Abb. 4.27).

### 4.5.3    Synthetischer Trikotschlauchverband

Als Hautschutz unter synthetischen Stützverbänden sollen Trikotschlauchverbände die Haut vor den Einwirkungen des Cast-Materials schützen. Der synthetische Trikotschlauchverband (◘ Abb. 4.28) ermöglicht ein anatomisch passgenaues, hautnahes Anlegen des Castverbandes. Ohne zusätzliche Polsterung ist der synthetische Trikotschlauchverband als Unterzug bei Combi Cast- oder Soft Cast-Verbänden zu verwenden. Der synthetische Trikotschlauchverband muss

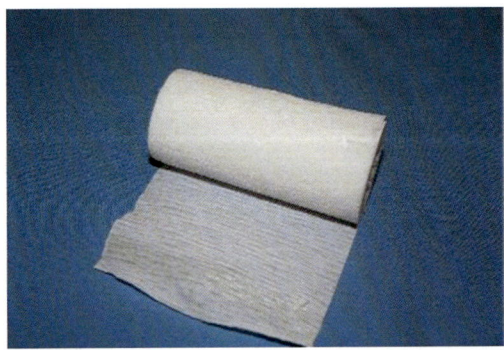

◘ **Abb. 4.26**   Krepppapierbinde

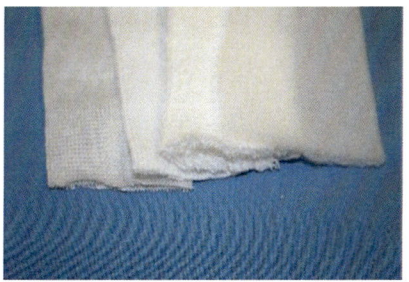

**Abb. 4.27**   Schlauchverband aus Baumwolle

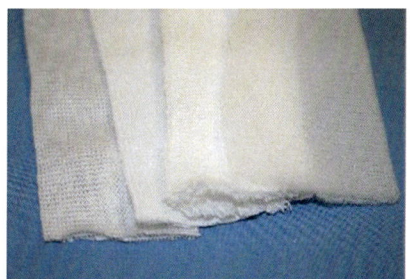

**Abb. 4.28**   Synthetischer Trikotschlauchverband

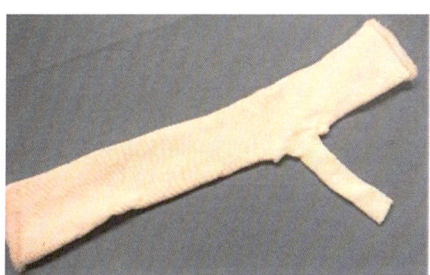

**Abb. 4.29**   Spezialhautschutzverband mit integriertem Daumenschutz

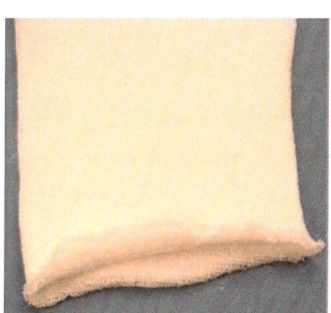

**Abb. 4.30**   Spezialhautschutzverband in Nahaufnahme (Frotteeschlauch)

elastisch, hautfreundlich, feuchtigkeitsabweisend sowie einfach und schnell in der Handhabung sein. Er benötigt eine faltenfreie Passform – dadurch ist ein hoher Tragekomfort für den Patienten gegeben. Die synthetischen Trikotschlauchverbände bestehen aus 100%igem Polyester.

### 4.5.4   Spezialhautschutzverbände

Überdies gibt es von verschiedenen Herstellern noch zusätzliche, spezielle Verbände. Dies sind dickere Verbände, bei denen eine zusätzliche Polsterung nicht mehr notwendig ist (■ Abb. 4.29 und ■ Abb. 4.30).

Es gibt aber auch Hautschutzverbände, die es dem Patienten ermöglichen, der täglichen Körperpflege nachzukommen. Diese Verbände bestehen aus Nylon, das nach den modernsten Techniken gewebt wird. Das Material trocknet sehr rasch aus und verhindert dadurch eine Hautmazeration unter dem Cast-Verband (■ Abb. 4.31).

### 4.6   Polsterung

### 4.6.1   Polsterbinden

Polsterungen werden verwendet, um exponierte Stellen gegen Druckstellen zu schützen (■ Abb. 4.32). Bei Hartcast-Verbänden muss der gesamte Verband gepolstert werden, um bei der Abnahme mit der oszillierenden Säge keine Verletzungen zu riskieren. Die Polsterung muss zusätzlich über gute Absorptionsvermögen verfügen, damit keine Hautmazeration entsteht.

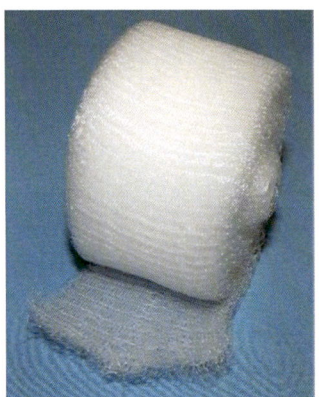

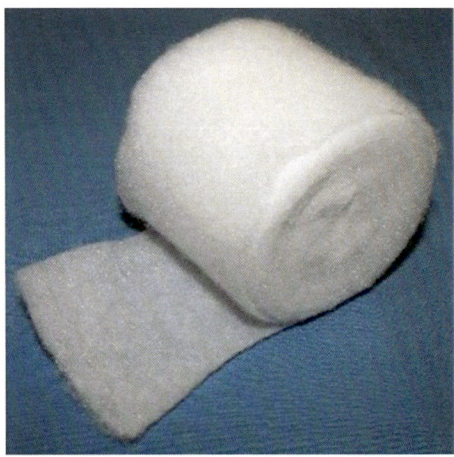

◻ **Abb. 4.31**   Hautschutzverband aus Nylon        ◻ **Abb. 4.32**   Polsterbinde

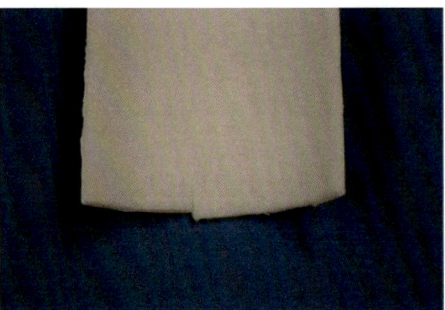

◻ **Abb. 4.33**   Selbstklebendes Filz- und Schaumpolster

Jede Polsterung muss unbedingt faltenfrei angelegt werden. Bei der Anlage ist unbedingt darauf zu achten, dass die Bindentouren nicht überdehnt werden. Eine Überdehnung führt zu einer Ausdünnung der Polsterung, wodurch eine ausreichende Polsterung möglicherweise nicht mehr gegeben ist. Die modernen Polsterungen lassen sich leicht ein- bzw. abreißen.

Die Polsterung muss hautverträglich, anschmiegsam und luftdurchlässig sein. Außerdem ist eine weiche Oberflächenstruktur erforderlich, um einen faltenfreien Sitz zu garantieren.

### 4.6.2   Selbstklebendes Filz- und Schaumpolster

Die selbstklebenden Filzpolster und Schaumpolster (◻ Abb. 4.33) eignen sich ideal zur Polsterung von Schienen sowie zur punktuellen Polsterung exponierter Stellen. Die Polster sollten vollflächig kleben. Durch die hohe Klebewirkung ist eine optimale Fixierung gewährleistet.

### 4.6.3   Selbstklebende Randpolster

Das Randpolster ist ein selbstklebendes, stark haftendes Vliespolster zum Abpolstern von harten und scharfen Kanten bei Cast-Verbänden und Gipsverbänden (◻ Abb. 4.34). Das Material kann

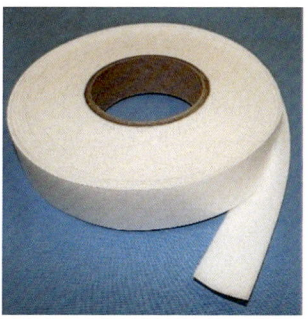

◘ **Abb. 4.34**   Selbstklebende Randpolster

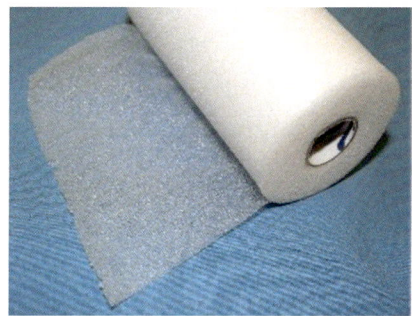

◘ **Abb. 4.35**   Polsterschaumbinde

unter leichtem Zug optimal anmodelliert werden. Das Randpolster gewährleistet einen hohen Tragekomfort für den Patienten und ist leicht zu fixieren.

### 4.6.4 Polsterschaumbinde aus Polyurethanschaum

Die Polsterschaumbinde (◘ Abb. 4.35) dient zur Unterpolsterung von Tape-Verbänden und synthetischen Stützverbänden. Sie kann leicht ein- und abgerissen werden, ohne dabei die Bindentouren zu überdehnen. Unmittelbar auf der Haut angelegt, schützt die Polsterschaumbinde auch empfindliche Haut. Über der Polsterung angelegt, sorgt sie für eine Dampfsperre zwischen Polsterung und Cast-Verband. Überdies wird die Struktur der Polsterung abgeflacht. Diese Lage schafft eine faltenfreie Polsterung.

Die selbsthaftende Eigenschaft minimiert ein Verrutschen des Verbandes und macht die Polsterschaumbinde einfach und bequem in der Anwendung.

Die Schaumbinden müssen luftdurchlässig sein, kaum Feuchtigkeit aufnehmen, eine weiche Oberflächenstruktur haben und temperaturausgleichend sein.

### 4.7 Fixierbinden

Zur Fixierung der Schienen und zum Verschließen der Spaltgipsverbände werden die verschiedensten Binden verwendet.

### 4.7.1 Mullbinde

Mullbinden bestehen aus unelastischem Bindengewebe und haben gewebte Kanten (◘ Abb. 4.36). Es gibt diese Binden in verschiedenen Breiten und Längen.

Sie werden für Fixierverbände aller Art verwendet. Im Gipszimmer werden Sie in erster Linie als Hohlhandtouren verwendet. Die Mullbinden werden auch als Fixierbinden für Schienen verwendet. Besonders dann, wenn die Gipsverbände am nächsten Tag mit einer Gipsbinde geschlossen werden. Bei Akutversorgungen müssen gewickelte feuchte Mullbinden immer entfernt oder gespalten werden, da eine Verkürzung beim Austrocknen nicht ausgeschlossen werden kann.

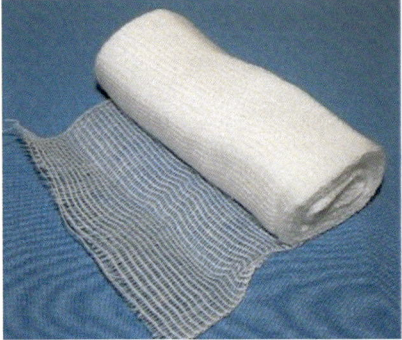

■ **Abb. 4.36**   Mullbinde

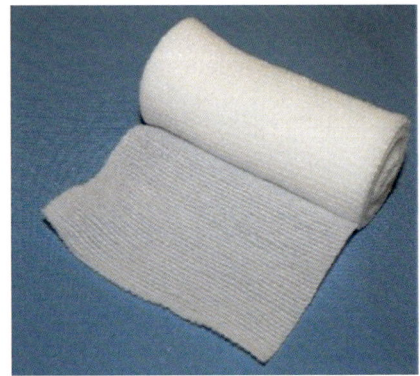

■ **Abb. 4.37**   Halbelastische Mullbinde

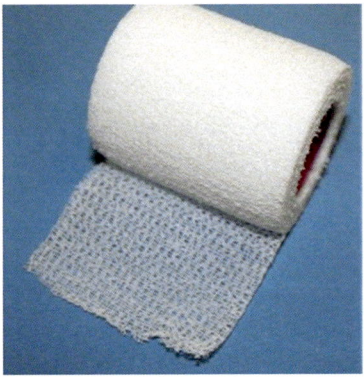

■ **Abb. 4.38**   Kohäsive Binde

### 4.7.2   **Halbelastische Mullbinde**

Die halbelastische Mullbinde (■ Abb. 4.37) besteht aus elastischen Bindegeweben und hat gewebte Kanten. Es gibt sie in verschiedenen Breiten und Längen. Sie wird für die Fixierung von Schienen verwendet. Die halbelastische Mullbinde darf niemals unter einem geschlossenen Gipsverband verwendet werden. Es kann zu schwersten Einschnürungen kommen!

### 4.7.3   **Kohäsive Binde**

Häufig verwendet wird auch die kohäsive, leicht selbsthaftende, elastische Fixierbinde (■ Abb. 4.38). Sie hat durch die gekreppte Gewebestruktur und dem latexfreien Kohäsivkleber einen zweifachen Hafteffekt. Die Dehnbarkeit liegt bei ca. 85%. Auch zeichnet sie sich durch einen geringen Materialverbrauch aus (durch Eigenhaftung). Bereits wenige Touren ergeben eine sichere, dauerhafte Fixierung, dabei gibt es kein Verkleben mit Haut, Haaren oder Kleidung. Sie ist luftdurchlässig, sehr hautverträglich, sehr gut modellierbar und sterilisierbar (Dampf). Auch zeichnet sie sich durch eine hohe Absorption von Blut, Sekret und Schweiß aus.

Diese Binde findet in der modernen Schienenfixierung ihre Anwendung. Eine Schiene, die mit der Binde angewickelt wurde, darf nicht mit einer Gipsbinde geschlossen werden. Beim Wickeln dieser Binde muss besonders darauf geachtet werden, dass kein Zug auf die Binde ausgeübt wird.

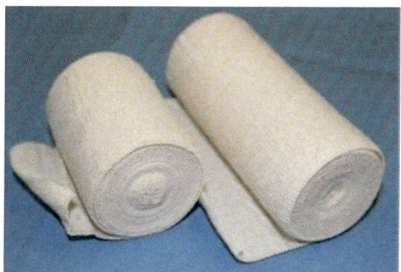

□ **Abb. 4.39**   Elastische Binde

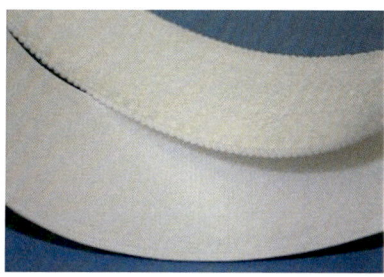

□ **Abb. 4.40**   Klettverschluss

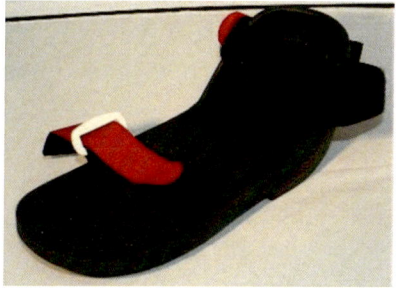

□ **Abb. 4.41**   Gehschuh

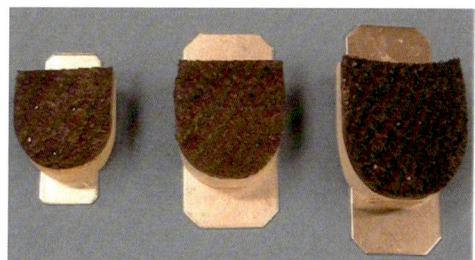

□ **Abb. 4.42**   Gehstoppel

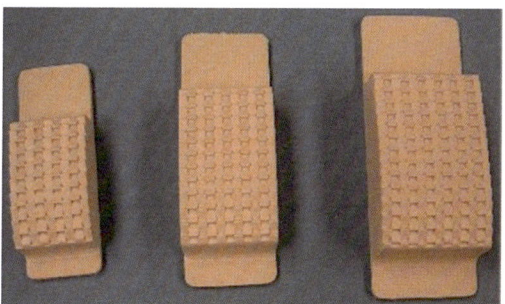

□ **Abb. 4.43**   Alternativmodell der Gehstoppel

### 4.7.4 **Elastische Binde**

Dauerelastische Universalbinden (□ Abb. 4.39) sind für alle Verbände geeignet, bei denen eine leichte Kompressionswirkung erwünscht ist – insbesondere für komprimierende Wundverbände. Die Dehnbarkeit beträgt ca. 90%, sie leiert beim Tragen nicht aus, ist strapazierfähig und waschbar bis 60°C.

### 4.8 **Zusatzmaterial**

Natürlich gibt es noch viele verschiedene Materialien, die in den verschiedensten Kliniken verwendet werden. Hier möchte ich nur einen kleinen Auszug aufführen, der keinen Anspruch auf Vollständigkeit hat.

### 4.8.1  Klettverschluss

Die Klettverschlüsse ( Abb. 4.40) erleichtern die Anlage von Schienen und Braceverbänden. Die Klettverschlüsse bestehen aus einem selbstklebenden Haftband und einem elastischen oder unelastischen Flauschband.

### 4.8.2  Gehschuh

Auf dem Markt gibt es viele verschiedene Gehschuhe mit nachstellbarer Fixierung ( Abb. 4.41). Diese eignen sich für alle Arten von Gehverbänden (etwa synthetische) und – eingeschränkt – auch für Naturgipsstützverbände. Das gute Abrollverhalten gewährleistet einen hohen Tragekomfort für den Patienten.

### 4.8.3  Gehstoppel

Gestoppel sind Gehhilfen für alle Stützverbände ( Abb. 4.42 und  Abb. 4.43). Gehstoppel müssen verschiedene Anforderungen erfüllen. Dazu zählen Leichtigkeit, sichere Fixierbarkeit und Rutschfestigkeit. Die Gehstoppel werden in verschiedenen Formen und Materialien hergestellt.

# Werkzeug

© Springer-Verlag Berlin Heidelberg 2017
C. Hebbauer, *Gips- und Castverbände*,
DOI 10.1007/978-3-662-48885-0_5

In diesem Kapitel wird das für die Gipsentfernung und die Gipsanlage notwendige Werkzeug vorgestellt, also Sägen, Scheren usw. Auch geht es um die Einrichtung eines Gipszimmers.

## 5.1    Werkzeug zur Gipsentfernung

- **Gipsschere**

Die Gipsschere nach Bruns (◘ Abb. 5.1) ist eine stabile Schere, mit der man sehr gut Weißgipse schneiden kann. Auch für Ausbesserungsarbeiten an Kunststoffverbänden ist diese Schere sehr gut geeignet.

- **Verbandsschere**

Die Verbandsschere (◘ Abb. 5.2) wird zum Schneiden von Verbänden verwendet. Für Gipsverbände ist sie nicht geeignet, lediglich für die Vorbereitung verwendbar.

- **Konturenschere**

Die Konturenschere (◘ Abb. 5.3) wird verwendet, um bereits angelegte Gipse in Form zu bringen oder bei Problemen im Gipsverband den Verband zu korrigieren.

- **Gipsschere groß**

Die Gipsschere (◘ Abb. 5.4) gibt es in verschiedenen Größen. Sie dient zum Entfernen von Gipsverbänden. Je nach Größe des Gipsverbandes wird auch die Größe der Schere gewählt.

- **Tapeschere**

Die Tapeschere (◘ Abb. 5.5) wird in erster Linie für Tape- und Schienenverbände verwendet. Durch den extrem scharfen Schliff ist sie hierfür besonders gut geeignet.

- **Gipsmesser**

Das Gipsmesser (◘ Abb. 5.6 und ◘ Abb. 5.7) findet in erster Linie bei der Ausfertigung von Ausschnitten im Gipsverband – sogenanntes Gipsfenster – seine Anwendung. Es ermöglicht dem Gipsassistenten, den ausgeschnittenen Teil abzuheben.

- **Elektrische Gipsschere**

In einigen Kliniken gibt es noch immer die elektrische Gipschere (◘ Abb. 5.8). Für enge Gipse ist diese Schere nicht geeignet! Die Verletzungsgefahr ist sehr hoch.

- **Oszillierende Säge**

Die oszillierende Säge ist ein elektrisches Gerät, um Naturgips und Kunstharzverbände zu entfernen (◘ Abb. 5.9, ◘ Abb. 5.10, ◘ Abb. 5.11 und ◘ Abb. 5.12). Der Verband muss für die Anwendung der Säge durch Wattieren oder Einlegen einer Schneidehilfe vorbereitet werden. Diese Vorsichtsmaßnahme verwendet man, um Verletzungen des Patienten bei der Abnahme zu verhindern.

- **Gipsspreizer**

Mit dem Gipsspreizer (◘ Abb. 5.13 und ◘ Abb. 5.14) werden aufgeschnittene Gipsverbände aufgedehnt, um sie leichter entfernen zu können. Gipsspreizer gibt es in verschiedenen Modellen – entweder mit Übersetzung oder auch ohne Übersetzung.

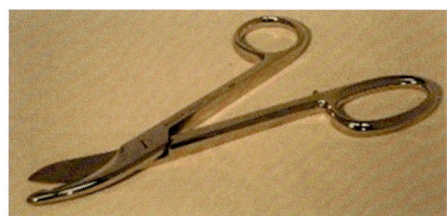

◘ **Abb. 5.1**  Gipsschere nach Bruns

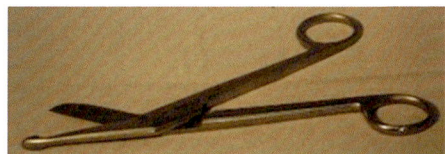

◘ **Abb. 5.2**  Verbandsschere

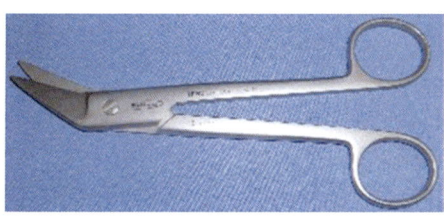

◘ **Abb. 5.3**  Konturenschere

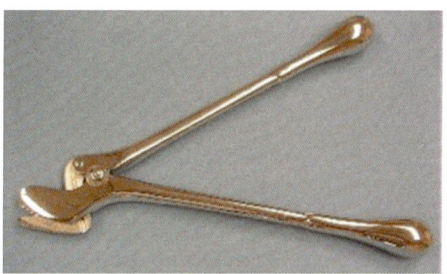

◘ **Abb. 5.4**  Gipsschere

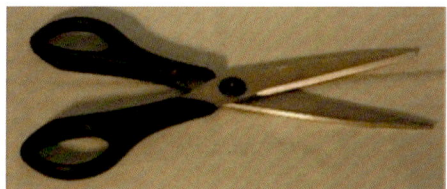

◘ **Abb. 5.5**  Tapeschere

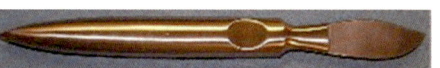

◘ **Abb. 5.6**  Gipsmesser

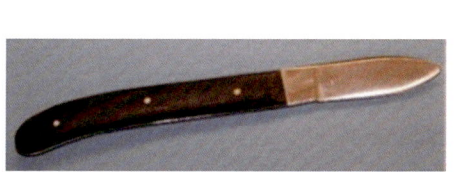

◘ **Abb. 5.7**  Gipsmesser mit Holzgriff

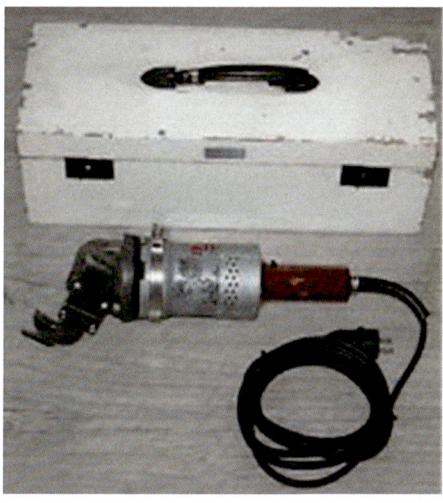

◘ **Abb. 5.8**  Elektrische Gipsschere

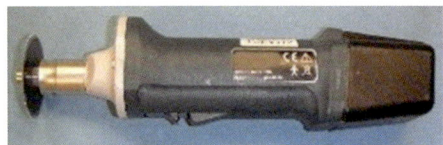

**Abb. 5.9** Oszillierende Säge

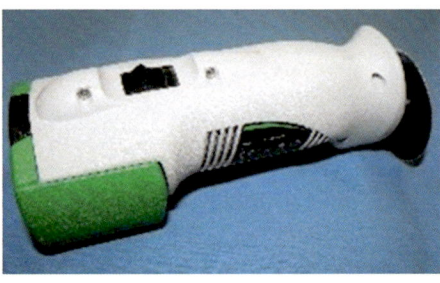

**Abb. 5.10** Moderne Akku-Gipssäge

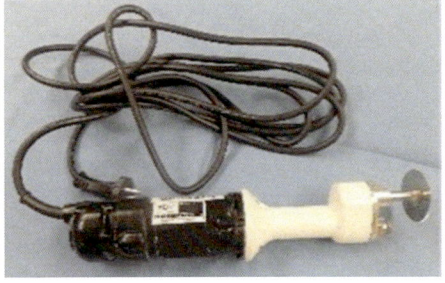

**Abb. 5.11** Alte Gipssäge mit Stromanschluss

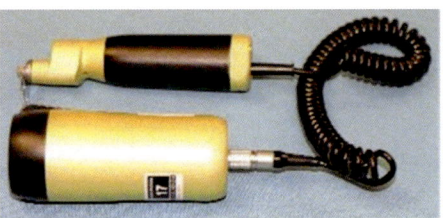

**Abb. 5.12** Mini-Gipssäge für Kinder und kleine Fenster

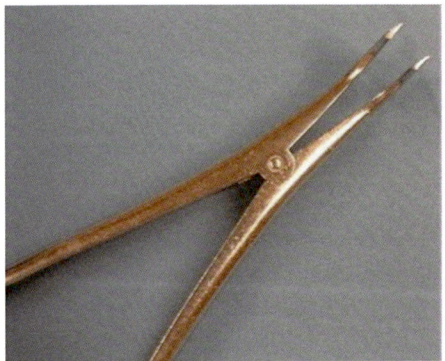

**Abb. 5.13** Gipsspreizer

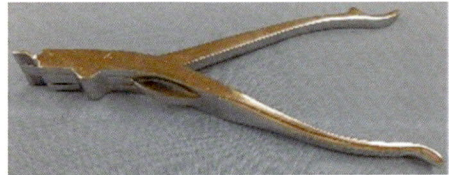

**Abb. 5.14** Gipsspreizer mit Übersetzung

**■ Gipsabreißzange**

Bei dem auch als „Krokodil" bezeichneten Werkzeug handelt es sich um eine Zange, die zur Abnahme von Gipsverbänden verwendet wird. Durch die spezielle Form sieht sie aus wie das Maul eines Krokodils – daher auch der Name (◘ Abb. 5.15). Eine Spezialform dieser Zange ist der sogenannte Rabenschnabel (◘ Abb. 5.16). Dabei ist das Maul der Zange noch weiter aufgebogen – daher der Name. Diese Zange gibt es in verschiedenen Größen.

**■ Händische Gipssäge**

Um Fenster bei Gipsverbänden auszuschneiden und die Gipsverbände gegebenenfalls zu kürzen, wird u.a. auch diese Gipssäge verwendet (◘ Abb. 5.17 und ◘ Abb. 5.18). Sie hat den Vorteil, dass man sie auch bei Kleinkindern verwenden kann, da es zu keiner Lärmbelästigung kommt.

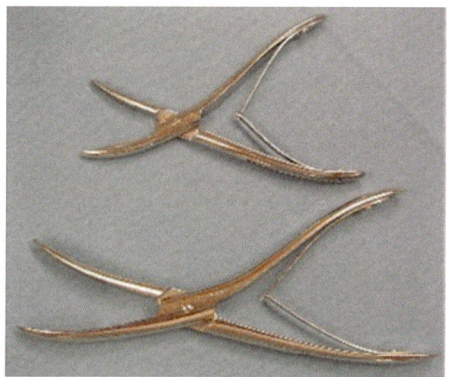

■ **Abb. 5.15** Gipsreißzange (Krokodil)

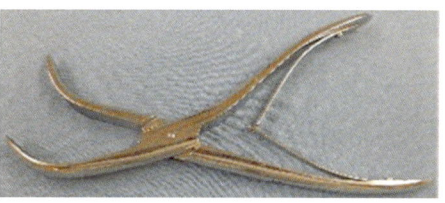

■ **Abb. 5.16** Gipsreißzange in der Spezialform „Rabenschnabel"

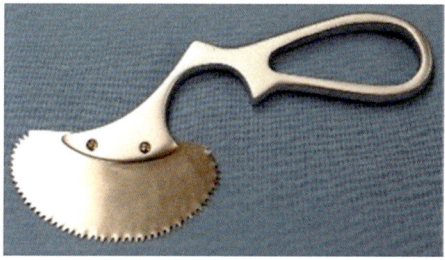

■ **Abb. 5.17** Händische Gipssäge

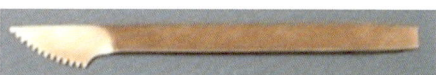

■ **Abb. 5.18** Händische Gipssäge (Sägemesser)

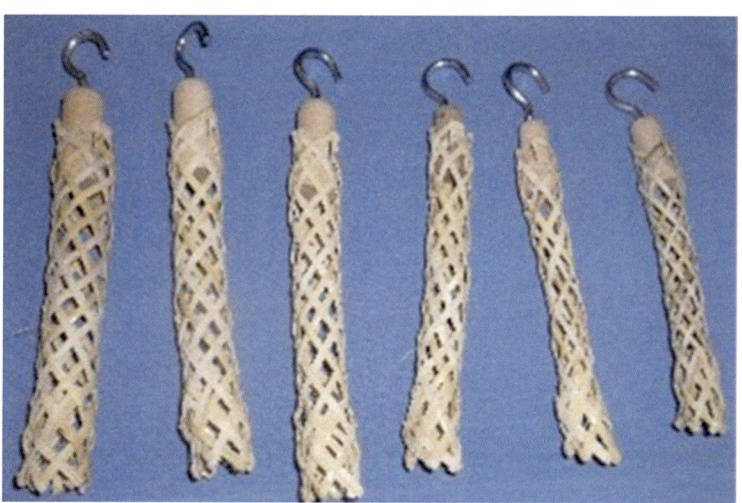

■ **Abb. 5.19** Mädchenfänger in verschiedenen Größen

## 5.2 Werkzeug zur Gipsanlage

■ Mädchenfänger (Fingerextensionshülsen)

Mädchenfänger werden zur Fixierung der Finger am sogenannten Galgen verwendet. Die Hülsen müssen gegen das Abrutschen gesichert werden. Die Mädchenfänger gibt es in verschiedenen Größen (■ Abb. 5.19).

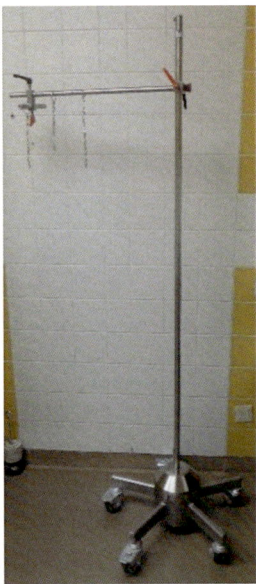

■ **Abb. 5.20**   Galgen

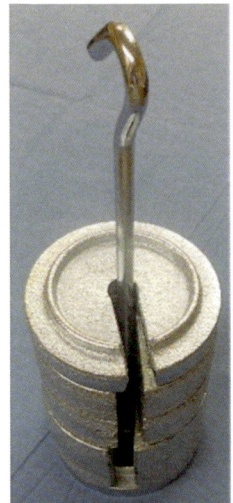

■ **Abb. 5.21**   Extensionsgewicht

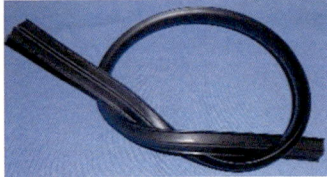

■ **Abb. 5.22**   Spaltschlauch

■ **Abb. 5.23**   Aufschneidhilfe

■   **Galgen (Fingerextensionsgerät)**

Als Galgen wird das Gestänge bezeichnet, auf dem mittels der Mädchenfänger der Patient mit seinen Fingern „aufgehängt" wird, um eine Reposition durchführen zu können (■ Abb. 5.20). Nach der Reposition, die durch den Arzt erfolgt, wird in dieser Einstellung sofort ein Gips angelegt. Zudem wird jeder Oberarmgipsverband mit diesem Gestänge angelegt.

■   **Extensionsgewicht**

Um die Muskeln der Patienten zu entspannen, wird mit einem Gurt ein Gewicht am Patienten befestigt (■ Abb. 5.21). Normalerweise verwendet man für einen Erwachsenen 4–5 kg.

■   **Spaltschlauch**

Um Gipse unmittelbar nach dem Anlegen spalten zu können und dabei weder den Patienten zu gefährden noch den Gipsverband wieder zu zerstören, wird der Spaltschlauch verwendet (■ Abb. 5.22). Vor dem Verwenden sollte man den Schlauch in Wasser tauchen, um eine leichtere Führung der Schere zu ermöglichen.

■   **Aufschneidhilfe**

Die Schneidehilfe kann als Patientenschutz bei engen Verbänden verwendet werden (■ Abb. 5.23).

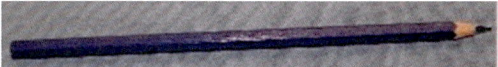

◻ **Abb. 5.24**  Gipsstift

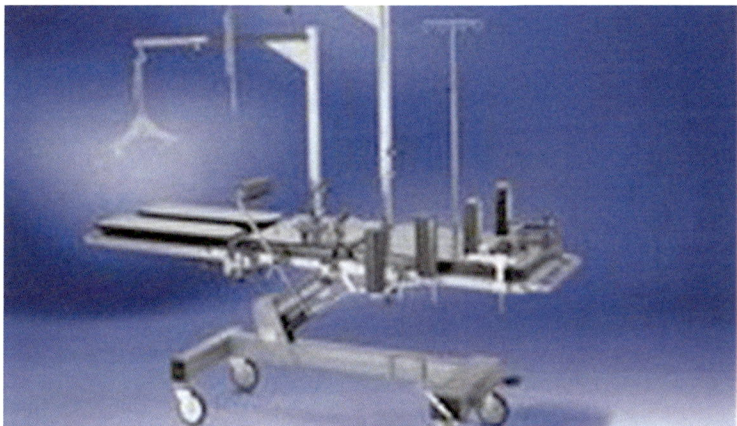

◻ **Abb. 5.25**  Gipstisch

### ▪ Gipsstift

Um den Gipsverband nach Vorschrift beschriften zu können, benötigt man einen Tintenbleistift. Dieser Gipsstift ist bestens für die Beschriftung geeignet (◻ Abb. 5.24).

## 5.3   Gipszimmer

So kann ein Gipszimmer aussehen:

### ▪ Gipstisch

Die Gipstische gibt es in den verschiedensten Designs und mit den verschiedensten Verstellmöglichkeiten (◻ Abb. 5.25, ◻ Abb. 5.26 und ◻ Abb. 5.27). Die wichtigsten Funktionen sind die Möglichkeit den Patienten für die verschiedensten Gipsanlagen lagern zu können. Die wichtigsten Lagerungsmöglichkeiten sind für die Anlage einer Gipshose oder eines Gipsmieders in dorsalem Durchhang.

### ▪ Raumextensionsgerät

Das Raumextensionsgerät findet für die Anlage eines Gipsmieders im dorsalen Durchhang seine Anwendung. Mit der Kurbel und dem Seilzug wird der Patient, der mit einem Gurt am Bügel befestigt ist, angehoben und dabei die Fraktur reponiert (◻ Abb. 5.28, ◻ Abb. 5.29 und ◻ Abb. 5.30). Dies wird immer unter Bildwandlerkontrolle durchgeführt.

### ▪ Winkelmesser

Mit dem Winkelmesser kann die korrekte Gelenksstellung nachgemessen werden (◻ Abb. 5.31 und ◻ Abb. 5.32).

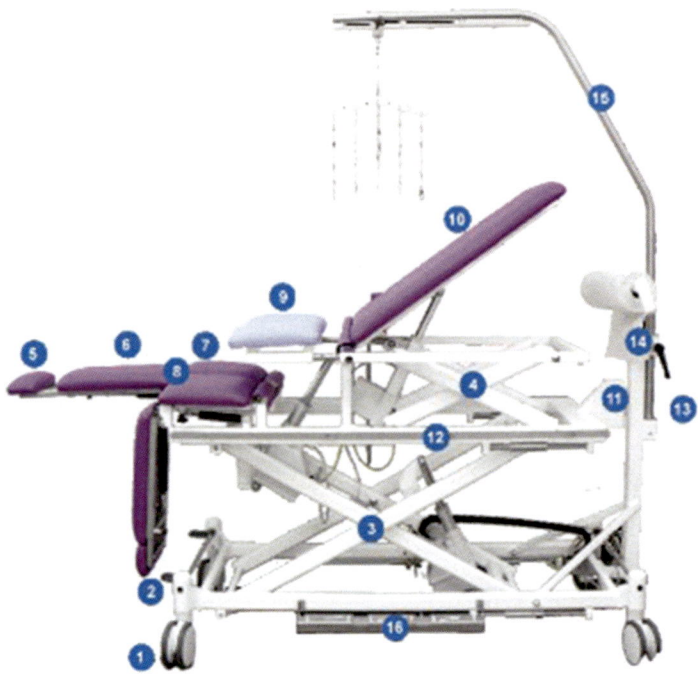

◘ **Abb. 5.26**    Gipstisch mit maximaler Einstellmöglichkeit

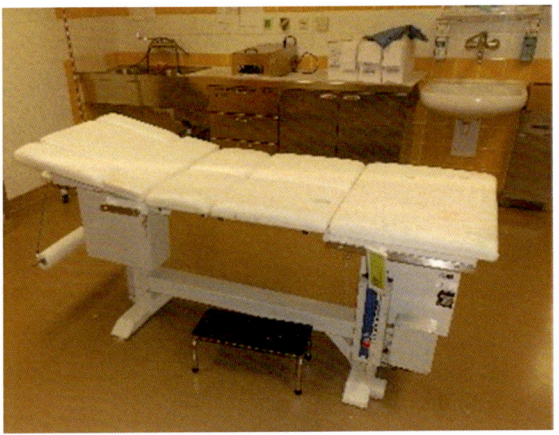

◘ **Abb. 5.27**    Gipstisch – einfaches Modell

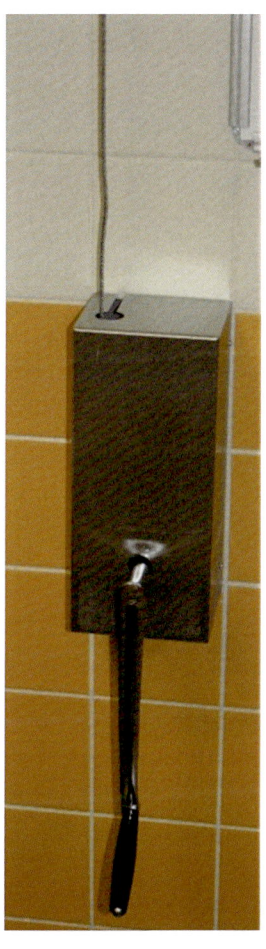

■ **Abb. 5.28** Raumextensionsgerät – Kurbel mit Gehäuse

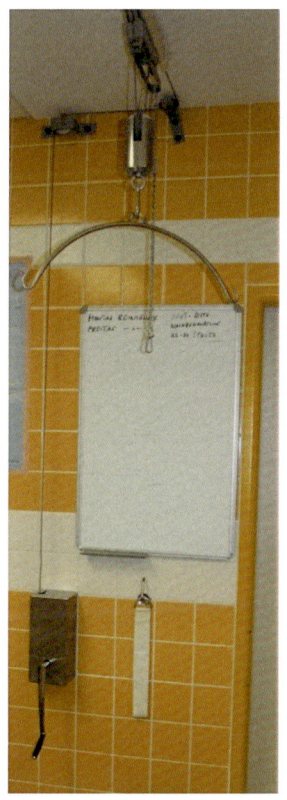

■ **Abb. 5.29** Raumextensionsgerät komplett

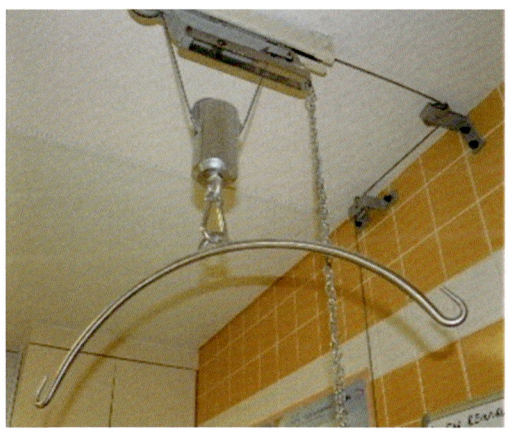

■ **Abb. 5.30** Raumextensionsgerät – Laufkatze mit Flaschenzug

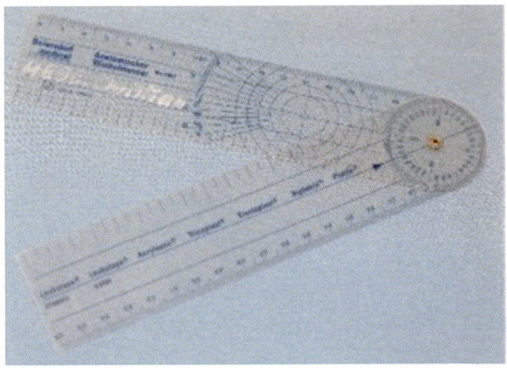

■ **Abb. 5.31**    Winkelmesser (Modell 1)

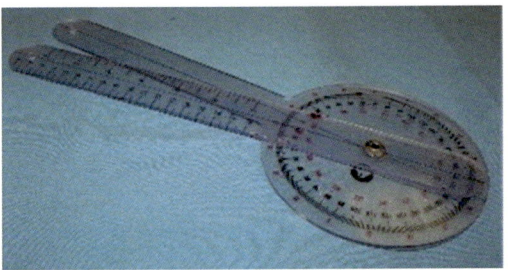

■ **Abb. 5.32**    Winkelmesser (Modell 2)

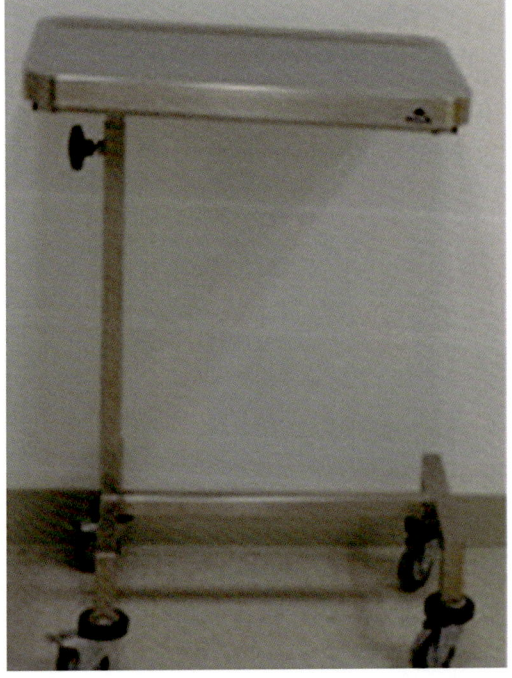

■ **Abb. 5.33**    Höhenverstellbarer Gipshandtisch

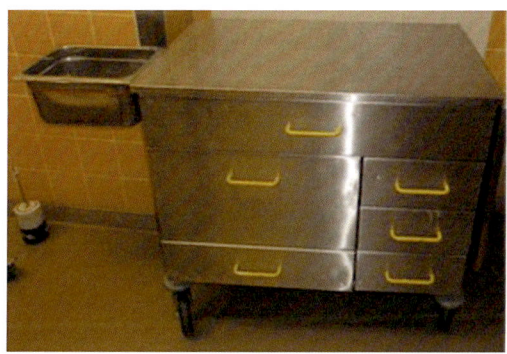

■ **Abb. 5.34**  Gipswagen

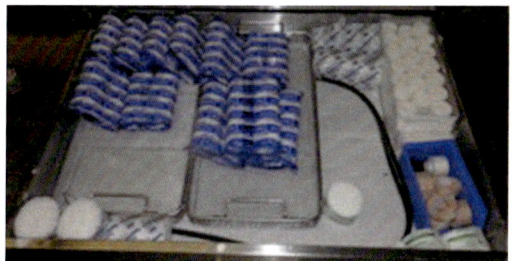

■ **Abb. 5.35**  Gipswagen mit Gipsverbänden

### ■ Höhenverstellbarer Gipshandtisch

Mit dem Gipshandtisch kann die Arbeitshöhe an die Größe des Patienten angeglichen werden (■ Abb. 5.33). Dies ist besonders bei Kindern oder speziellen Verbänden (z.B. Oberarmlonguette) hilfreich.

Zudem kann der Gipshandtisch als Hilfstisch für das Material und das Tauchgefäß verwendet werden.

### ■ Gipswagen

Ein Gipswagen findet dort seine Anwendung, wo das Gipsmaterial flexibel gelagert werden muss (■ Abb. 5.34 und ■ Abb. 5.35). Mit dem Gipswagen ist es möglich, in den verschiedensten Räumlichkeiten Gipsverbände nach Behandlungen anzulegen (z.B. im Operationssaal).

Diese Aufzählung erhebt keinen Anspruch für Vollständigkeit. In vielen Gipszimmern gibt es noch viele verschiedene Materialien und Hilfsmittel.

# Praxisteil – Spezialteil

# Obere Extremität

© Springer-Verlag Berlin Heidelberg 2017
C. Hebbauer, *Gips- und Castverbände*,
DOI 10.1007/978-3-662-48885-0_6

In diesem Kapitel dreht sich alles um die Praxis. Es geht um den korrekten Umgang mit dem Material, seine Lagerung, auch um typische Fehler und Gefahren. Auch wird auf die Erkrankungen bzw. Diagnosen hingewiesen, bei denen die verschiedenen Gipse und Verbände eingesetzt werden.

## 6.1 Weißgips – Naturgips

◘ Abb. 6.1 zeigt einen normalen Weißgips.

### 6.1.1 Dorsale Unterarmlonguette

- **Diagnose**
 - Handgelenkszerrungen und -quetschungen
 - Speichengriffel- oder Ellengriffelfrakturen
 - Verdacht auf Handkahnbeinfissur, für die ersten zehn Tage bis zu einer weiteren Röntgenkontrolle
 - Fissuren und unverschobene Brüche der übrigen Handwurzelknochen
 - Basisnahe, unverschobene Brüche der Mittelhandknochen

- **Material**
Die Längen- und Breitenangaben sind dem jeweiligen Patienten anzupassen (◘ Abb. 6.2):
 - Longuette 8-fach, 12 oder 15 cm breit, ca. 35 cm lang
 - 2-mal Mullbinde, eine davon feucht
 - Papierbinde als Lagerungshilfe
 - Hautschutz: Papierbinde oder Schlauchmull
 - Wattebinde 6 oder 10 cm
 - 1 Gipsbinde 8 oder 10 cm breit, 3 m lang

- **Lagerung**
Der Patient sitzt auf einem höhenverstellbaren Hocker hinter einem ebenfalls höhenverstellbaren Gipshandtisch. Die verletzte Hand wird so auf dem Tisch gelagert, dass der Ellbogen in 90° gebeugt ist und der Unterarm vor dem Patienten liegt (◘ Abb. 6.3). Das Handgelenk wird in ca. 20° Ulnarabduktion und ca. 25° Dorsalflexion abgelegt. Um das Handgelenk zu unterstützen, wird die Hand auf einer Papierbinde gelagert (◘ Abb. 6.4).

- **Technik**
Der Schlauchmull oder die Papierbinde wird als Hautschutz faltenfrei angelegt. Für den Daumen wird ein Daumenloch auf Höhe des Zeigefingers in den Schlauchmull geschnitten und der Daumen durchgeführt (◘ Abb. 6.5).

Mit dieser Technik wird sichergestellt, dass sich auch in der Hohlhand ein Hautschutz befindet (◘ Abb. 6.6).

Am proximalen Ende muss man die Wattierung zweilagig so anbringen, dass nach dem Umschlagen des Hautschutzes mindestens zwei Fingerbreit Abstand zur Ellenbeugenfalte bestehen bleiben. Die Longuette sollte man dann in das vorbereitete saubere Tauchwasser mit ca. 20–25°C tauchen und leicht ausdrücken.

Die nasse Longuette sollte nun faltenfrei auf den Unterarm gelegt werden. Am distalen und proximalen Ende wird die Longuette so zurechtgeschnitten oder umgeschlagen, dass sie am

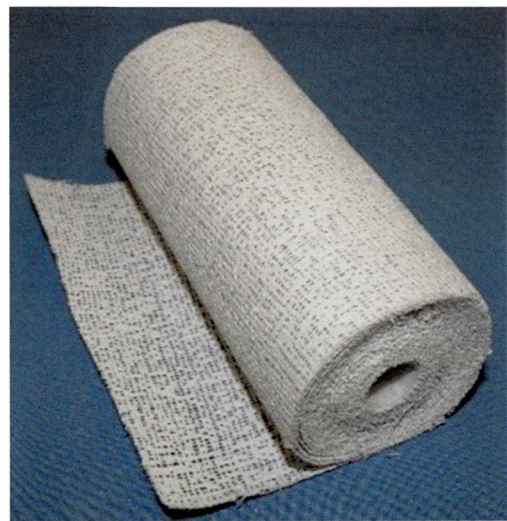

▫ **Abb. 6.1**   Weißgips

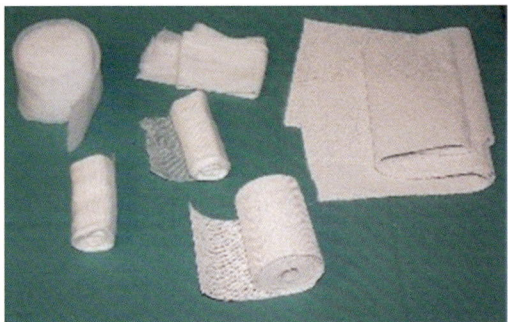

▫ **Abb. 6.2**   Material für die dorsale Unterarmlonguette

distalen Ende bis zu den Fingerfalten reicht. Es ist darauf zu achten, dass die Longuette über den Grundgelenken gerade ausgeführt wird, um Druckstellen zu verhindern.

Am proximalen Ende wird sie so zugeschnitten oder umgeschlagen, dass zur Ellenbeuge ca. zwei Fingerbreiten frei bleiben. Die nasse Longuette wird anmodelliert und mit der feuchten Mullbinde angewickelt. Nach dem Aushärten der Gipslonguette wird die feuchte Mullbinde entweder entfernt oder mit dem Hautschutz bis auf den letzten Faden durchtrennt. Die Gipsränder werden aufgebogen, um Druckstellen zu verhindern. Mit einer trockenen Mullbinde wird die Longuette an der verletzten Hand wieder angewickelt (▫ Abb. 6.8).

Bei der Anlage ist darauf zu achten, dass die Hohlhandtour mit der Mullbinde dreimal durch die Daumenzwischenfalte gewickelt wird. Ist die Longuette mit der Mullbinde ausreichend fixiert, wird die Mullbinde mit einem Klebestreifen fixiert.

Der Verband ist nach Prof. Dr. Böhler zu beschriften (▫ Abb. 6.9). Der Patient wird mit den Verhaltensregeln vertraut gemacht und zur Endkontrolle je nach Anforderung ins Röntgen oder zum Arzt weitergeleitet.

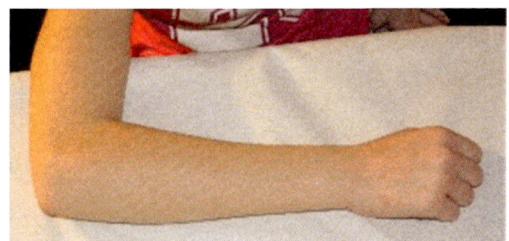

◼ **Abb. 6.3**  Lagerung – Ellbogen in 90° abgewinkelt

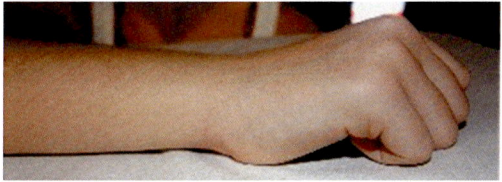

◼ **Abb. 6.4**  Richtige Handstellung

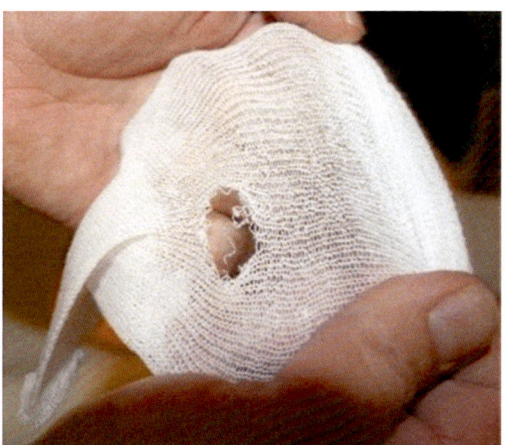

◼ **Abb. 6.5**  Schlauchmull mit Daumenloch

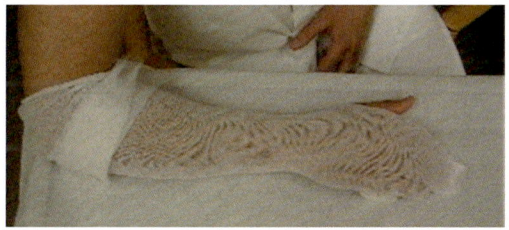

◼ **Abb. 6.6**  Schlauchmull als Hautschutz mit Wattierung

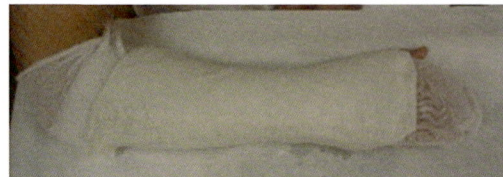

◘ **Abb. 6.7**   Nass angelegte Longuette

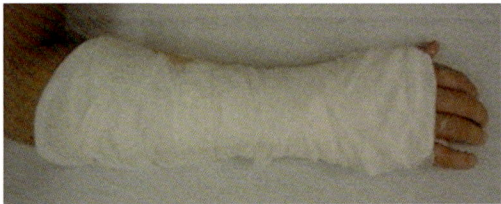

◘ **Abb. 6.8**   Longuette mit trockender Mullbinde

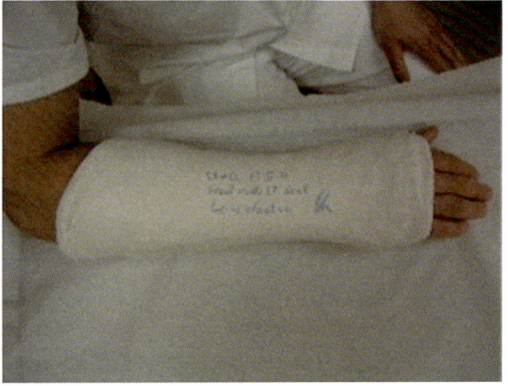

◘ **Abb. 6.9**   Verband mit Beschriftung

Der Patient wird für den nächsten Tag zur Zirkulationskontrolle und zum Gipsschluss wiederbestellt.

---

**Fehler und Gefahren**
- Wird die Longuette im proximalen Bereich zu lange ausgeführt, besteht die Gefahr, dass die Longuette im Ellbogenbereich Druckstellen erzeugt.
- Longuetten, die im distalen Bereich zu kurz sind, können zu Handrückenödemen führen.
- Das Fehlen des Hautschutzes kann zu Hautirritationen führen.
- Sind die Enden und erhabenen Stellen nicht mit einer Wattebinde gepolstert, kann es in diesem Bereich zu Druckstellen führen.
- Werden die Ränder der Longuette nicht aufgebogen, kann es zu Druckstellen in diesem Bereich kommen.

- Wird die feuchte Mullbinde nicht entfernt oder durchschnitten, verkürzt sich diese beim Austrocknen und schnürt die Hand ein. Dadurch kommt es zu Durchblutungs- und Sensibilitätsstörungen.
- Zu Durchblutungsstörungen und Sensibilitätsstörungen kann es auch kommen, wenn die trockene Mullbinde zu stark angezogen wurde.
- Wird die Longuette im Fingerbereich nicht gerade ausgeführt, sondern „gewölbt" belassen, kann die Fingerbeweglichkeit eingeschränkt sein.
- Eine Volarflexion des Handgelenks schränkt ebenfalls die Fingerbeweglichkeit ein.
- Eine falsche Handstellung kann zu Gelenkproblemen nach der Abnahme führen.

## 6.1.2  Dorso-radiale Unterarmlonguette

- **Diagnose**
- Radiusfraktur lt (logotypico)
- Grünholzfraktur
- Isolierte Radiusfrakturen, die reponiert werden

- **Material**

Die Längen- und Breitenangaben sind dem jeweiligen Patienten anzupassen (■ Abb. 6.10):
- Longuette 8-fach, 12 oder 15 cm breit, ca. 35 cm lang
- Longuette 4-fach, 12 cm breit, ca. 15 cm lang
- 2-mal Mullbinde, eine davon feucht
- Hautschutz (Papier oder Strumpf)
- Wattebinde 6 oder 10 cm
- Mädchenfänger

- **Lagerung**

Der Patient wird liegend so auf der Gipsliege gelagert, dass die Schulter frei zu liegen kommt. An den Fingern werden die Fingerextensionshülsen befestigt (■ Abb. 6.11). An welchen Fingern der Zug ansetzen muss, wird vom Arzt festgelegt. Dabei kommt es auf die Art der Verletzung an, ob

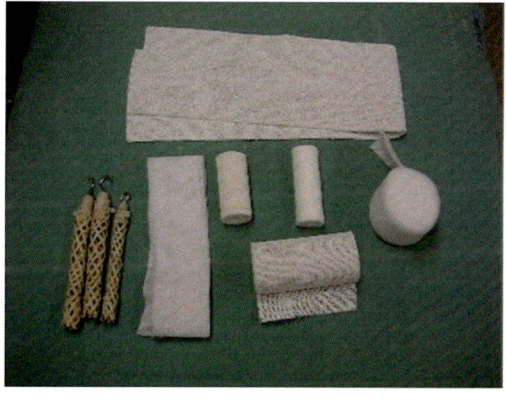

■ **Abb. 6.10**    Material für die dorso-radiale Unterarmlonguette

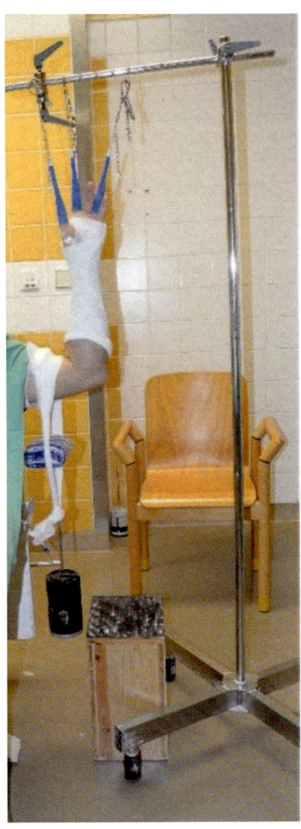

◻ **Abb. 6.11**    Korrekte Lagerung für eine Reposition

der Zug am Daumen, am Zeigefinger oder dem Ringfinger ansetzt. Die Mädchenfänger müssen gegen das Abrutschen mit einer Mullbinde gesichert werden.

Der Oberarm wird waagrecht gelagert, der Unterarm wird in 90° gebeugt und in Neutralstellung auf dem Galgen fixiert. Bei einer Reposition muss zur Muskelentspannung ein Gewicht von ca. 5 kg – die genaue Höhe wird durch den Arzt festgelegt – für ungefähr 10 min. befestigt werden.

Bei einigen Gipsliegen kann am Oberkörper ein Teil der Liegefläche abgeklappt werden, um die Schulterregion des Patienten komplett frei lagern zu können. Andere Gipsliegen sind so konstruiert, dass der Arm des Patienten direkt an der Liege und nicht an einem eigenen Galgen fixiert wird. Diesen Gegebenheiten muss man sich als Gipsassistent anpassen und den Patienten so schonend wie möglich für die Anlage des Gipses lagern (◻ Abb. 6.12, ◻ Abb. 6.13 und ◻ Abb. 6.14).

■ **Technik**

Je nach Verletzung wird der Patient mit den Mädchenfängern am Galgen fixiert und das Gewicht angelegt. Als Hautschutz wird eine Papierbinde verwendet.

Nach der Reposition durch den Arzt wird der Hautschutz faltenfrei angelegt. Der Arzt hält während der gesamten Zeit das Repositionsergebnis.

Am proximalen Ende muss man die Wattierung zweilagig so anbringen, dass nach dem Umschlagen des Hautschutzes mindestens zwei Fingerbreiten Abstand zur Ellenbeugenfalte bestehen bleiben.

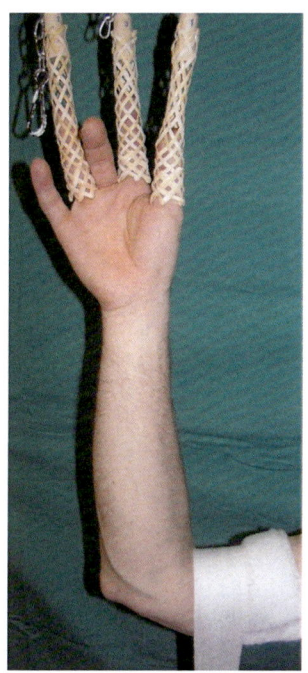

■ **Abb. 6.12**  Richtiger Winkel

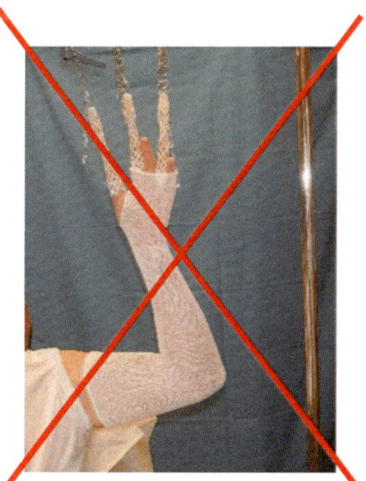

■ **Abb. 6.13**  Falscher Winkel

Die Longuette taucht man in das vorbereitete saubere Tauchwasser (ca. 20–25°C) und drückt sie leicht aus. Die nasse Longuette kann man nun faltenfrei auf den Unterarm legen. Am distalen und proximalen Ende wird die Longuette so zurechtgeschnitten oder umgeschlagen, dass sie am distalen Ende bis zu den Fingerfalten reicht. Es ist darauf zu achten, dass die Longuette über den Grundgelenken gerade ausgeführt wird, um Druckstellen zu verhindern. Am proximalen

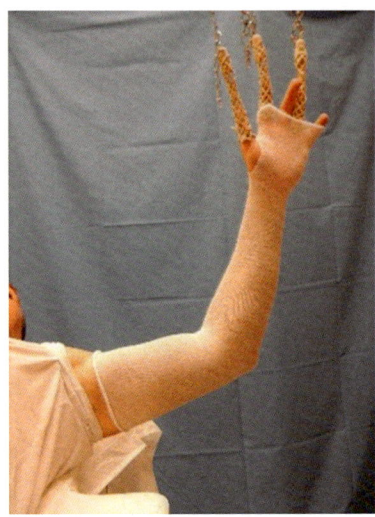

**◻ Abb. 6.14**    Richtig bei Olekranonfraktur – sonst falscher Winkel

Ende wird sie so zugeschnitten oder umgeschlagen, dass zur Ellenbeuge ca. zwei Fingerbreiten frei bleiben.

Die zweite Longuette wird radialseitig so angelegt, dass sie zumindest den gesamten Radius umschließt. Die nasse Longuette wird anmodelliert und mit der feuchten Mullbinde angewickelt. Bis zum vollständigen Aushärten der Gipslonguette wird die Haltedelle durch den Arzt gehalten. Im Anschluss wird die feuchte Mullbinde entweder entfernt oder mit dem Hautschutz bis auf den letzten Faden durchtrennt. Die Gipsränder werden aufgebogen, um Druckstellen zu verhindern.

Mit einer trockenen Mullbinde wird die Longuette an der verletzten Hand wieder angewickelt. Bei der Anlage ist darauf zu achten, dass die Hohlhandtour mit der Mullbinde dreimal durch die Daumenzwischenfalte gewickelt wird. Ist die Longuette mit der Mullbinde ausreichend fixiert, wird die Mullbinde mit einem Klebestreifen fixiert.

Der Verband ist nach Prof. Dr. Böhler zu beschriften. Der Patient wird mit den Verhaltensregeln vertraut gemacht und zur Endkontrolle je nach Anforderung ins Röntgen oder zum Arzt weitergeleitet.

> **Fehler und Gefahren**
> - Wird die Longuette im proximalen Bereich zu lange ausgeführt, besteht die Gefahr, dass die Longuette im Ellbogenbereich Druckstellen erzeugt.
> - Longuetten, die im distalen Bereich zu kurz sind, können zu Handrückenödemen führen.
> - Das Fehlen des Hautschutzes kann zu Hautirritationen führen.
> - Sind die Enden und erhabenen Stellen nicht mit einer Wattebinde gepolstert, kann es in diesem Bereich zu Druckstellen führen.
> - Werden die Ränder der Longuette nicht aufgebogen, kann es zu Druckstellen in diesem Bereich kommen.
> - Wird die feuchte Mullbinde nicht entfernt oder durchschnitten, verkürzt sich diese beim Austrocknen und schnürt die Hand ein. Dadurch kommt es zu Durchblutungs- und Sensibilitätsstörungen.

- Zu Durchblutungsstörungen und Sensibilitätsstörungen kann es auch kommen, wenn die trockene Mullbinde zu stark angezogen wurde.
- Wird die Longuette im Fingerbereich nicht gerade ausgeführt sondern „gewölbt" belassen, kann die Fingerbeweglichkeit eingeschränkt sein.
- Eine Volarextension des Handgelenks schränkt ebenfalls die Fingerbeweglichkeit ein.
- Eine falsche Handstellung kann zu Gelenkproblemen nach der Abnahme führen.

## 6.1.3 Volare Unterarmschiene

- **Diagnose**
- Streckseitige Verletzungen im Bereich der Hand
- Weichteilverletzungen
- Prellungen
- Distorsionen
- Postoperative Ruhigstellung nach chirurgischen Eingriffen

- **Material**

Die Längen- und Breitenangaben sind dem jeweiligen Patienten anzupassen (◘ Abb. 6.15):
- Longuette 8-fach, 12 oder 15 cm breit, ca. 30 cm lang
- 2-mal Mullbinde, eine davon feucht
- Papierbinde als Lagerungshilfe
- Hautschutz (Papier oder Strumpf)
- Wattebinde 6 oder 10 cm (vgl. Abb. 6.19)

- **Lagerung**

Der Patient sitzt auf einem höhenverstellbaren Hocker hinter dem Gipstisch. Der Arm wird ausgesteckt vor dem Patienten gelagert. Die Handfläche nach oben. Die Hand wird mit einer Papierbinde so gelagert, dass eine Dorsalflexion von ca. 20° entsteht. Die Langfinger werden in Streckstellung gehalten (◘ Abb. 6.16). Je nach Art der Verletzung kann eine Ulnarflexion notwendig sein.

- **Technik**

Der Hautschutz wird faltenfrei angelegt. Für den Daumen wird ein Daumenloch geschnitten. Die Länge des Hautschutzes ist so zu wählen, dass er distal und proximal mindestens um 2–3 cm über das geplante Ende hinaus reicht. Am proximalen Ende wird mit der Watte eine zweilagige Polsterung angelegt.

Die Longuette muss von der Beugefalte der Hohlhand bis zur Ellbogenfalte reichen. Die Longuette muss man nun in das vorbereitete saubere Tauchwasser (ca. 20–25°C) tauchen und leicht ausdrücken. Die nasse Longuette faltenfrei auf den Unterarm legen.

Am distalen und proximalen Ende wird die Longuette so zurechtgeschnitten, dass die Longuette genau von der Beugefalte in der Hohlhand bis zwei Fingerbreiten vor der Ellbogenfalte reicht (◘ Abb. 6.17). Mit den Abschnitten wird ein Steg im Bereich des Handgelenks modelliert, um eine zusätzliche Abstützung und Versteifung zu erhalten.

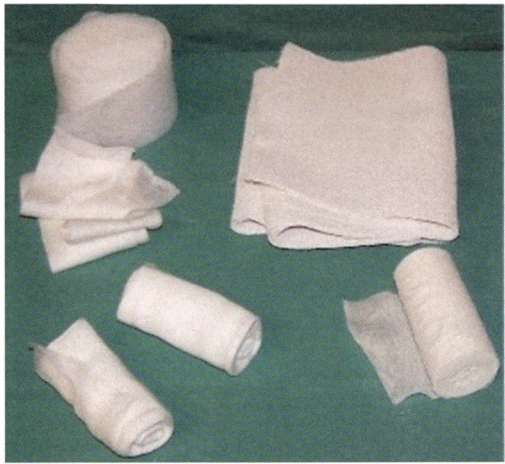

**Abb. 6.15**   Material für die volare Unterarmschiene

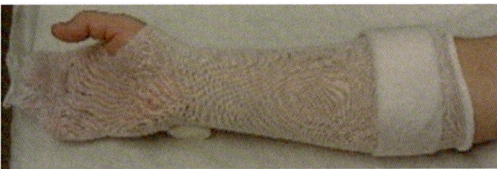

**Abb. 6.16**   Langfinger sind in Streckstellung

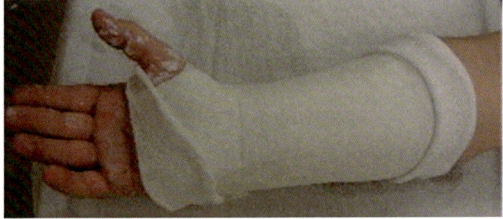

**Abb. 6.17**   Am distalen und proximalen Ende zurechtgeschnittene Longuette

### Fehler und Gefahren

- Wird die Longuette im proximalen Bereich zu lange belassen, besteht die Gefahr, dass die Longuette im Ellbogenbereich Druckstellen erzeugt.
- Longuetten, die in der Hohlhand zu lang sind, schränken die Beugung der Finger ein.
- Das Fehlen des Hautschutzes kann zu Hautirritationen führen.
- Sind die Enden und erhabenen Stellen nicht mit einer Wattebinde gepolstert, kann es in diesem Bereich zu Druckstellen führen.
- Werden die Ränder der Longuette nicht aufgebogen, kann es zu Druckstellen in diesem Bereich kommen.

—  Wird die feuchte Mullbinde nicht entfernt oder durchschnitten, verkürzt sich diese beim
   Austrocknen und schnürt die Hand ein. Dadurch kommt es zu Durchblutungs- und
   Sensibilitätsstörungen.
—  Zu Durchblutungsstörungen und Sensibilitätsstörungen kann es auch kommen, wenn
   die trockene Mullbinde zu stark angezogen wurde.
—  Eine Volarextension des Handgelenks schränkt ebenfalls die Fingerbeweglichkeit ein.
—  Eine falsche Handstellung kann zu Gelenkproblemen nach der Abnahme führen.

## 6.1.4  Palmare Unterarmschiene

■  Diagnose
—  Streckseitige Verletzungen im Bereich der Langfinger
—  Weichteilverletzungen im Bereich des Handgelenkes und der Langfinger
—  Prellungen
—  Distorsionen
—  Postoperative Ruhigstellung nach chirurgischen Eingriffen

■  Material
Die Längen- und Breitenangaben sind dem jeweiligen Patienten anzupassen (■ Abb. 6.18):
—  Longuette 8-fach, 12 oder 15 cm breit, ca. 35 cm lang
—  2-mal Mullbinde, eine davon feucht
—  Papierbinde als Lagerungshilfe
—  Hautschutz (Papier oder Strumpf)
—  Wattebinde 6 oder 10 cm (■ Abb. 6.19)

■  Lagerung
Der Patient sitzt auf einem höhenverstellbaren Hocker hinter dem Gipstisch. Der Arm wird aus-
gesteckt vor dem Patienten gelagert. Die Handfläche zeigt nach oben. Die Hand wird mit einer
Papierbinde so gelagert, dass eine Dorsalflexion von ca. 20° entsteht. Die Langfinger werden in

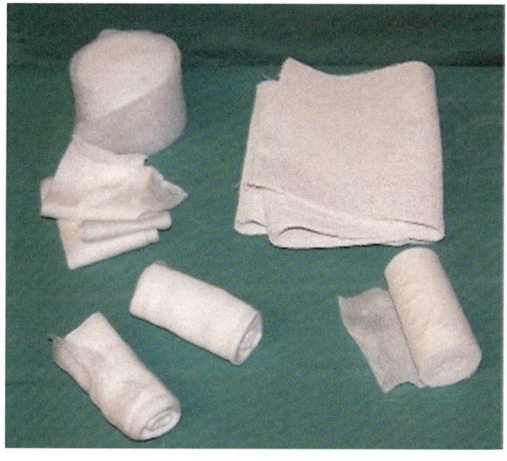

■ **Abb. 6.18**  Material für die palmare Unterarmschiene

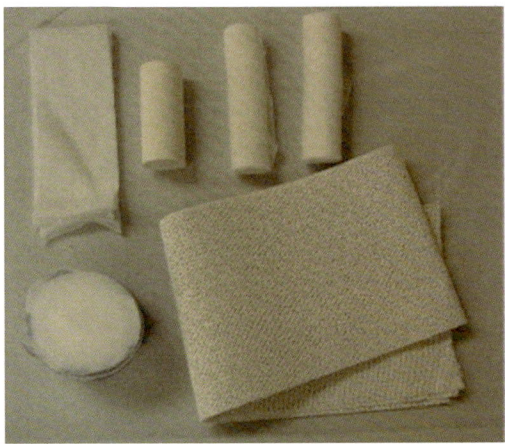

■ **Abb. 6.19**   Weiteres Material

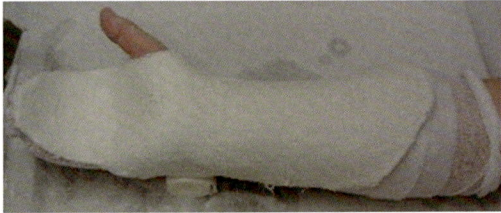

■ **Abb. 6.20**   Longuette von den Fingerspitzen bis zur Ellbogenfalte

Neutralstellung gehalten. Je nach Art der Verletzung kann eine Instrinsic-Plus-Stellung notwendig sein.

■ **Technik**

Der Hautschutz wird faltenfrei angelegt. Für den Daumen wird Daumenloch geschnitten. Die Länge des Hautschutzes ist so zu wählen, dass er distal und proximal mindestens 2–3 cm über das geplante Ende hinaus reicht. Am proximalen Ende wird mit der Watte eine zweilagige Polsterung angelegt.

Die Longuette muss von den Fingerspitzen bis zur Ellbogenfalte reichen. Die Longuette muss man in das vorbereitete saubere Tauchwasser (ca. 20–25°C) tauchen und leicht ausdrücken. Die nasse Longuette faltenfrei auf den Unterarm legen (■ Abb. 6.20).

Am distalen und proximalen Ende wird die Longuette so zurechtgeschnitten, dass die Longuette genau von den Fingerspitzen bis zwei Fingerbreiten vor der Ellbogenfalte reicht. Mit den Abschnitten wird ein Steg im Bereich der Langfinger und des Handgelenks modelliert, um eine zusätzliche Abstützung und Versteifung zu erhalten.

> **Fehler und Gefahren**
> ▬ Wird die Longuette im proximalen Bereich zu lange belassen, besteht die Gefahr, dass die Longuette im Ellbogenbereich Druckstellen erzeugt.

- Longuetten, die in der Hohlhand zu lange sind, schränken die Beugung der Finger ein.
- Das Fehlen des Hautschutzes kann zu Hautirritationen führen.
- Sind die Enden und erhabenen Stellen nicht mit einer Wattebinde gepolstert, kann es in diesem Bereich zu Druckstellen führen.
- Werden die Ränder der Longuette nicht aufgebogen, kann es zu Druckstellen in diesem Bereich kommen.
- Wird die feuchte Mullbinde nicht entfernt oder durchschnitten, verkürzt sich diese beim Austrocknen und schnürt die Hand ein. Dadurch kommt es zu Durchblutungs- und Sensibilitätsstörungen.
- Zu Durchblutungsstörungen und Sensibilitätsstörungen kann es auch kommen, wenn die trockene Mullbinde zu stark angezogen wurde.
- Eine Volarextension des Handgelenkes schränkt ebenfalls die Fingerbeweglichkeit ein.
- Eine falsche Handstellung kann zu Gelenkproblemen nach der Abnahme führen.

## 6.1.5 Volare Unterarmschiene mit Daumenabstützung

- **Diagnose**
- Verletzungen im Bereich von Daumen und Daumenballen
- Sehnenverletzungen
- Bandrupturen
- Weichteilverletzungen
- Frakturen im Daumenbereich

- **Material**

Die Längen- und Breitenangaben sind dem jeweiligen Patienten anzupassen:
- Longuette 8-fach, 12 oder 15 cm breit, ca. 35 cm lang
- 2-mal Mullbinde, eine davon feucht
- Papierbinde als Lagerungshilfe
- Hautschutz (Papier oder Strumpf) für den Unterarm und für den Daumen
- Wattebinde 6 oder 10 cm

- **Lagerung**

Der Patient sitzt auf einem höhenverstellbaren Hocker hinter dem Gipstisch. Der Arm wird ausgesteckt vor dem Patienten gelagert, die Handfläche nach oben. Die Hand wird mit einer Papierbinde so gelagert, dass eine Dorsalflexion von ca. 20° entsteht. Die Langfinger werden in Streckstellung gehalten. Je nach Art der Verletzung kann eine Ulnarflexion notwendig sein.

- **Technik**

Der Hautschutz wird am Unterarm und am Daumen faltenfrei angelegt. Für den Daumen wird Daumenloch geschnitten. Der Hautschutz für den Unterarm wird zuerst angelegt.

Im Anschluss wird der Hautschutz faltenfrei am Daumen angelegt. Bei der Verwendung eines Strumpfes wird der Daumenstrumpf ca. 5 cm eingeschnitten. Dieser Teil des Strumpfes wird am Daumengrundgelenk angelegt. Die Länge des Hautschutzes ist so zu wählen, dass er distal und proximal mindestens um 2–3 cm über das geplante Ende hinausreicht. Am proximalen Ende wird mit der Watte eine zweilagige Polsterung angelegt. In der Daumenfalte wird ein kleines Stück Watte als Polsterung eingelegt.

Die Longuette muss von der Daumenspitze bis zur Ellbogenfalte reichen. Die Longuette muss man in das vorbereitete saubere Tauchwasser (ca. 20–25°C) tauchen und leicht ausdrücken. Die nasse Longuette faltenfrei auf den Unterarm legen.

Am distalen und proximalen Ende wird die Longuette so zurechtgeschnitten, dass die Longuette genau von der Daumenspitze bis zwei Fingerbreiten vor der Ellbogenfalte reicht. Mit den Abschnitten wird ein Steg im Bereich des Handgelenks modelliert, um einen zusätzliche Abstützung und Versteifung zu erhalten.

---

**Fehler und Gefahren**
- Wird die Longuette im proximalen Bereich zu lange belassen, besteht die Gefahr, dass die Longuette im Ellbogenbereich Druckstellen erzeugt.
- Longuetten, die zu lange in der Hohlhand sind, schränken die Beugung der Finger ein.
- Das Fehlen des Hautschutzes kann zu Hautirritationen führen.
- Sind die Enden und erhabenen Stellen nicht mit einer Wattebinde gepolstert, kann es in diesem Bereich zu Druckstellen führen.
- Werden die Ränder der Longuette nicht aufgebogen, kann es zu Druckstellen in diesem Bereich kommen.
- Wird die feuchte Mullbinde nicht entfernt oder durchschnitten, verkürzt sich diese beim Austrocknen und schnürt die Hand ein. Dadurch kommt es zu Durchblutungs- und Sensibilitätsstörungen.
- Zu Durchblutungsstörungen und Sensibilitätsstörungen kann es auch kommen, wenn die trockene Mullbinde zu stark angezogen wurde.
- Eine Volarextension des Handgelenkes schränkt ebenfalls die Fingerbeweglichkeit ein.
- Eine falsche Handstellung kann zu Gelenkproblemen nach der Abnahme führen.

---

### 6.1.6    Palmare Unterarmschiene mit Daumenabstützung

■ **Diagnose**
- Verletzungen im Bereich von Daumen und Daumenballen
- Sehnenverletzungen
- Bandrupturen
- Weichteilverletzungen
- Frakturen im Daumenbereich

■ **Material**
Die Längen- und Breitenangaben sind dem jeweiligen Patienten anzupassen (◻ Abb. 6.21 und ◻ Abb. 6.22):
- Longuette 8-fach, 12 oder 15 cm breit, ca. 35 cm lang
- Longuette 4-fach (15 × 15 cm)
- 2-mal Mullbinde, eine davon feucht
- Papierbinde als Lagerungshilfe
- Hautschutz (Papier oder Strumpf) für den Unterarm und für den Daumen
- Wattebinde 6 oder 10 cm

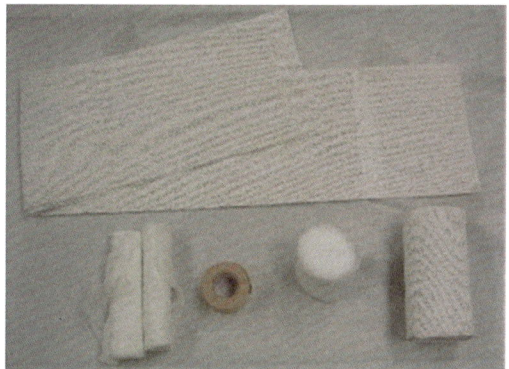

**Abb. 6.21** Material für die palmare Unterarmschiene mit Daumenabstützung

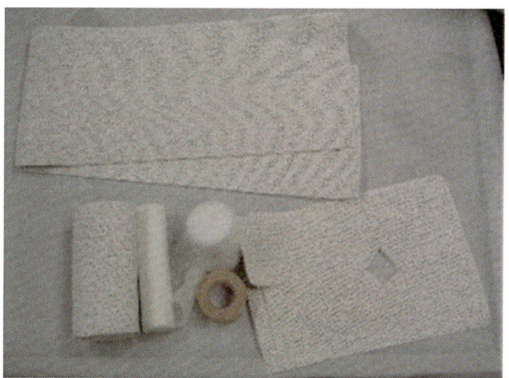

**Abb. 6.22** Weiteres Material für die palmare Unterarmschiene mit Daumenabstützung

**Lagerung**

Der Patient sitzt auf einem höhenverstellbaren Hocker hinter dem Gipstisch. Der Arm wird ausgesteckt vor dem Patienten gelagert. Die Handfläche zeigt nach oben. Die Hand wird mit einer Papierbinde so gelagert, dass eine Dorsalflexion von ca. 20° entsteht. Die Langfinger werden in Neutralstellung gehalten. Je nach Art der Verletzung kann eine Instrinsic-Plus-Stellung notwendig sein. Der Daumen wird in Neutralstellung gehalten.

**Technik**

Der Hautschutz wird am Unterarm und am Daumen faltenfrei angelegt. Für den Daumen wird Daumenloch geschnitten. Der Hautschutz für den Unterarm wird zuerst angelegt, erst im Anschluss wird der Hautschutz faltenfrei am Daumen angelegt. Bei der Verwendung eines Strumpfes wird der Daumenstrumpf ca. 5 cm eingeschnitten. Dieser Teil des Strumpfes wird am Daumengrundgelenk angelegt. Die Länge des Hautschutzes ist so zu wählen, dass er distal und proximal mindestens um 2–3 cm über das geplante Ende hinaus reicht. Am proximalen Ende wird mit der Watte eine zweilagige Polsterung angelegt. In der Daumenfalte wird ein kleines Stück Watte als Polsterung eingelegt.

Die erste Longuette muss von den Fingerspitzen bis zur Ellbogenfalte reichen. Die kleinere Longuette wird mit einem Y eingeschnitten. Die erste Longuette in das vorbereitete saubere Tauchwasser (ca. 20–25°C) tauchen und leicht ausdrücken, die nasse Longuette faltenfrei auf den

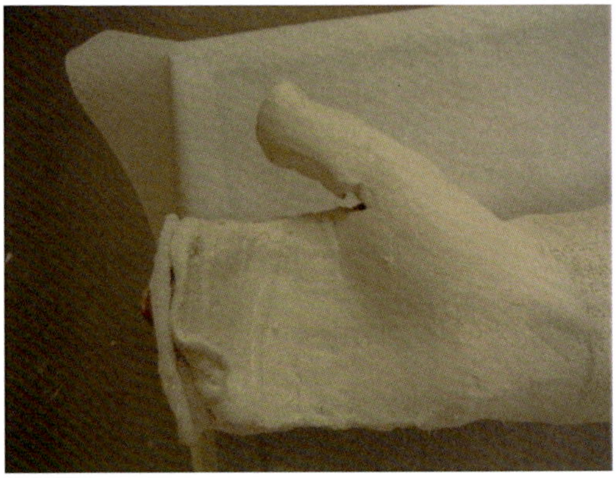

**◘ Abb. 6.23**    Palmare Unterarmschiene mit Daumenabstützung

Unterarm legen. Die zweite Longuette wird ebenfalls getaucht und leicht ausgedrückt. Diese Longuette wird so am Daumen angelegt, dass der Daumen komplett umschlossen ist. Jetzt werden die beiden nassen Longuetten miteinander verbunden.

Am distalen und proximalen Ende wird die Longuette so zurechtgeschnitten, dass die Longuette genau von der Daumenspitze bis zwei Fingerbreiten vor der Ellbogenfalte reicht. Mit den Abschnitten wird ein Steg im Bereich des Handgelenks und der Langfinger modelliert, um eine zusätzliche Abstützung und Versteifung zu erhalten (◘ Abb. 6.23).

---

**Fehler und Gefahren**
- Wird die Longuette im proximalen Bereich zu lange belassen, besteht die Gefahr, dass die Longuette im Ellbogenbereich Druckstellen erzeugt.
- Longuetten, die in der Hohlhand zu lange sind, schränken die Beugung der Finger ein.
- Das Fehlen des Hautschutzes kann zu Hautirritationen führen.
- Sind die Enden und erhabenen Stellen nicht mit einer Wattebinde gepolstert, kann es in diesem Bereich zu Druckstellen führen.
- Werden die Ränder der Longuette nicht aufgebogen, kann es zu Druckstellen in diesem Bereich kommen.
- Wird die feuchte Mullbinde nicht entfernt oder durchschnitten, verkürzt sich diese beim Austrocknen und schnürt die Hand ein. Dadurch kommt es zu Durchblutungs- und Sensibilitätsstörungen.
- Zu Durchblutungsstörungen und Sensibilitätsstörungen kann es auch kommen, wenn die trockene Mullbinde zu stark angezogen wurde.
- Eine Volarextension des Handgelenkes schränkt ebenfalls die Fingerbeweglichkeit ein.
- Eine falsche Handstellung kann zu Gelenkproblemen nach der Abnahme führen.

---

## 6.1.7    Dorsaler Unterarmgips, geschlossen

■ **Diagnose**

Die Diagnosen sind identisch mit den Diagnosen, die für alle Unterarmgipse bisher vorgestellt wurden. Diese geschlossene Gipsvariante wird nie am Unfalltag angelegt, sondern erst beim ersten Gipswechsel.

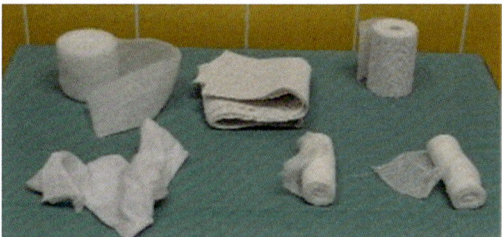

**Abb. 6.24** Material für den geschlossenen dorsalen Unterarmgips

Am Tag nach dem Unfall wird nach der erfolgten Zirkulations-, Sensibilisations- und Mobiltätsüberprüfung die angelegte Longuette mit einer Gipsbinde geschlossen. Wird der Gips zum ersten Mal gewechselt, kann dieser gleich als geschlossener Unterarmgips ausgeführt werden.

▪ **Material**

Die Längen- und Breitenangaben sind dem jeweiligen Patienten anzupassen (◘ Abb. 6.24):
— Longuette 8-fach, 12 oder 15 cm breit, ca. 35 cm lang; eventuell Longuette 4-fach, 12 cm breit, ca. 15 cm lang
— 2-mal Mullbinde, eine davon feucht
— Papierbinde als Lagerungshilfe
— Hautschutz (Papier oder Strumpf)
— Wattebinde 6 oder 10 cm
— 1 Gipsbinde 8 oder 10 cm breit, 3 m lang

▪ **Lagerung**

Der Patient sitzt auf einem höhenverstellbaren Hocker hinter einem ebenfalls höhenverstellbaren Gipshandtisch. Die verletzte Hand wird so auf dem Tisch gelagert, dass der Ellbogen in 90° gebeugt ist und der Unterarm vor dem Patienten liegt. Das Handgelenk wird in ca. 20° Ulnarabduktion und ca. 25° Dorsalflexion abgelegt. Um das Handgelenk zu unterstützen wird die Hand auf eine Papierbinde gelagert (◘ Abb. 6.25).

▪ **Technik**

Der Schlauchmull oder die Papierbinde als Hautschutz faltenfrei anlegen. Für den Daumen wird ein Daumenloch auf Höhe des Zeigefingers in den Schlauchmull geschnitten und der Daumen durchgeführt. Mit dieser Technik wird sichergestellt, dass sich auch in der Hohlhand ein Hautschutz befindet.

Am proximalen Ende die Wattierung zweilagig so anbringen, dass nach dem Umschlagen des Hautschutzes mindestens zwei Fingerbreiten Abstand zur Ellenbeugenfalte bestehen bleiben.

Die Longuette muss man nun in das vorbereitete saubere Tauchwasser (ca. 20–25°C) tauchen und leicht ausdrücken. Die nasse Longuette wird nun faltenfrei auf den Unterarm gelegt. Am distalen und proximalen Ende wird die Longuette so zurechtgeschnitten oder umgeschlagen, dass sie am distalen Ende bis zu den Fingerfalten reicht. Es ist darauf zu achten, dass die Longuette über den Grundgelenken gerade ausgeführt wird, um Druckstellen zu verhindern.

Am proximalen Ende wird sie so zugeschnitten oder umgeschlagen, dass zur Ellenbeuge ca. zwei Fingerbreiten frei bleiben. Die nasse Longuette wird mit der feuchten Mullbinde kurz anmodelliert. Die Gipsränder werden aufgebogen, um Druckstellen zu verhindern. Mit der trockenen

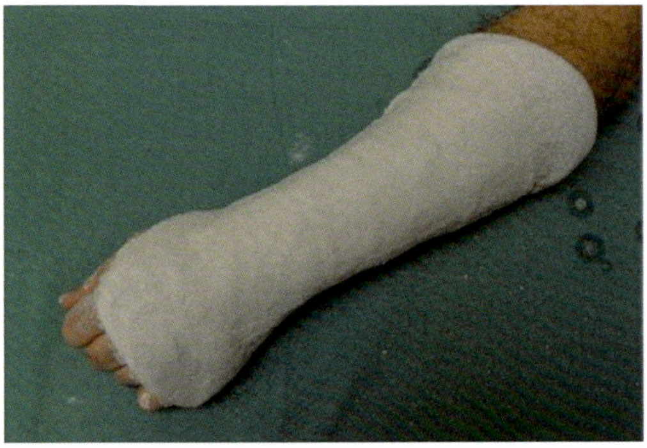

■ **Abb. 6.25**    Fertig angelegter Unterarmgips

Mullbinde wird die Hohlhandtour gewickelt – 3-mal durch die hohle Hand und der gesamte Verband mit der Gipsbinde fixiert.

Der Verband ist nach Prof. Dr. Böhler zu beschriften. Der Patient wird mit den Verhaltensregeln vertraut gemacht und zur Endkontrolle je nach Anforderung ins Röntgen oder zum Arzt weitergeleitet.

> **Fehler und Gefahren**
> — Wird die Longuette im proximalen Bereich zu lange belassen, besteht die Gefahr, dass die Longuette im Ellbogenbereich Druckstellen erzeugt.
> — Longuetten, die im distalen Bereich zu kurz sind, können zu Handrückenödemen führen.
> — Das Fehlen des Hautschutzes kann zu Hautirritationen führen.
> — Sind die Enden und erhabenen Stellen nicht mit einer Wattebinde gepolstert, kann es in diesem Bereich zu Druckstellen führen.
> — Werden die Ränder der Longuette nicht aufgebogen, kann es zu Druckstellen in diesem Bereich kommen.
> — Wird die feuchte Mullbinde nicht entfernt oder durchschnitten, verkürzt sich diese beim Austrocknen und schnürt die Hand ein. Dadurch kommt es zu Durchblutungs- und Sensibilitätsstörungen.
> — Zu Durchblutungsstörungen und Sensibilitätsstörungen kann es auch kommen, wenn die trockene Mullbinde zu stark angezogen wurde.
> — Wird die Longuette im Fingerbereich nicht gerade ausgeführt sondern „gewölbt" belassen, kann die Fingerbeweglichkeit eingeschränkt sein.
> — Eine Volarflexion des Handgelenkes schränkt ebenfalls die Fingerbeweglichkeit ein.
> — Eine falsche Handstellung kann zu Gelenkproblemen nach der Abnahme führen.
> — Wird die Gipsbinde über die Watte hinausgewickelt, härtet die Watte aus und es kann zu Wunden und Hautirritationen kommen.

## 6.1.8  Unterarmgips mit Fingerschiene (Böhler-Gips)

■ **Diagnose**
— Stabile Grund- und Mittelgliedfraktur
— Dislozierte Frakturen des Grund- oder Mittelgliedes der Langfinger

- Fraktur der Finger (Aitken I)
- Mittelhandfraktur

- **Material**

Die Längen- und Breitenangaben sind dem jeweiligen Patienten anzupassen:
- Longuette 8-fach, 12 oder 15 cm breit, ca. 35 cm lang
- 2-mal Mullbinde, eine davon feucht
- Papierbinde als Lagerungshilfe
- Hautschutz (Papier oder Strumpf)
- Wattebinde 6 oder 10 cm
- Fingerschiene
- 1 Gipsbinde (8 oder 10 cm breit, 3 m lang)

- **Lagerung**

Der Patient sitzt auf einem höhenverstellbaren Hocker hinter einem ebenfalls höhenverstellbaren Gipshandtisch. Die verletzte Hand wird so auf dem Tisch gelagert, dass der Ellbogen in 90° gebeugt ist und der Unterarm vor dem Patienten liegt. Das Handgelenk wird in ca. 20° Ulnarabduktion und ca. 25° Dorsalflexion abgelegt. Um das Handgelenk zu unterstützen, wird die Hand auf eine Papierbinde gelagert.

- **Technik**

Der Schlauchmull oder die Papierbinde muss als Hautschutz faltenfrei angelegt werden. Für den Daumen wird ein Daumenloch auf Höhe des Zeigefingers in den Schlauchmull geschnitten und der Daumen durchgeführt. Mit dieser Technik wird sichergestellt, dass sich auch in der Hohlhand ein Hautschutz befindet.

Am proximalen Ende muss man die Wattierung zweilagig so anbringen, dass nach dem Umschlagen des Hautschutzes mindestens zwei Fingerbreiten Abstand zur Ellenbeugenfalte bestehen bleiben.

Die Fingerschiene wird so vorgebogen, dass diese am distalen Ende bis zur Fingerkuppe reicht und der zu behandelnde Finger gut aufliegt. Der erste Knick wird so geformt, dass sich der Knick genau in der Beugefalte der Hohlhand befindet. Der zweite Knick wird so gebogen, dass sich das Handgelenk in einer Dorsalflexion von ca. 20° befindet. Es ist unbedingt auf die Rotation der Mittelhandknochen zu achten. Die Fingerschiene muss immer in Richtung Kahnbein zeigen!

Die Fingerschiene wird nun angelegt und mit der Mullbinde oder einer Papierbinde fixiert, und der oder die Finger werden mit zwei Leukoplaststreifen an der Fingerschiene befestigt.

Jetzt wird die Longuette in das vorbereitete saubere Tauchwasser (ca. 20–25°C) getaucht und leicht ausgedrückt. Die nasse Longuette faltenfrei auf den Unterarm legen. Am distalen und proximalen Ende wird die Longuette so zurechtgeschnitten oder umgeschlagen, dass sie am distalen Ende bis zu den Fingerfalten reicht. Es ist darauf zu achten, dass die Longuette über den Grundgelenken gerade ausgeführt wird um Druckstellen zu verhindern.

Am proximalen Ende wird sie so zugeschnitten oder umgeschlagen, dass zur Ellenbeuge ca. zwei Fingerbreiten frei bleiben. Die nasse Longuette wird mit der feuchten Mullbinde kurz anmodelliert. Die Gipsränder werden aufgebogen, um Druckstellen zu verhindern. Mit der trockenen Mullbinde wird die Hohlhandtour gewickelt – 3-mal durch die hohle Hand. Der gesamte Verband wird mit der Gipsbinde fixiert.

Der Verband ist nach Prof. Dr. Böhler zu beschriften. Der Patient wird mit den Verhaltensregeln vertraut gemacht und zur Endkontrolle je nach Anforderung ins Röntgen oder zum Arzt
weitergeleitet.

Der Patient wird für den nächsten Tag zur Zirkulationskontrolle und zum Gipsschluss
wiederbestellt.

---

**Fehler und Gefahren**

- Wird die Longuette im proximalen Bereich zu lange belassen, besteht die Gefahr, dass
  die Longuette im Ellbogenbereich Druckstellen erzeugt.
- Longuetten, die im distalen Bereich zu kurz sind, können zu Handrückenödemen führen.
- Das Fehlen des Hautschutzes kann zu Hautirritationen führen.
- Sind die Enden und erhabenen Stellen nicht mit einer Wattebinde gepolstert, kann es in
  diesem Bereich zu Druckstellen führen.
- Werden die Ränder der Longuette nicht aufgebogen, kann es zu Druckstellen in diesem
  Bereich kommen.
- Wird die feuchte Mullbinde nicht entfernt oder durchschnitten, verkürzt sich diese beim
  Austrocknen und schnürt die Hand ein. Dadurch kommt es zu Durchblutungs- und
  Sensibilitätsstörungen.
- Zu Durchblutungsstörungen und Sensibilitätsstörungen kann es auch kommen, wenn
  die trockene Mullbinde zu stark angezogen wurde.
- Wird die Longuette im Fingerbereich nicht gerade ausgeführt, sondern „gewölbt"
  belassen, kann die Fingerbeweglichkeit eingeschränkt sein.
- Eine Volarflexion des Handgelenks schränkt ebenfalls die Fingerbeweglichkeit ein.
- Eine falsche Handstellung kann zu Gelenkproblemen nach der Abnahme führen.
- Wird die Gipsbinde über die Watte hinausgewickelt, härtet die Watte aus und es kann zu
  Wunden und Hautirritationen kommen.
- Bei falsch gebogenen Fingerschienen kann es zu Druckstellen kommen (◘ Abb. 6.28).
- Durch eine falsch gebogene Fingerschiene oder einer gebrochenen Fingerschiene kann
  es zu Fehlstellungen der Fraktur kommen (◘ Abb. 6.26 und ◘ Abb. 6.27).
- Bei bekannter Pflasterallergie muss ein spezielles Pflaster verwendet werden.
- Es besteht die Gefahr einer Hautirritation zwischen zwei Fingern, wenn diese
  gemeinsam auf der Fingerschiene fixiert werden.
- Auch besteht die Gefahr einer Hautirritation unter dem Pflaster.

---

### 6.1.9   Unterarmgips mit Fingereinschluss

- **Diagnose**
- Stabile Grund- und Mittelgliedfraktur
- Dislozierte Frakturen des Grund- oder Mittelgliedes der Langfinger
- Fraktur der Finger (Aitken I)
- Mittelhandfraktur

- **Material**
Die Längen- und Breitenangaben sind dem jeweiligen Patienten anzupassen (◘ Abb. 6.29):
- Longuette 8-fach, 12 oder 15 cm breit, ca. 35 cm lang

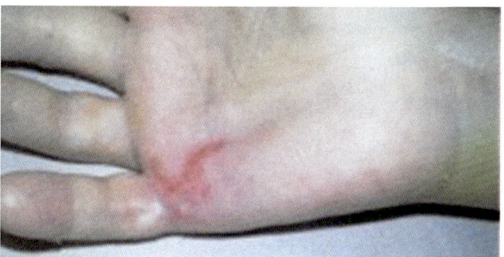

**Abb. 6.26** Druckstellen durch die Fingerschiene

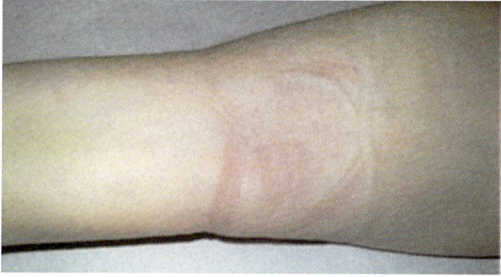

**Abb. 6.27** Druckstellen am Unterarm durch die Fingerschiene

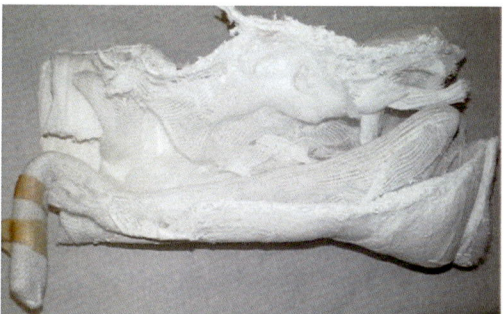

**Abb. 6.28** Drückender Gipsverband

- Longuette 4-fach, 12 cm breit, ca. 10 cm lang
- 2-mal Mullbinde, eine davon feucht
- Papierbinde als Lagerungshilfe
- Hautschutz (Papier oder Strumpf)
- Wattebinde 6 oder 10 cm
- 1 Gipsbinde (8 oder 10 cm breit, 3 m lang)

■ **Lagerung**

Der Patient sitzt auf einem höhenverstellbaren Hocker hinter einem ebenfalls höhenverstellbaren Gipshandtisch. Die verletzte Hand wird so auf dem Tisch gelagert, dass der Ellbogen in 90° gebeugt ist und der Unterarm vor dem Patienten liegt. Das Handgelenk wird in ca. 20°

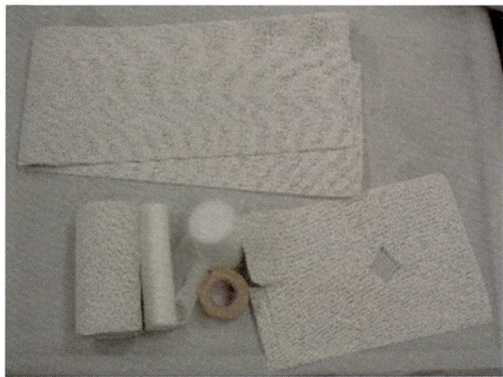

**Abb. 6.29**    Material für den Unterarmgips mit Fingereinschluss

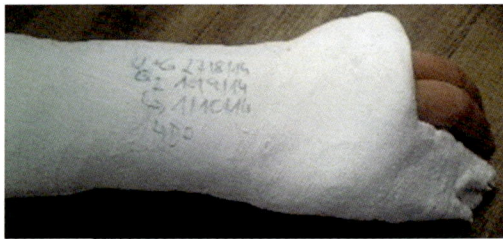

**Abb. 6.30**    Unterarmgips mit Fingereinschluss

Ulnarabduktion und ca. 25° Dorsalflexion abgelegt. Um das Handgelenk zu unterstützen, wird die Hand auf eine Papierbinde gelagert.

■ **Technik**

Der Schlauchmull oder die Papierbinde als Hautschutz faltenfrei anlegen. Für den Daumen wird ein Daumenloch auf Höhe des Zeigefingers in den Schlauchmull geschnitten und der Daumen durchgeführt (■ Abb. 6.30). Mit dieser Technik wird sichergestellt, dass sich auch in der Hohlhand ein Hautschutz befindet.

Am proximalen Ende die Wattierung zweilagig so anbringen, dass nach dem Umschlagen des Hautschutzes mindestens zwei Fingerbreiten Abstand zur Ellenbeugenfalte bestehen bleiben.

Der frakturierte Finger und der benachbarte Finger werden ebenfalls mit einem Hautschutz versorgt. Zwischen den beiden Fingern muss ein Tupfer oder Filzstreifen eingelegt werden, damit es durch Schweiß zu keiner Mazeration der Haut kommen kann.

Jetzt wird die große Longuette in das vorbereitete saubere Tauchwasser (ca. 20–25°C) getaucht und leicht ausgedrückt. Die nasse Longuette muss man nun faltenfrei auf den Unterarm legen. Am distalen Ende wird die Longuette so zurechtgeschnitten oder umgeschlagen, dass sie am distalen Ende bis zu den Fingerfalten reicht. Es ist darauf zu achten, dass die Longuette über den Grundgelenken gerade ausgeführt wird, um Druckstellen zu verhindern.

Die kleine Longuette wird Y-förmig zugeschnitten und in das Tauchwasser getaucht und ausgedrückt. Sie wird so angelegt, dass die Finger umschlossen werden. Bei der Erstversorgung wird die Longuette gespalten ausgeführt, bei Gipswechsel wird die Longuette als geschlossener Verband ausgeführt. Die Finger werden in die vorgesehene Stellung gebracht und mit dem Gips so lange gehalten, bis der Gips aushärtet.

Am proximalen Ende wird sie so zugeschnitten oder umgeschlagen, dass zur Ellenbeuge ca. zwei Fingerbreiten frei bleiben. Die nasse Longuette wird mit der feuchten Mullbinde kurz anmodelliert. Die Gipsränder werden aufgebogen, um Druckstellen zu verhindern. Mit der trockenen Mullbinde wird die Hohlhandtour gewickelt – 3-mal durch die hohle Hand. Der gesamte Verband mit der Gipsbinde fixiert.

Der Verband ist nach Prof. Dr. Böhler zu beschriften. Der Patient wird mit den Verhaltensregeln vertraut gemacht und zur Endkontrolle je nach Anforderung ins Röntgen oder zum Arzt weitergeleitet. Der Patient wird für den nächsten Tag zur Zirkulationskontrolle und zum Gipsschluss wiederbestellt.

---

**Fehler und Gefahren**

- Wird die Longuette im proximalen Bereich zu lange belassen, besteht die Gefahr, dass die Longuette im Ellbogenbereich Druckstellen erzeugt.
- Longuetten, die im distalen Bereich zu kurz sind, können zu Handrückenödemen führen.
- Das Fehlen des Hautschutzes kann zu Hautirritationen führen.
- Sind die Enden und erhabenen Stellen nicht mit einer Wattebinde gepolstert, kann es in diesem Bereich zu Druckstellen führen.
- Werden die Ränder der Longuette nicht aufgebogen, kann es zu Druckstellen in diesem Bereich kommen.
- Wird die feuchte Mullbinde nicht entfernt oder durchschnitten, verkürzt sich diese beim Austrocknen und schnürt die Hand ein. Dadurch kommt es zu Durchblutungs- und Sensibilitätsstörungen.
- Zu Durchblutungsstörungen und Sensibilitätsstörungen kann es auch kommen, wenn die trockene Mullbinde zu stark angezogen wurde.
- Wird die Longuette im Fingerbereich nicht gerade ausgeführt, sondern „gewölbt" belassen, kann die Fingerbeweglichkeit eingeschränkt sein.
- Eine Volarflexion des Handgelenkes schränkt ebenfalls die Fingerbeweglichkeit ein.
- Eine falsche Handstellung kann zu Gelenkproblemen nach der Abnahme führen.
- Wird die Gipsbinde über die Watte hinausgewickelt, härtet die Watte aus und es kann zu Wunden und Hautirritationen kommen.
- Durch eine falsche Fingerstellung kann es zu Fehlstellungen der Fraktur kommen.
- Wird der Tupfer zwischen den Fingern vergessen, kann es zu Hautmazerationen kommen.

---

## 6.1.10 Kahnbeingips

- **Diagnose**
- Fraktur des Kahnbeins
- Fraktur des 1. Mittelhandknochen
- Bennett-Fraktur

- **Material**

Die Längen- und Breitenangaben sind dem jeweiligen Patienten anzupassen:
- Longuette 8-fach, 12 oder 15 cm breit, ca. 10 cm lang
- Longuette 4-fach, 12 cm breit, ca. 10 cm lang

- 2-mal Mullbinde, eine davon feucht
- Papierbinde als Lagerungshilfe
- Hautschutz (Papier oder Strumpf)
- Wattebinde 6 oder 10 cm
- 1 Gipsbinde 8 oder 10 cm breit, 3 m lang (vgl. Abb. 6.22)

### ■ Lagerung

Der Patient sitzt auf einem höhenverstellbaren Hocker hinter einem ebenfalls höhenverstellbaren Gipshandtisch. Die verletzte Hand wird so auf dem Tisch gelagert, dass der Ellbogen in 90° gebeugt ist und der Unterarm vor dem Patienten liegt. Das Handgelenk wird in ca. 20° Ulnarabduktion und ca. 25° Dorsalflexion abgelegt. Um das Handgelenk zu unterstützen, wird die Hand auf eine Papierbinde gelagert.

### ■ Technik

Der Schlauchmull oder die Papierbinde muss als Hautschutz faltenfrei angelegt werden. Für den Daumen wird ein Daumenloch auf Höhe des Zeigefingers in den Schlauchmull geschnitten und der Daumen durchgeführt. Mit dieser Technik wird sichergestellt, dass sich auch in der Hohlhand ein Hautschutz befindet.

Am proximalen Ende, direkt im Handgelenk, muss man die Wattierung zweilagig so anbringen, dass nach dem Umschlagen des Hautschutzes mindestens zwei Fingerbreit Abstand zur Ellenbeugenfalte bestehen bleibt.

Der Daumen wird ebenfalls mit einem Hautschutz versorgt. Jetzt wird die doppelte Longuette in das vorbereitete saubere Tauchwasser (ca. 20–25°C) tauchen und leicht ausgedrückt. Die nasse Longuette sollte man nun faltenfrei auf den Handrücken legen. Am distalen Ende wird die Longuette so zurechtgeschnitten oder umgeschlagen, dass sie bis zu den Fingerfalten reicht. Es ist darauf zu achten, dass die Longuette über den Grundgelenken gerade ausgeführt wird, um Druckstellen zu verhindern. Am proximalen Ende endet die Longuette zwei Fingerbreit vor der Ellenbeugenfalte.

Die kleine Longuette wird Y-förmig zugeschnitten und in das Tauchwasser getaucht und ausgedrückt. Sie wird so angelegt, dass der Daumen umschlossen wird (◘ Abb. 6.31). Bei der Erstversorgung wird die Longuette gespalten ausgeführt, bei Gipswechsel wird die Longuette als geschlossener Verband ausgeführt. Der Daumen wird in die vorgesehene Stellung gebracht und mit dem Gips so lange gehalten, bis der Gips aushärtet.

Die nasse Longuette wird mit der feuchten Mullbinde kurz anmodelliert. Die Gipsränder werden aufgebogen, um Druckstellen zu verhindern, und der gesamte Verband mit der Gipsbinde fixiert. Der Verband ist nach Prof. Dr. Böhler zu beschriften. Der Patient wird mit den Verhaltensregeln vertraut gemacht und zur Endkontrolle je nach Anforderung ins Röntgen oder zum Arzt weitergeleitet. Der Patient wird für den nächsten Tag zur Zirkulationskontrolle und zum Gipsschluss wiederbestellt.

**Fehler und Gefahren**
- Wird die Longuette im proximalen Bereich zu lange belassen, besteht die Gefahr, dass die Longuette im Ellbogenbereich Druckstellen erzeugt.
- Longuetten, die im distalen Bereich zu kurz ist, können zu Handrückenödemen führen.
- Das Fehlen des Hautschutzes kann zu Hautirritationen führen.
- Sind die Enden und erhabenen Stellen nicht mit einer Wattebinde gepolstert, kann es in diesem Bereich zu Druckstellen führen.

- Werden die Ränder der Longuette nicht aufgebogen, kann es zu Druckstellen in diesem Bereich kommen.
- Wird die feuchte Mullbinde nicht entfernt oder durchschnitten, verkürzt sich diese beim Austrocknen und schnürt die Hand ein. Dadurch kommt es zu Durchblutungs- und Sensibilitätsstörungen.
- Zu Durchblutungsstörungen und Sensibilitätsstörungen kann es auch kommen, wenn die trockene Mullbinde zu stark angezogen wurde.
- Wird die Longuette im Fingerbereich nicht gerade ausgeführt sondern „gewölbt" belassen, kann die Fingerbeweglichkeit eingeschränkt sein.
- Eine Volarflexion des Handgelenkes schränkt ebenfalls die Fingerbeweglichkeit ein.
- Eine falsche Handstellung kann zu Gelenkproblemen nach der Abnahme führen.
- Wird die Gipsbinde über die Watte hinausgewickelt, härtet die Watte aus und es kann zu Wunden und Hautirritationen kommen.
- Durch eine falsche Fingerstellung kann es zu Fehlstellungen der Fraktur kommen.

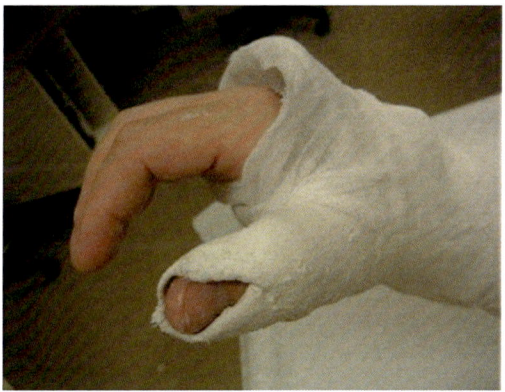

◘ **Abb. 6.31** Kahnbeingips

## 6.1.11 **St. Moritz-Gipsverband**

- **Diagnose**
- Daumenseitenbandverletzungen
- Als Ruhigstellung nach Operationen (◘ Abb. 6.32)

- **Material**

Die Längen- und Breitenangaben sind dem jeweiligen Patienten anzupassen:
- Longuette 8-fach, 12 cm breit, ca. 10 cm lang
- Longuette 4-fach, 12 cm breit, ca. 12 cm lang
- 1 feuchte Mullbinde
- Hautschutz (Papier oder Strumpf)
- Wattebinde 6 cm
- 1 Gipsbinde 8 cm, 3 m lang

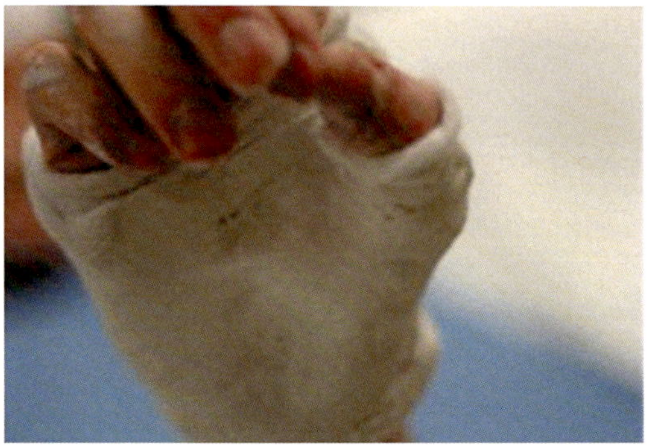

**◘ Abb. 6.32**   St. Moritz-Gipsverband

**▪ Lagerung**

Der Patient sitzt auf einem höhenverstellbaren Hocker hinter einem ebenfalls höhenverstellbaren Gipshandtisch. Die verletzte Hand wird so auf dem Tisch gelagert, dass der Ellbogen in 90° gebeugt ist und der Unterarm vor dem Patienten liegt. Das Handgelenk wird in ca. 20° Ulnarabduktion und ca. 25° Dorsalflexion abgelegt. Um das Handgelenk zu unterstützen, wird die Hand auf eine Papierbinde gelagert.

**▪ Technik**

Der Schlauchmull oder die Papierbinde als Hautschutz faltenfrei anlegen. Für den Daumen wird ein Daumenloch auf Höhe des Zeigefingers in den Schlauchmull geschnitten und der Daumen durchgeführt. Mit dieser Technik wird sichergestellt, dass sich auch in der Hohlhand ein Hautschutz befindet.

Am proximalen Ende ist die Wattierung zweilagig so anzubringen, dass nach dem Umschlagen des Hautschutzes die Beweglichkeit des Handgelenks bestehen bleibt. Jetzt wird die Longuette in das vorbereitete saubere Tauchwasser (ca. 20–25°C) getaucht und leicht ausgedrückt. Die nasse Longuette muss nun faltenfrei auf den Handrücken gelegt werden. Am distalen Ende wird die Longuette so zurechtgeschnitten oder umgeschlagen, dass sie am distalen Ende bis zu den Fingerfalten reicht. Es ist darauf zu achten, dass die Longuette über den Grundgelenken gerade ausgeführt wird, um Druckstellen zu verhindern.

Die kleine Longuette wird Y-förmig zugeschnitten und in das Tauchwasser getaucht und ausgedrückt. Sie wird so angelegt, dass der Daumen umschlossen wird. Bei der Erstversorgung wird die Longuette gespalten ausgeführt, bei Gipswechsel wird die Longuette als geschlossener Verband ausgeführt. Der Gipsverband endet unterhalb des Daumenendgliedes. Das Endglied bleibt voll beweglich.

Der Daumen wird in die vorgesehene Stellung gebracht und mit dem Gips so lange gehalten, bis der Gips aushärtet. Beim St. Moritz-Gips wird zwischen Daumen und Zeigefinger ein Ring gebildet.

Am proximalen Ende wird die Longuette so zugeschnitten oder umgeschlagen, dass sich das Handgelenk gerade noch frei bewegen lässt. Die nasse Longuette wird mit der feuchten Mullbinde kurz anmodelliert. Die Gipsränder werden aufgebogen, um Druckstellen zu verhindern. Der gesamte Verband wird mit der Gipsbinde fixiert.

Der Verband ist nach Prof. Dr. Böhler zu beschriften. Der Patient wird mit den Verhaltensregeln vertraut gemacht und zur Endkontrolle je nach Anforderung ins Röntgen oder zum Arzt weitergeleitet. Der Patient wird für den nächsten Tag zur Zirkulationskontrolle und zum Gips-schluss wiederbestellt.

---

**Fehler und Gefahren**

- Wird die Longuette im proximalen Bereich zu lange belassen, besteht die Gefahr, dass die Longuette im Handgelenksbereich Druckstellen erzeugt.
- Longuetten, die im distalen Bereich zu kurz sind, können zu Handrückenödemen führen.
- Das Fehlen des Hautschutzes kann zu Hautirritationen führen.
- Sind die Enden und erhabenen Stellen nicht mit einer Wattebinde gepolstert, kann es in diesem Bereich zu Druckstellen führen.
- Werden die Ränder der Longuette nicht aufgebogen, kann es zu Druckstellen in diesem Bereich kommen.
- Wird die feuchte Mullbinde nicht entfernt oder durchschnitten, verkürzt sich diese beim Austrocknen und schnürt die Hand ein. Dadurch kommt es zu Durchblutungs- und Sensibilitätsstörungen.
- Zu Durchblutungsstörungen und Sensibilitätsstörungen kann es auch kommen, wenn die trockene Mullbinde zu stark angezogen wurde.
- Wird die Longuette im Fingerbereich nicht gerade ausgeführt, sondern „gewölbt" belassen, kann die Fingerbeweglichkeit eingeschränkt sein.
- Eine falsche Handstellung kann zu Gelenkproblemen nach der Abnahme führen.
- Wird die Gipsbinde über die Watte hinausgewickelt, härtet die Watte aus und es kann zu Wunden und Hautirritationen kommen.

---

## 6.1.12 Fingerhülse

■ **Diagnose**
- Bandverletzungen
- Frakturen der Langfinger

■ **Material**

Die Längen- und Breitenangaben sind dem jeweiligen Patienten anzupassen (◘ Abb. 6.33):
- Schlauchmull oder Köpperband – mindestens fünf Fingerlängen
- Longuette 4-fach, 10 cm breit, ca. 10 cm lang

■ **Lagerung**

Der Patient sitzt auf einem höhenverstellbaren Hocker hinter einem ebenfalls höhenverstellbaren Gipshandtisch. Die Hand mit dem verletzten Finger wird auf dem Tisch gelagert. Der Unterarm wird am Ellbogen aufgestellt, die Finger sind gespreizt. Der verletzte Finger schaut Richtung Patient.

■ **Technik**

Über den verletzten Finger wird der Schlauchmull faltenfrei als Hautschutz gestülpt. Der Schlauchmull muss mindestens 5-mal so lang sein wie der verletzte Finger. Die Longuette wird um den Finger gewickelt und der Schlauchmull über die Gipslonguette gestülpt. Der Rest wird bis zum Fingergrundgelenk gespalten und als Fixierband um das Handgelenk geführt und verknotet.

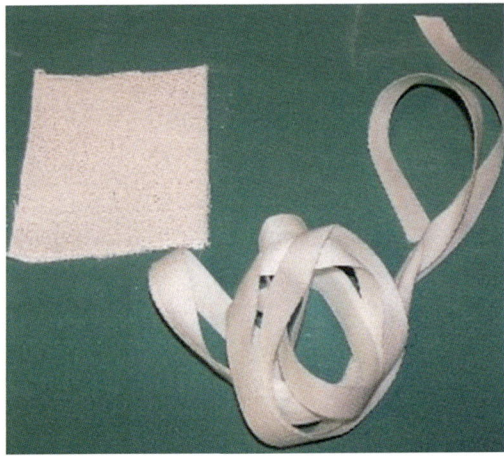

◘ **Abb. 6.33**    Material für Fingerhülse

> **Fehler und Gefahren**
> ▬ Das Fehlen des Hautschutzes kann zu Hautirritationen führen.
> ▬ Es kann zu Durchblutungsstörungen und Sensibilitätsstörungen kommen.
> ▬ Eine falsche Fingerstellung kann zu Gelenkproblemen nach der Abnahme führen.
> ▬ Wird der Gips nicht mit dem Band fixiert, kann der Verband verloren gehen.

### 6.1.13 Dorsale Oberarmschiene

■ **Diagnose**
▬ Bursitis des Ellbogens
▬ Bandverletzungen im Bereich des Ellbogens
▬ Weichteilverletzungen im Bereich des Ellbogens
▬ Infektionen

■ **Material**
Die Längen- und Breitenangaben sind dem jeweiligen Patienten anzupassen (◘ Abb. 6.34):
▬ Longuette 8-fach, 15 cm breit, ca. 60 cm lang
▬ Longuette 4-fach, 12 cm breit, ca. 20 cm lang
▬ 2 Mullbinden (feucht)
▬ Papierbinde als Lagerungshilfe
▬ Hautschutz (Papier oder Strumpf)
▬ Wattebinde 10 cm

■ **Lagerung**
Es gibt zwei Möglichkeiten der Lagerung: entweder sitzend oder liegend.

**Sitzend**    Der Patient sitzt auf einem höhenverstellbaren Hocker hinter einem ebenfalls höhenverstellbaren Gipshandtisch. Der Handtisch ist so eingestellt, dass der Unterarm etwa auf Brusthöhe

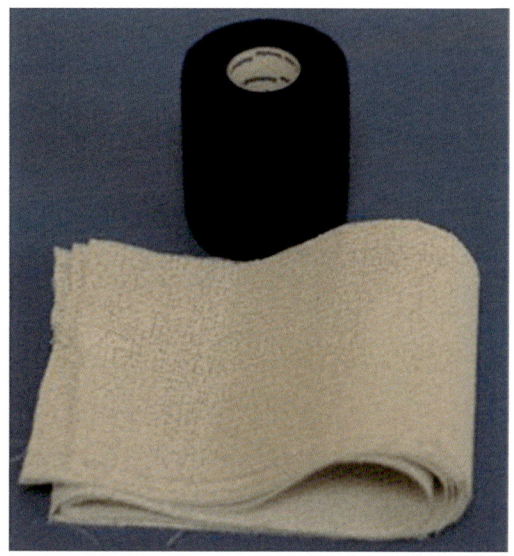

◼ **Abb. 6.34**    Material für die dorsale Oberarmschiene

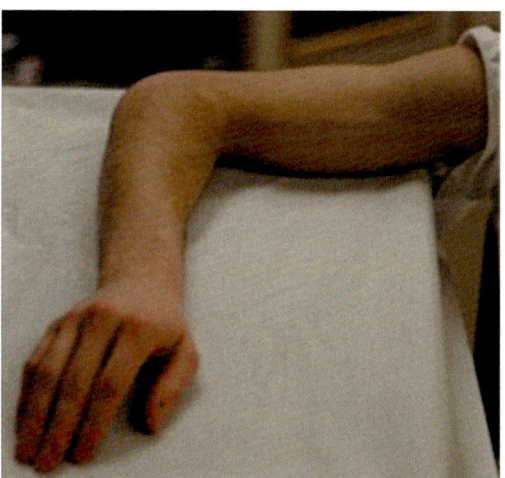

◼ **Abb. 6.35**    Dorsale Oberarmschiene: Sitzende Lagerung

vor dem Patienten zu liegen kommt. Die Hand wird auf der Papierbinde gelagert. Der Ellbogen wird in 90° gebeugt und der Oberarm in 90° zum Oberkörper gelagert (◼ Abb. 6.35).

**Liegend**    Der Patient wird im Bett oder auf der Patientenliege bequem gelagert. Der Oberarm wird in Neutralstellung mit 90°-Ellbogenbeugung direkt vor dem Körper des Patienten so gelagert, dass der gesamte Arm erreichbar ist.

◼ **Technik**

Den Schlauchmull mit Daumenloch muss man bis zur Schulter faltenfrei anlegen. Dann sollte man proximal mit der Polsterwatte zirkuläre Wattierung anlegen. Sind im Handgelenksbereich

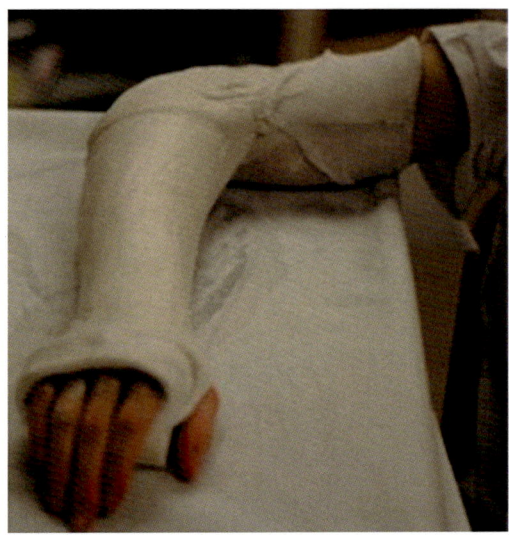

**Abb. 6.36**    Dorsale Oberarmschiene

druckgefährdete Stellen, werden auch diese mit einer zirkulären Tour wattiert. Je nach Verletzung wird auch im Bereich des Olecranon und des N. ulnaris gepolstert.

Jetzt wird die Longuette in das vorbereitete saubere Tauchwasser (ca. 20–25°C) getaucht und leicht ausgedrückt. Die nasse Longuette sollte man nun faltenfrei auf den Arm legen. Am distalen Ende wird die Longuette so zurechtgeschnitten oder umgeschlagen, dass sie bis zu den Fingerfalten reicht. Es ist darauf zu achten, dass die Longuette über den Grundgelenken gerade ausgeführt wird, um Druckstellen zu verhindern. Am proximalen Ende wird die Longuette auf Höhe des Oberarmkopfes halbrund zugeschnitten.

Die Longuette wird im Ellbogenbereich in einem Winkel von 90° umgeschlagen. Die kurze Longuette wird als Unterstützung im Ellbogenbereich angelegt. Die gesamte Longuette wird mit der feuchten Mullbinde angewickelt und der Arm bis zum vollständigen Aushärten ruhig gelagert (◘ Abb. 6.36).

Nach dem Trocknen wird die feuchte Mullbinde entfernt oder bis auf den letzten Faden durchtrennt, die Ränder der Longuette werden gebrochen und die trockene Longuette mit einer halbelastischen oder elastischen Binde angewickelt.

Der Verband ist nach Prof. Dr. Böhler zu beschriften. Der Patient wird mit den Verhaltensregeln vertraut gemacht und zur Endkontrolle je nach Anforderung ins Röntgen oder zum Arzt weitergeleitet. Der Patient wird für den nächsten Tag zur Zirkulationskontrolle wiederbestellt.

> **Fehler und Gefahren**
> - Wird die Longuette im proximalen Bereich zu lange belassen, besteht die Gefahr, dass die Longuette Druckstellen erzeugt.
> - Longuetten, die im distalen Bereich zu kurz ist, können zu Handrückenödemen führen.
> - Das Fehlen des Hautschutzes kann zu Hautirritationen führen.
> - Sind die Enden und erhabenen Stellen nicht mit einer Wattebinde gepolstert, kann es in diesem Bereich zu Druckstellen führen.
> - Werden die Ränder der Longuette nicht aufgebogen, kann es zu Druckstellen in diesem Bereich kommen.

- Wird die feuchte Mullbinde nicht entfernt oder durchschnitten, verkürzt sich diese beim Austrocknen und schnürt die Hand ein. Dadurch kommt es zu Durchblutungs- und Sensibilitätsstörungen.
- Zu Durchblutungsstörungen und Sensibilitätsstörungen kann es auch kommen, wenn die trockene Mullbinde zu stark angezogen wurde.
- Wird die Longuette im Fingerbereich nicht gerade ausgeführt, sondern „gewölbt" belassen, kann die Fingerbeweglichkeit eingeschränkt sein.
- Eine falsche Handstellung kann zu Gelenkproblemen nach der Abnahme führen.

## 6.1.14 **Oberarmspaltgipsverband**

- **Diagnose**
- Konservative Unterarmfraktur
- Instabile, ellbogennahe Frakturen
- Distale Radiusfraktur mit Gelenksbeteiligung
- Stabile Unterarmschaftfrakturen
- Radiusköpfchenfraktur
- Distale Oberarmfrakturen
- Ellbogenluxationen
- Zur Wundheilung
- Prä- und postoperative Ruhigstellung

- **Material**

Die Längen- und Breitenangaben sind dem jeweiligen Patienten anzupassen (◘ Abb. 6.37):
- Longuette 8-fach, 15 cm breit, ca. 60 cm lang
- 2 Mullbinden, eine feucht
- Hautschutz (Papier oder Schlauchmull)
- Wattebinde 10 cm
- 2 Gipsbinde (12 cm × 3 m)
- Halbelastische Binde
- Spaltschlauch
- Galgen
- Mädchenfänger
- Gewicht
- Breiter Schlauchverband oder Gewichtgurt

- **Lagerung**

Der Oberarmspaltgips wird ausschließlich im Liegen angelegt. Der Patient wird auf der Patientenliege so gelagert, dass die Schulter der verletzten Hand über den Polsterrand hinausragt. Bei einigen Liegen lässt sich der Schulterteil abklappen. Der Galgen wird so aufgestellt, dass sich im Schultergelenk ein Winkel von 90° bildet.

Für die Befestigung des Arms werden die Mädchenfänger immer am ersten, zweiten und vierten Finger befestigt. Zur Sicherung werden die Mädchenfänger mit einem Köpperband fixiert.

Je nach Verletzung wird der Ellbogen in 90° oder 115° gelagert. Die Position wird durch den Abstand des Galgens zur Liege und der Höhe des Galgens eingestellt (◘ Abb. 6.38, ◘ Abb. 6.39 und ◘ Abb. 6.41). Zudem wird durch die Diagnose eine Neutralstellung oder eine Supinationsstellung vorgegeben.

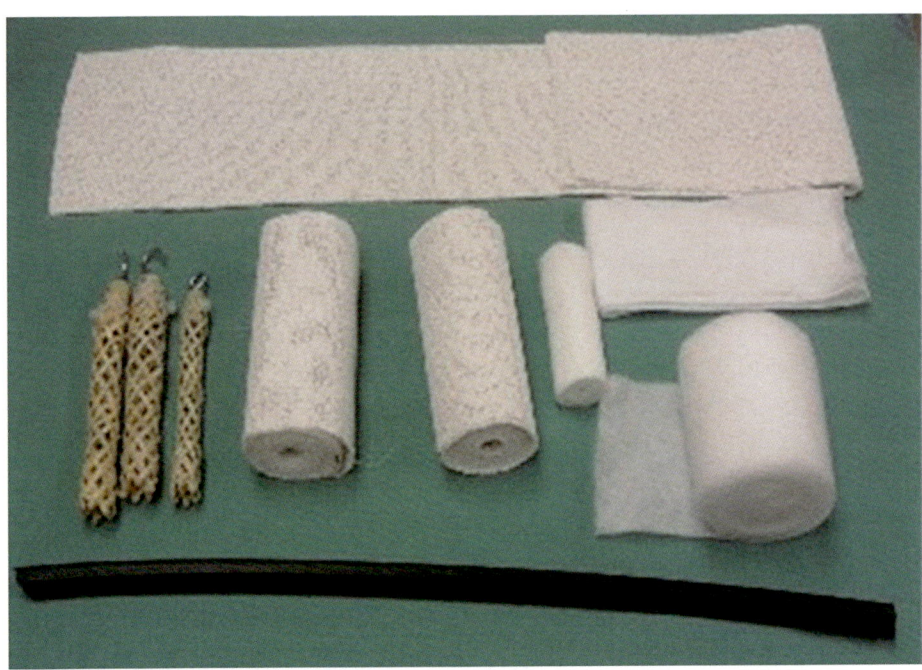

■ **Abb. 6.37**    Material für den Oberarmspaltgipsverband

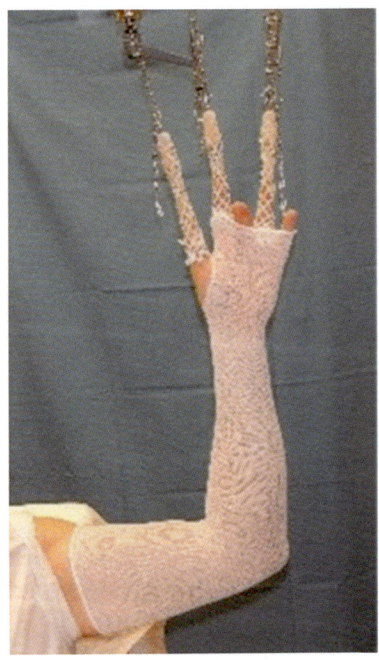

■ **Abb. 6.38**    Oberarmspaltgips in 90°-Lagerung mit Galgen

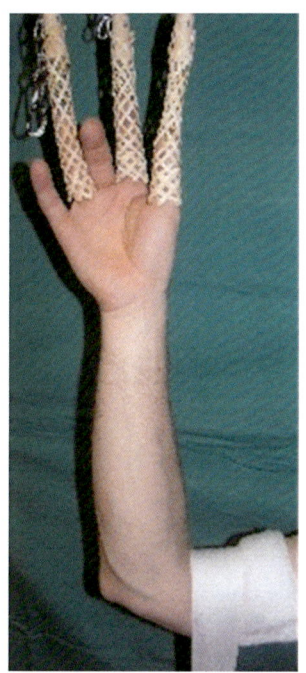

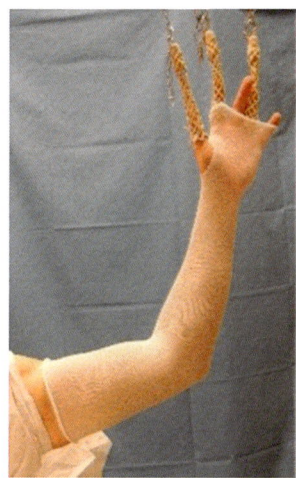

**Abb. 6.39** Oberarmspaltgips in 115°-Lagerung mit Galgen

**Abb. 6.40** Oberarmspaltgips mit angelegtem Gewicht

Ist für die Reposition einer Verletzung ein Gewicht erforderlich, wird dieses mit dem Schlauchverband oder dem Gewichtgurt befestigt (■ Abb. 6.40). Der Patient, der so gelagert ist, darf auf keinen Fall alleine im Gipszimmer gelassen werden.

■ **Technik**

Nach der Lagerung wird der Spaltschlauch am Unterarm volarseitig und am Oberarm medialseitig angelegt. Der Spaltschlauch wird mit dem Hautschutz (Papier oder Schlauchverband) fixiert. Der Hautschutz muss faltenfrei angelegt werden.

Am proximalen Ende wird mit der Watte zirkulär eine Polsterung angelegt. Sollte der Ellbogen unverletzt sein, wird dieser ebenfalls gepolstert. Ist das Handgelenk unverletzt, wird dieses gepolstert.

Die Longuette wird in das vorbereitete saubere Tauchwasser (ca. 20–25°C) getaucht und leicht ausgedrückt. Die nasse Longuette muss nun faltenfrei auf den Arm gelegt werden (■ Abb. 6.42). Am distalen Ende wird die Longuette so zurechtgeschnitten oder umgeschlagen, dass sie bis zu den Fingerfalten reicht (■ Abb. 6.43 und ■ Abb. 6.44). Es ist darauf zu achten, dass die Longuette über den Grundgelenken gerade ausgeführt wird, um Druckstellen zu verhindern. Am proximalen Ende wird die Longuette auf Höhe des Oberarmkopfs halbrund zugeschnitten. Die Longuette wird mit der feuchten Mullbinde angewickelt.

Nach dem Aushärten der Longuette wird die feuchte Mullbinde entfernt, die Ränder der Longuette werden aufgebogen. Im Handgelenksbereich wird die Longuette durch die trockene Mullbinde fixiert. Dabei ist darauf zu achten, dass die Mullbinde hinter dem Schlauchmull angelegt wird, damit diese beim Spalten nicht durchgeschnitten wird.

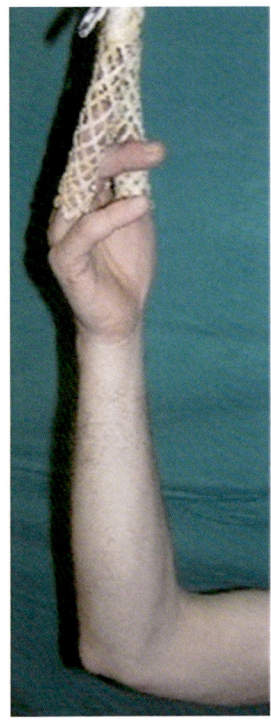

**Abb. 6.41**    Oberarmspaltgips in Supinationsstellung

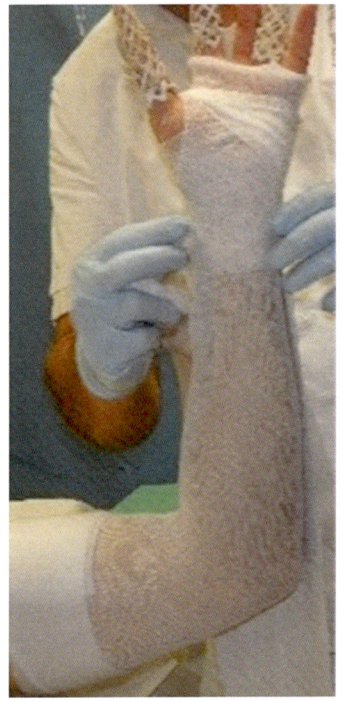

**Abb. 6.42**    Anlage der Longuette

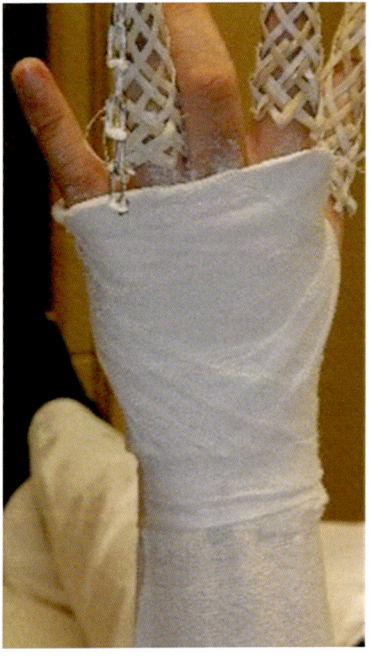

**Abb. 6.43**    Dorsale Ansicht der Longuette

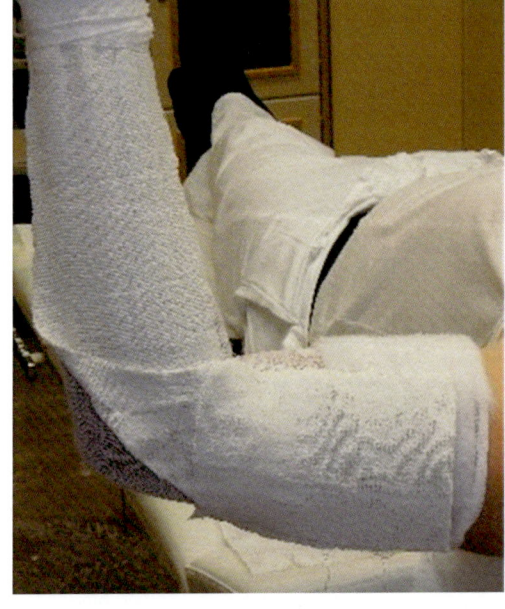

**Abb. 6.44**    Longuette, 90° umgeschlagen

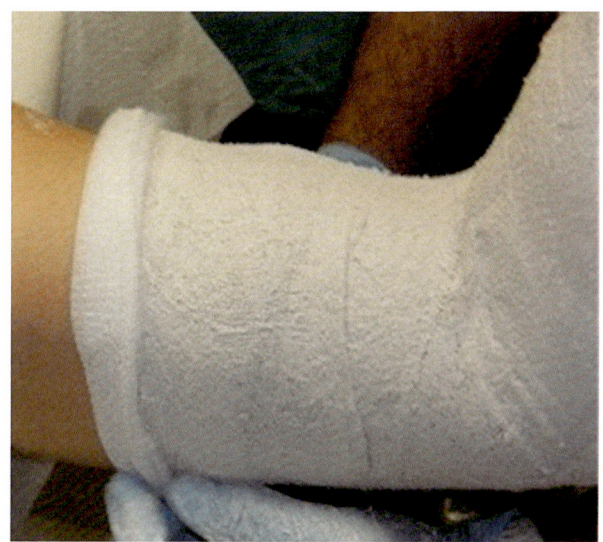

■ **Abb. 6.45**  Das proximale Ende

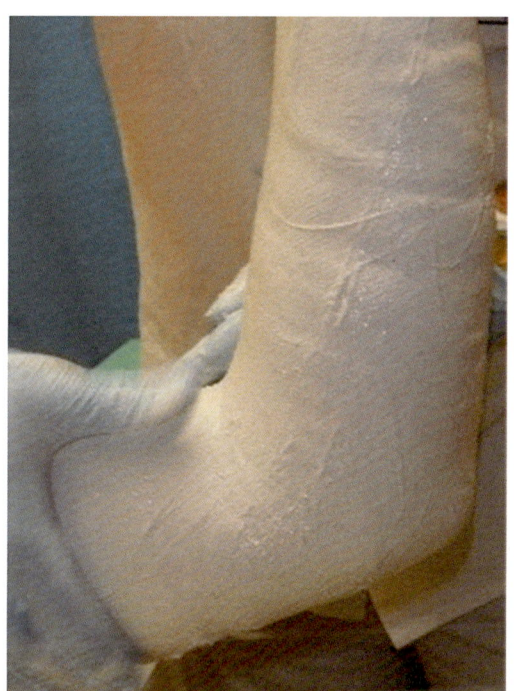

■ **Abb. 6.46**  Anmodellieren des Verbandes

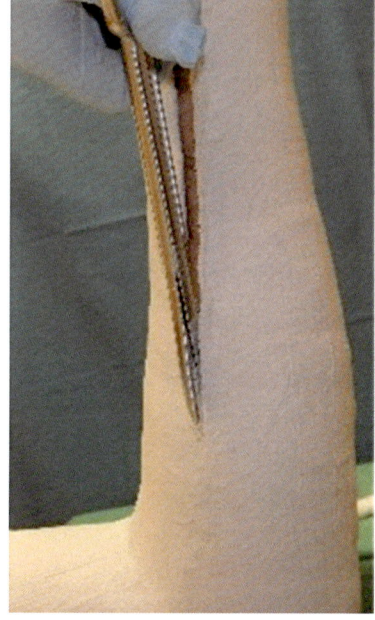

■ **Abb. 6.47**  Spalten des Oberarmgipses

Die erste Gipsbinde wird in das Tauchwasser getaucht und zirkulär an den Arm gewickelt (■ Abb. 6.45). Vor dem Aushärten wird jetzt die Haltedelle angelegt. Ist ein Gewicht angelegt, wird dieses jetzt entfernt und der Verband mit der zweiten Binde abgeschlossen (■ Abb. 6.46).

Nach dem Aushärten wird der Gipsverband entlang des Spaltschauches gespalten, die Ränder werden gebrochen und der Spaltgipsverband mit einer halbelastische Binde angewickelt (■ Abb. 6.47).

Der Verband ist nach Prof. Dr. Böhler zu beschriften. Der Patient wird mit den Verhaltensregeln vertraut gemacht und zur Endkontrolle je nach Anforderung ins Röntgen oder zum Arzt weitergeleitet. Der Patient wird für den nächsten Tag zur Zirkulationskontrolle wiederbestellt. Der Spaltgipsverband darf nicht geschlossen werden!

### Fehler und Gefahren

- Wird der Oberarmgipsverband im proximalen Bereich zu lange belassen, besteht die Gefahr, dass der Oberarmgipsverband Druckstellen erzeugt.
- Oberarmgipsverbände, die im distalen Bereich zu kurz sind, können zu Handrückenödemen führen.
- Das Fehlen des Hautschutzes kann zu Hautirritationen führen.
- Sind die Enden und erhabenen Stellen nicht mit einer Wattebinde gepolstert, kann es in diesem Bereich zu Druckstellen führen.
- Werden die Ränder der Longuette nicht aufgebogen, kann es zu Druckstellen in diesem Bereich kommen.
- Wird die feuchte Mullbinde nicht entfernt oder durchschnitten, verkürzt sich diese beim Austrocknen und schnürt die Hand ein. Dadurch kommt es zu Durchblutungs- und Sensibilitätsstörungen.
- Zu Durchblutungsstörungen und Sensibilitätsstörungen kann es auch kommen, wenn die trockene Mullbinde zu stark angezogen wurde.
- Wird der Oberarmgipsverband im Fingerbereich nicht gerade ausgeführt, sondern „gewölbt" belassen, kann die Fingerbeweglichkeit eingeschränkt sein.
- Eine falsche Handstellung kann zu Gelenkproblemen nach der Abnahme führen.

## 6.1.15 Oberarmgipsverband

■ **Diagnose**
- Konservative Unterarmfraktur
- Instabile, ellbogennahe Frakturen
- Distale Radiusfraktur mit Gelenkbeteiligung
- Stabile Unterarmschaftfrakturen
- Radiusköpfchenfraktur
- Distale Oberarmfrakturen
- Ellbogenluxationen
- Zur Wundheilung
- Prä- und postoperative Ruhigstellung

■ **Material**
Die Längen- und Breitenangaben sind dem jeweiligen Patienten anzupassen (■ Abb. 6.48):
- Longuette 8-fach, 15 cm breit, ca. 60 cm lang

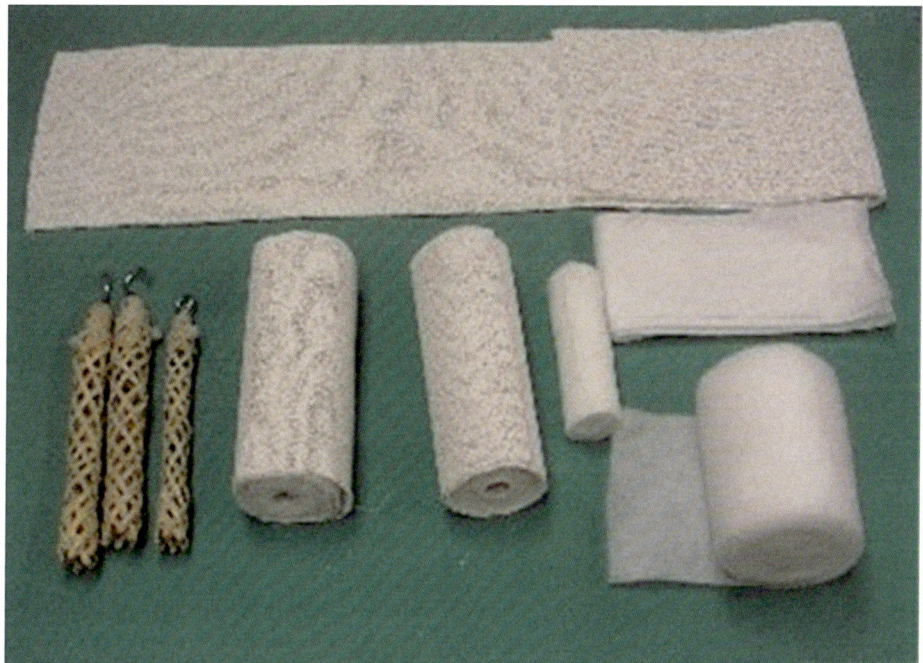

■ **Abb. 6.48**   Material für den Oberarmgipsverband

— 2-mal Mullbinde, eine feucht
— Hautschutz (Papier oder Schlauchmull)
— Wattebinde 10 cm
— 2 Gipsbinden (12 cm × 3 m)
— Halbelastische Binde
— Galgen
— Mädchenfänger
— Gewicht
— Breiter Schlauchverband oder Gewichtgurt

■ **Lagerung**

Der Oberarmgipsverband wird ausschließlich im Liegen angelegt. Der Patient wird auf der Patientenliege so gelagert, dass die Schulter der verletzten Hand über den Polsterrand hinausragt. Bei einigen Liegen lässt sich der Schulterteil abklappen. Der Galgen wird so aufgestellt, dass sich im Schultergelenk ein Winkel von 90° bildet.

Für die Befestigung des Arms werden die Mädchenfänger immer am ersten, zweiten und vierten Finger befestigt. Zur Sicherung werden die Mädchenfänger mit einem Köpperband fixiert.

Je nach Verletzung wird der Ellbogen in 90° oder 115° gelagert. Die Position wird durch den Abstand des Galgens zur Liege und der Höhe des Galgens eingestellt (■ Abb. 6.49, ■ Abb. 6.50, ■ Abb. 6.51, ■ Abb. 6.52). Zudem wird durch die Diagnose eine Neutralstellung oder eine Supinationsstellung vorgegeben.

Ist für die Reposition einer Verletzung ein Gewicht erforderlich, wird dieses mit dem Schlauchverband oder dem Gewichtgurt befestigt.

Der Patient, der so gelagert ist, darf auf keinen Fall alleine im Gipszimmer gelassen werden.

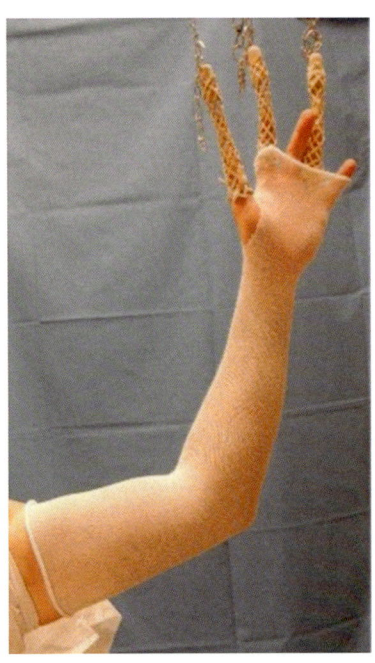

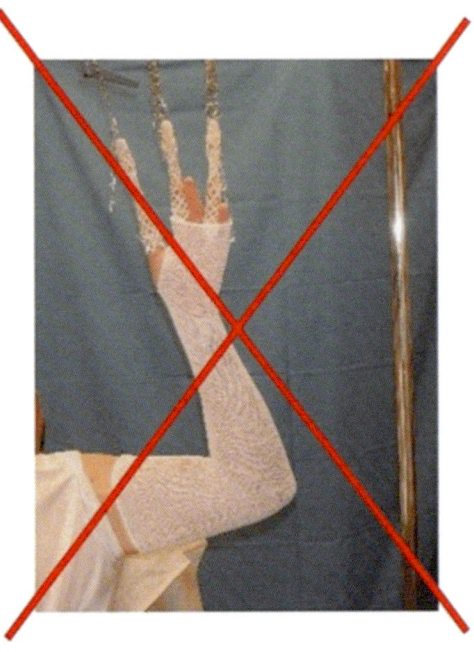

◘ **Abb. 6.50**   Winkel im Ellbogen unter 90° absolut verboten

◘ **Abb. 6.49**   Winkel 135°Für Olekranonfrakturen

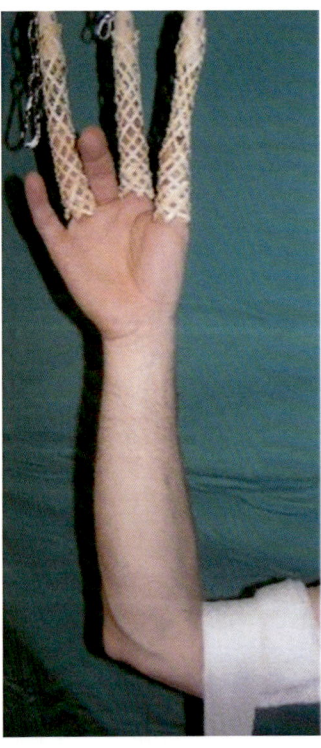

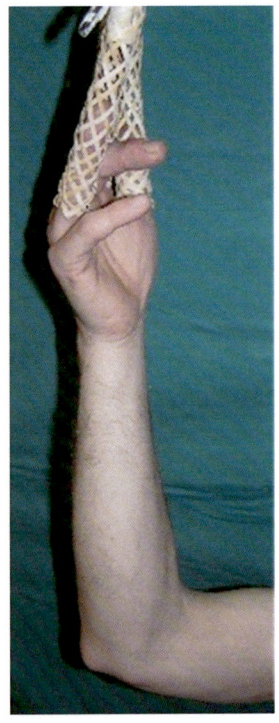

◘ **Abb. 6.51**   In Neutralstellung

◘ **Abb. 6.52**   In Supinationsstellung

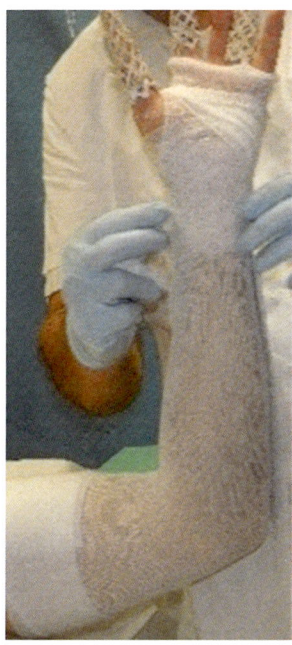

**Abb. 6.53** Longuette mit Mullbinde fixiert

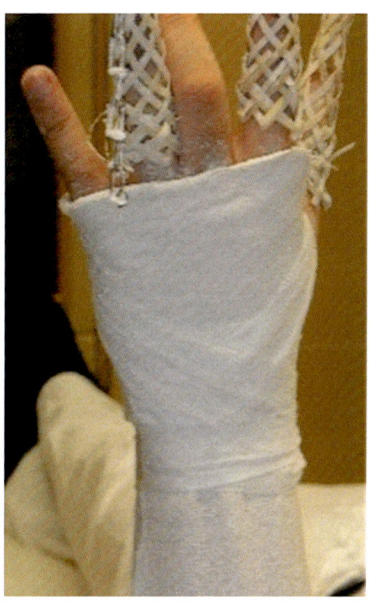

**Abb. 6.54** Distaler Abschluss

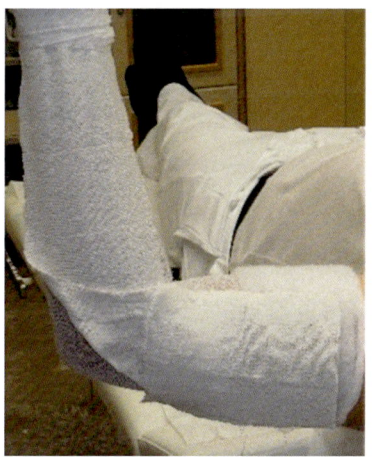

**Abb. 6.55** Umgeschlagene Longuette

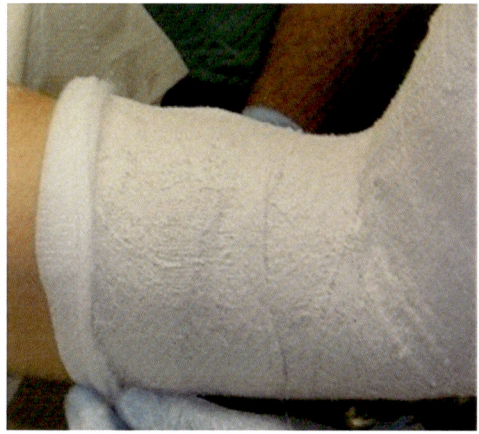

**Abb. 6.56** Proximaler Abschluss

**■ Technik**

Nach der Lagerung wird der Hautschutz (Papier oder Schlauchverband) faltenfrei angelegt. Am proximalen Ende wird mit der Watte zirkulär eine Polsterung angelegt. Sollte der Ellbogen unverletzt sein, wird dieser ebenfalls gepolstert. Ist das Handgelenk unverletzt, wird dieses gepolstert (■ Abb. 6.53, ■ Abb. 6.54, ■ Abb. 6.55, ■ Abb. 6.56).

Die Longuette wird in das vorbereitete saubere Tauchwasser (ca. 20–25°C) getaucht und leicht ausgedrückt. Die nasse Longuette wird nun faltenfrei auf den Arm gelegt. Am distalen Ende wird die Longuette so zurechtgeschnitten oder umgeschlagen, dass sie bis zu den Fingerfalten reicht.

Es ist darauf zu achten, dass die Longuette über den Grundgelenken gerade ausgeführt wird, um Druckstellen zu verhindern. Am proximalen Ende wird die Longuette auf Höhe des Oberarmkopfes halbrund zugeschnitten. Die Longuette wird mit der feuchten Mullbinde angewickelt.

Nach dem Aushärten der Longuette wird die feuchte Mullbinde entfernt, die Ränder der Longuette werden aufgebogen. Im Handgelenkbereich wird die Longuette durch die trockene Mullbinde fixiert.

Die erste Gipsbinde wird in das Tauchwasser getaucht und zirkulär an den Arm gewickelt. Vor dem Aushärten wird jetzt die Haltedelle angelegt. Ist ein Gewicht angelegt, wird dieses jetzt entfernt und der Verband mit der zweiten Binde abgeschlossen.

Der Verband ist nach Prof. Dr. Böhler zu beschriften. Der Patient wird mit den Verhaltensregeln vertraut gemacht und zur Endkontrolle je nach Anforderung ins Röntgen oder zum Arzt weitergeleitet.

---

**Fehler und Gefahren**

- Wird der Oberarmgipsverband im proximalen Bereich zu lange belassen, besteht die Gefahr, dass der Oberarmgipsverband Druckstellen erzeugt.
- Oberarmgipsverbände, die im distalen Bereich zu kurz ist, können zu Handrückenödemen führen.
- Das Fehlen des Hautschutzes kann zu Hautirritationen führen.
- Sind die Enden und erhabenen Stellen nicht mit einer Wattebinde gepolstert, kann es in diesem Bereich zu Druckstellen führen.
- Werden die Ränder der Longuette nicht aufgebogen, kann es zu Druckstellen in diesem Bereich kommen.
- Wird die feuchte Mullbinde nicht entfernt oder durchschnitten, verkürzt sich diese beim Austrocknen und schnürt die Hand ein. Dadurch kommt es zu Durchblutungs- und Sensibilitätsstörungen.
- Zu Durchblutungsstörungen und Sensibilitätsstörungen kann es auch kommen, wenn die trockene Mullbinde zu stark angezogen wurde.
- Wird der Oberarmgipsverband im Fingerbereich nicht gerade ausgeführt, sondern „gewölbt" belassen, kann die Fingerbeweglichkeit eingeschränkt sein.
- Eine falsche Handstellung kann zu Gelenkproblemen nach der Abnahme führen.

---

### 6.1.16 Schwere U-Longuette ohne Schulterkappe

■ **Diagnose**

Oberarmschaftfraktur im distalen Drittel

■ **Material**

Die Längen- und Breitenangaben sind dem jeweiligen Patienten anzupassen (◘ Abb. 6.57):
- Longuette 8-fach, 15 cm breit, ca. 80 cm lang
- 2 Mullbinden, eine feucht
- Hautschutz (Papier oder Schlauchmull)
- Wattebinde 10 cm
- Köpperband
- Schulterpolster
- Schulter-Arm-Verband (Gilchristverband)

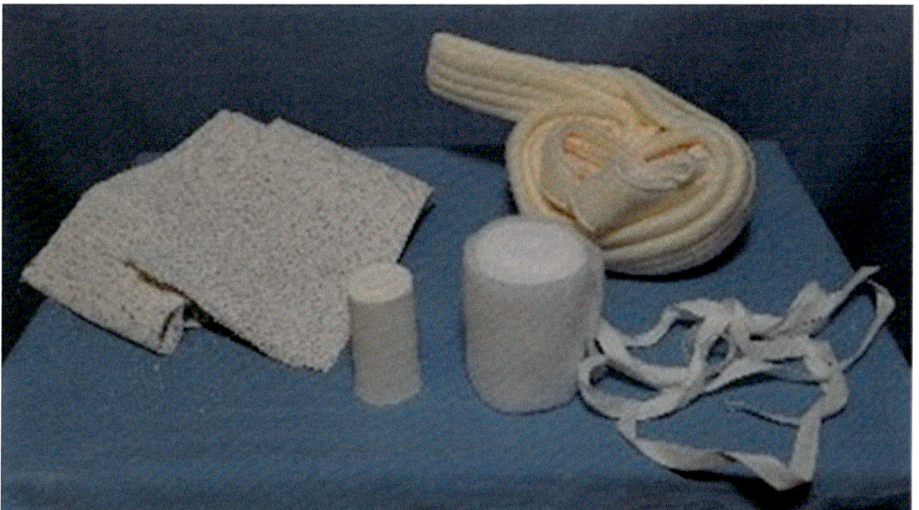

**Abb. 6.57**  Material für die schwere U-Longuette ohne Schulterkappe

■ **Lagerung**

Die schwere U-Longuette wird immer im Sitzen angelegt. Der Patient sitzt aufrecht auf einem Drehschemel (■ Abb. 6.58). Sollte es notwendig sein, wird der Patient durch einen Helfer am Rücken unterstützt.

Der Oberkörper des Patienten muss entkleidet werden, dabei ist auf das Schamgefühl des Patienten Rücksicht zu nehmen. Daher ist es auch notwendig, dass sich nur die Personen im Gipszimmer aufhalten, die unbedingt erforderlich sind. Überdies sollte verhindert werden, dass andere Personen unangemeldet den Raum betreten können.

Der Patient muss gegen eine eventuelle Verschmutzung durch den Gips geschützt werden.

Der Arm wird so gelagert, dass der Oberarm am Thorax anliegt, der Ellbogen in 90° gebeugt ist, sodass der Unterarm direkt vor dem Körper zu liegen kommt. Um die Fraktur unter Zug zu halten, kniet ein Helfer vor dem Patienten, hält den Patienten am Unterarm und übt Zug auf den Oberarm aus.

■ **Technik**

Nachdem der Patient richtig gelagert ist, wird der Hautschutz faltenfrei angelegt (■ Abb. 6.59).

Am proximalen und distalen Ende des Oberarms wird mit der Wattebinde eine Polsterung angelegt. Die Longuette wird in der Hälfte zusammengefaltet. In diesem Bug wird das Köpperband eingelegt. Die Longuette wird jetzt in das vorbereitete saubere Tauchwasser (ca. 20–25°C) getaucht und leicht augedrückt. Auf diesen Bug wird jetzt ein Schulterpolster gelegt. Diese Anordnung wird faltenfrei in der Achsel des verletzten Arms platziert. Das Köpperband wird als Befestigung entweder von einem Helfer auf der gesunden Seite unter leichtem Zug gehalten oder mit einem Knoten im Halsbereich befestigt (■ Abb. 6.60).

Die Longuette wird nun faltenfrei medial anmodelliert, am Ellbogen umgeschlagen und dann auch lateralseitig am Oberarm anmodelliert. Die Longuette muss bis zum Oberarmkopf reichen, aber das Schulterdach frei lassen. Diese wird jetzt mit der feuchten Mullbinde angewickelt. Der Arzt hält den Oberarm in der reponierten Stellung und modelliert, wenn erforderlich, Haltedellen in die Longuette.

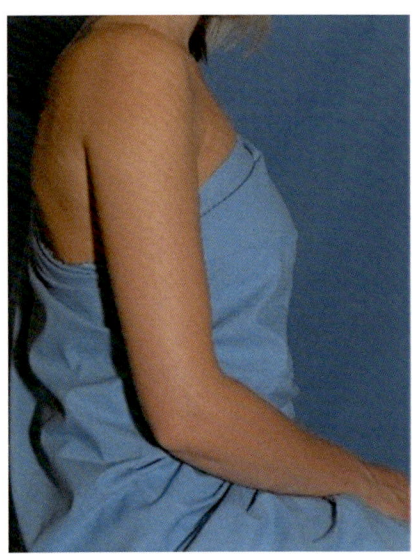

■ **Abb. 6.58**    Schwere U-Longuette: Lagerung

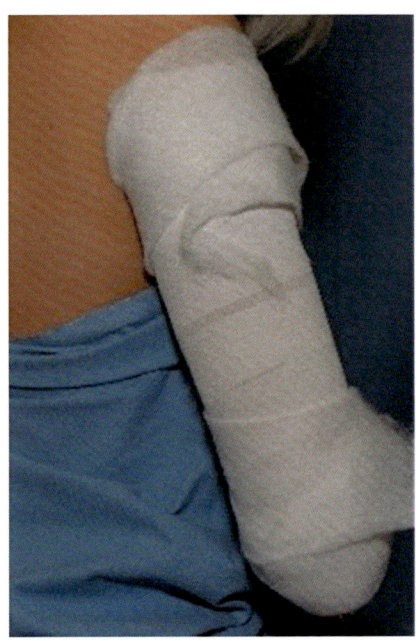

■ **Abb. 6.59**    Der Hautschutz wird angelegt

Nach dem Aushärten des Verbandes wird die feuchte Mullbinde bis auf den letzten Faden gespalten oder entfernt. Die trockene Mullbinde wird angelegt und dem Patienten zur absoluten Ruhigstellung ein Schulter-Arm-Verband angelegt (■ Abb. 6.61).

Der Verband ist nach Prof. Dr. Böhler zu beschriften. Der Patient wird mit den Verhaltensregeln vertraut gemacht und zur Endkontrolle je nach Anforderung ins Röntgen oder zum Arzt weitergeleitet. Der Patient wird für den nächsten Tag zur Zirkulationskontrolle wiederbestellt.

> **Fehler und Gefahren**
> — Wird die schwere U-Longuette im proximalen Bereich zu lange belassen, besteht die Gefahr, dass die Longuette Druckstellen erzeugt.
> — Ist die U-Longuette im distalen Bereich zu lange, führt das zu Druckstellen im Bereich des Ellenbogens.
> — Das Fehlen des Hautschutzes kann zu Hautirritationen führen.
> — Sind die Enden und erhabenen Stellen nicht mit einer Wattebinde gepolstert, kann es in diesem Bereich zu Druckstellen führen.
> — Werden die Ränder der Longuette nicht aufgebogen, kann es zu Druckstellen in diesem Bereich kommen.
> — Wird die feuchte Mullbinde nicht entfernt oder durchschnitten, verkürzt sich diese beim Austrocknen und schnürt die Hand ein. Dadurch kommt es zu Durchblutungs- und Sensibilitätsstörungen.
> — Zu Durchblutungsstörungen und Sensibilitätsstörungen kann es auch kommen, wenn die trockene Mullbinde zu stark angezogen wurde.
> — Eine falsche Handstellung kann zu Gelenkproblemen nach der Abnahme führen.

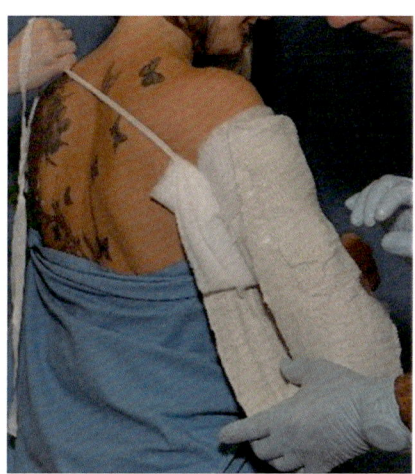

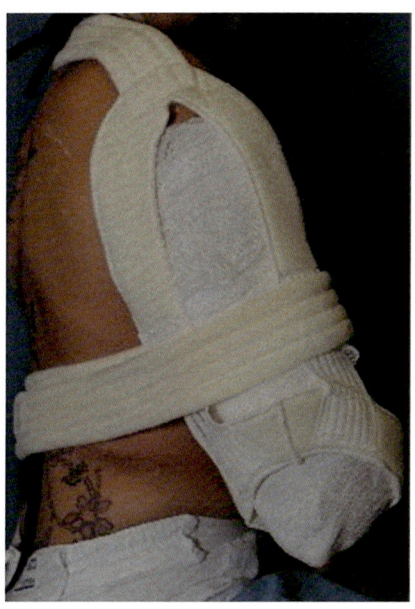

◻ **Abb. 6.60**   Anlage der Longuette

◻ **Abb. 6.61**   Mit angelegtem Schulter-Arm-Verband

## 6.1.17 Schwere U-Longuette mit Schulterkappe

▪ **Diagnose**

Oberarmschaftfraktur im proximalen Drittel

▪ **Material**

Material für die schwere U-Longuette mit Schulterkappe ist identisch mit jenem für die U-Longuette ohne Schulterklappe (vgl. Abb. 6.57). Die Längen- und Breitenangaben sind dem jeweiligen Patienten anzupassen:

– Longuette 8-fach, 15 cm breit, ca. 80 cm lang
– 2 Mullbinden, eine feucht
– Hautschutz (Papier oder Schlauchmull)
– Wattebinde 10 cm
– Köpperband
– Schulterpolster
– Schulter-Arm-Verband (Gilchristverband)

▪ **Lagerung**

Die schwere U-Longuette wird immer im Sitzen angelegt. Der Patient sitzt aufrecht auf einem Drehschemel. Sollte es notwendig sein, wird der Patient durch einen Helfer am Rücken unterstützt.

Der Oberkörper des Patienten muss entkleidet werden, dabei ist auf das Schamgefühl des Patienten Rücksicht zu nehmen. Daher ist es auch notwendig, dass sich nur die Personen im Gipszimmer aufhalten, die unbedingt erforderlich sind. Zudem sollte verhindert werden, dass andere Personen unangemeldet den Raum betreten können.

Der Patient muss gegen eine eventuelle Verschmutzung durch den Gips geschützt werden.

Der Arm wird so gelagert, dass der Oberarm am Thorax anliegt, der Ellbogen in 90° gebeugt ist, sodass der Unterarm direkt vor dem Körper zu liegen kommt. Um die Fraktur unter Zug zu halten, kniet ein Helfer vor dem Patienten, hält den Patienten am Unterarm und übt Zug auf den Oberarm aus.

■ **Technik**

Nachdem der Patient richtig gelagert ist, wird der Hautschutz faltenfrei angelegt. Am proximalen und distalen Ende des Oberarms wird mit der Wattebinde eine Polsterung angelegt. Am proximalen Ende muss darauf geachtet werden, dass der Hautschutz und die Polsterung über das Schulterdach reichen.

Die Longuette wird in der Hälfte zusammengefaltet. In diesem Bug wird das Köpperband eingelegt. Die Longuette wird jetzt in das vorbereitete saubere Tauchwasser (ca. 20–25°C) getaucht und leicht ausgedrückt. Auf diesen Bug wird jetzt ein Schulterpolster gelegt. Diese Anordnung wird faltenfrei in der Achsel des verletzten Arms platziert. Das Köpperband wird als Befestigung entweder von einem Helfer auf der gesunden Seite unter leichtem Zug gehalten oder mit einem Knoten im Halsbereich befestigt.

Die Longuette wird nun faltenfrei medial anmodelliert, am Ellbogen umgeschlagen und dann auch lateralseitig am Oberarm anmodelliert. Die Longuette reicht bis über das Schulterdach. Diese wird jetzt mit der feuchten Mullbinde angewickelt. Der Arzt hält den Oberarm in der reponierten Stellung und modelliert, wenn erforderlich, Haltedellen in die Longuette.

Nach dem Aushärten des Verbandes wird die feuchte Mullbinde bis auf den letzten Faden gespalten oder entfernt. Die trockene Mullbinde wird angelegt und dem Patienten zur absoluten Ruhigstellung ein Schulter-Arm-Verband angelegt.

Der Verband ist nach Prof. Dr. Böhler zu beschriften. Der Patient wird mit den Verhaltensregeln vertraut gemacht und zur Endkontrolle je nach Anforderung ins Röntgen oder zum Arzt weitergeleitet. Der Patient wird für den nächsten Tag zur Zirkulationskontrolle wiederbestellt.

> **Fehler und Gefahren**
> — Wird die schwere U-Longuette im proximalen Bereich zu lange belassen, besteht die Gefahr, dass die Longuette Druckstellen erzeugt.
> — Ist die U-Longuette im distalen Bereich zu lange, führt das zu Druckstellen im Bereich des Ellenbogens.
> — Das Fehlen des Hautschutzes kann zu Hautirritationen führen.
> — Sind die Enden und erhabenen Stellen nicht mit einer Wattebinde gepolstert, kann es in diesem Bereich zu Druckstellen führen.
> — Werden die Ränder der Longuette nicht aufgebogen, kann es zu Druckstellen in diesem Bereich kommen.
> — Wird die feuchte Mullbinde nicht entfernt oder durchschnitten, verkürzt sich diese beim Austrocknen und schnürt die Hand ein. Dadurch kommt es zu Durchblutungs- und Sensibilitätsstörungen.
> — Zu Durchblutungsstörungen und Sensibilitätsstörungen kann es auch kommen, wenn die trockene Mullbinde zu stark angezogen wurde.
> — Eine falsche Handstellung kann zu Gelenkproblemen nach der Abnahme führen.

## 6.1.18 **Gipsdesault**

- **Diagnose**
- Oberarmschaftfraktur
- Kindliche Oberarmschaftfraktur

- **Material**

Die Längen- und Breitenangaben sind dem jeweiligen Patienten anzupassen:
- Longuette 4-fach, 15 cm breit, ca. 80 cm lang
- Longuette 4-fach, 15 cm breit, ca. 60 cm lang
- Longuette 4-fach, 15 cm breit, ca.120 cm lang
- 6 Gipsbinden, 15 cm breit × 3 m
- Hautschutz (Schlauchmull)
- Wattebinde, 15 cm
- 3 Schulterpolster

- **Lagerung**

Das Gipsdesault wird immer im Sitzen angelegt. Der Patient sitzt aufrecht auf einem Drehschemel. Sollte es notwendig sein, wird der Patient durch einen Helfer am Rücken unterstützt.

Der Oberkörper des Patienten muss entkleidet werden, dabei ist auf das Schamgefühl des Patienten Rücksicht zu nehmen. Daher ist es auch notwendig, dass sich nur die Personen im Gipszimmer aufhalten, die unbedingt erforderlich sind. Überdies sollte verhindert werden, dass andere Personen unangemeldet den Raum betreten können.

Der Patient muss gegen eine eventuelle Verschmutzung durch den Gips geschützt werden.

Der Arm wird so gelagert, dass der Oberarm am Thorax anliegt, der Ellbogen in 90° gebeugt ist, sodass der Unterarm direkt vor dem Körper zu liegen kommt (◘ Abb. 6.62). Um die Fraktur unter Zug zu halten, kniet ein Helfer vor dem Patienten, hält den Patienten am Unterarm und übt Zug auf den Oberarm aus.

- **Technik**

Der Patient wird korrekt gelagert und der Hautschutz wird faltenfrei angelegt.

Im Bereich des Brustbeins wird eine dünne Rolle eingelegt. Diese verschafft dem Patienten den Platz um ausreichend atmen zu können. Unter die Achsel wird ein Schulterpolster gelegt. Ein weiterer Polster wird auf der Schulter befestigt. Bei Frauen ist darauf zu achten, dass unter der Brust in keinem Fall Haut auf Haut zu liegen kommen darf. Im Bereich des Handgelenks wird der Hautschutz aufgeschnitten und die Hand durchgeführt. Auch diese Öffnung wird mit einem Schulterpolster geschützt.

Die vorgesehenen Gipsränder werden mit der Wattebind gepolstert. Eine Gipsbinde wird jetzt in das vorbereitete saubere Tauchwasser (ca. 20–25°C) getaucht und leicht ausgedrückt. Die erste Tour wird nach dem Merkwort ASCHE (Achsel – SCHulter – Ellbogen) angelegt. Es werden weitere Gipsbinden angelegt, bis der einzugipsende Körperbereich zumindest mit einer Lage Gips bedeckt ist.

Die vorbereiteten Longuetten werden so auf den Verband aufgebracht, dass der Bereich des Oberarmes gut unterstützt wird. Nach der Anlage werden die Hautschutzränder umgeschlagen. Danach werden nochmals nach dem ASCHE-Muster Gipsbinden aufgebracht, bis der Desault die notwendige Stärke erreicht hat. Der Arzt unterstützt den Oberarm im Bereich der Fraktur und hält diese eventuell mit Haltedellen. Ist der Gips ausgehärtet, wird die kleine Rolle entfernt.

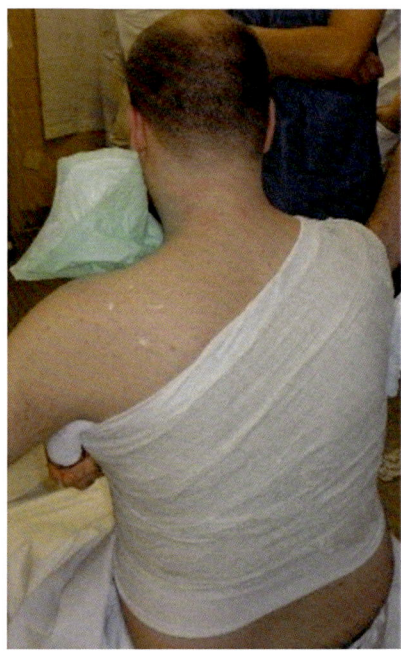

**Abb. 6.62**    Gipsdesault von hinten

Der Verband ist nach Prof. Dr. Böhler zu beschriften. Der Patient wird mit den Verhaltens-regeln vertraut gemacht und zur Endkontrolle je nach Anforderung ins Röntgen oder zum Arzt weitergeleitet. Der Patient wird für den nächsten Tag zur Zirkulationskontrolle wiederbestellt.

---

**Fehler und Gefahren**
- Wird der Desaultverband an den Rändern zu wenig gepolstert, können Druckstellen entstehen.
- Wird ein Schulterpolster vergessen, kann es zu Druckstellen kommen.
- Das Fehlen des Hautschutzes kann zu Hautirritationen führen.
- Bei zu enger Handdurchführung kann es zu Durchblutungs- und Sensibilitätsstörungen kommen.
- Eine falsche Gelenkstellung kann zu Gelenkproblemen nach der Abnahme führen.
- Bei einer zu kleinen Rolle kann es zu Problemen bei der Atmung kommen.

## 6.2    Kunstharz-Hartcast

### 6.2.1    Unterarmverband

■ **Diagnose**
- Frakturen im Bereich des Unterarms
- Postoperative Frakturbehandlung am Unterarm
- Wunden im Bereich des Unterarms

■ **Material**
Die Längen- und Breitenangaben sind dem jeweiligen Patienten anzupassen (■ Abb. 6.63):

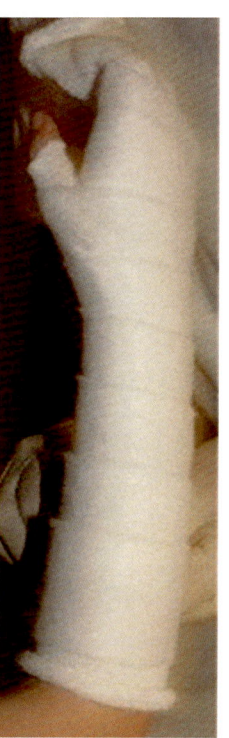

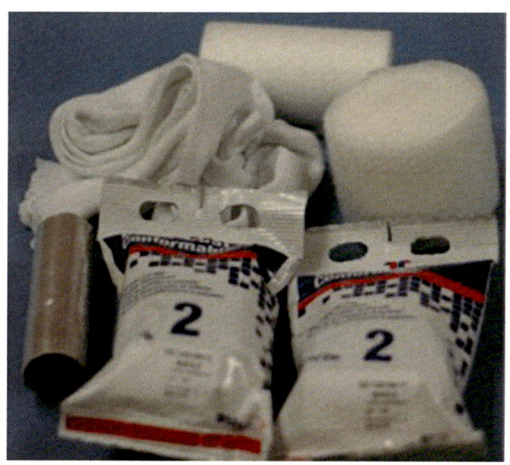

■ **Abb. 6.64** Unterarm mit Wattierung und Posterschaum

■ **Abb. 6.63** Material für den Unterarmverband

- 2 Kunstharzbinden, 5 cm breit
- Hautschutz
- Polsterwatte
- Polsterschaumbinde
- Frischhaltefolie

■ **Lagerung**

Der Patient sitzt auf einem höhenverstellbaren Hocker hinter einem ebenfalls höhenverstellbaren Gipshandtisch. Die verletzte Hand wird so auf dem Tisch gelagert, dass der Ellbogen in 90° gebeugt ist. Der Unterarm wird so auf dem Handtisch aufgestützt, dass der Patient direkt auf den Daumennagel sieht. Das Handgelenk befindet sich in Neutralstellung.

■ **Technik**

Der Hautschutz wird faltenfrei an der verletzten Hand angelegt. Die Polsterung wird durchgehend von distal nach proximal durchgeführt. Auch diese muss faltenfrei ausgeführt werden. Um die Stufenbildung der Polsterwatte zu reduzieren, wird der Polsterschaum ebenfalls faltenfrei angelegt (■ Abb. 6.64).

Die erste Kunstharzbinde wird jetzt in das vorbereitete saubere Tauchwasser (ca. 20–25°C) getaucht und leicht ausgedrückt. Der Anfang der Binde wird dreifach zusammengelegt und so auf den Handrücken aufgelegt (■ Abb. 6.65), dass die Binde weiter am Daumengrundgelenk vorbeiläuft. Die Binde muss man nun nach proximal laufen lassen und mit leichten Zug anlegen. Im Bereich der Hohlhand wird die Castbinde eingeschnitten.

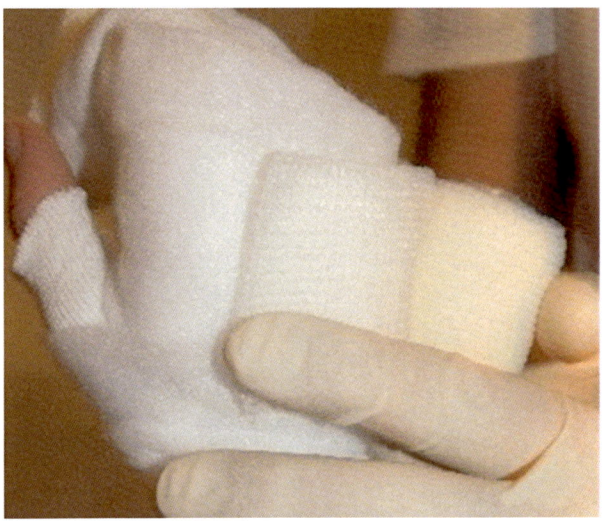

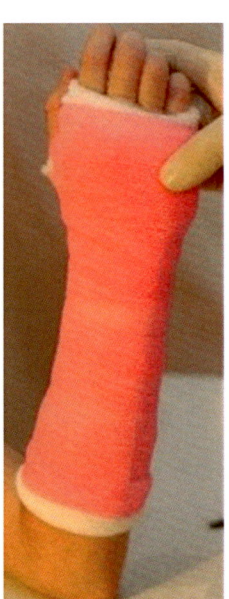

◘ **Abb. 6.65**   Kunstharzbinde wird angelegt

◘ **Abb. 6.66**   Die zweite Binde

Der Hautschutz wird so umgeschlagen, dass die Kunstharzbinde nicht umgeschlagen wird. Es darf ausschließlich die Watte umgeschlagen werden. Mit der zweiten Binde muss man den Abschluss so wickeln, dass zumindest 1 cm Polsterrand erhalten bleibt. Die Binde wird von distal bis proximal gewickelt und die Restbinde abgeschnitten (◘ Abb. 6.66).

Mit der Frischhaltefolie wird der gesamte Verband unter leichtem Zug eingewickelt. Nach dem Aushärten wird die Folie entfernt.

Der Verband ist nach Prof. Dr. Böhler zu beschriften. Der Patient wird mit den Verhaltensregeln vertraut gemacht und zur Endkontrolle je nach Anforderung ins Röntgen oder zum Arzt weitergeleitet.

> **Fehler und Gefahren**
> ▬ Der Unterarmverband muss durchgehend gepolstert sein, da es sonst zu Druckstellen kommen kann und bei der Abnahme die Gefahr einer Verletzung durch die oszillierende Säge besteht.
> ▬ Wird der Kunstharzverband zu nahe an den Polsterrand gewickelt, kann es zu Verletzungen durch die scharfen Kunstharzränder kommen.
> ▬ Das Fehlen des Hautschutzes kann zu Hautirritationen führen.
> ▬ Bei zu enger Handdurchführung kann es zu Durchblutungs- und Sensibilitätsstörungen kommen
> ▬ Eine falsche Handstellung kann zu Gelenkproblemen nach der Abnahme führen.

### 6.2.2   Daumen- oder Fingereinschlussverband

▪ **Diagnose**
▬ Fraktur des Kahnbeins

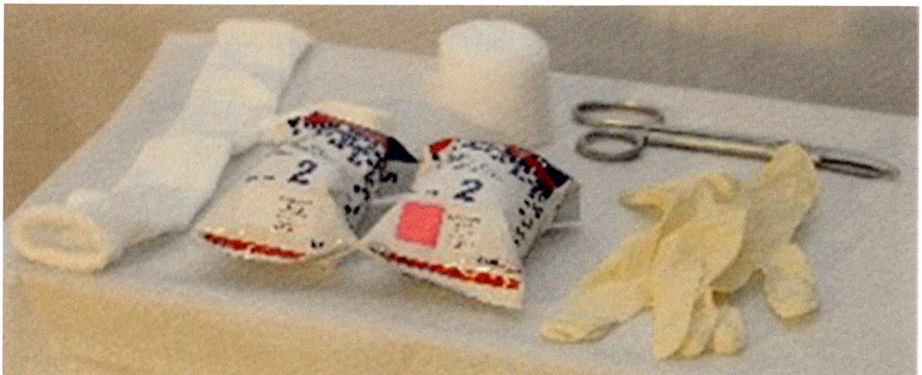

▣ **Abb. 6.67** Material für den Daumen- oder Fingereinschlussverband

— Fraktur des ersten Mittelhandknochens
— Bennett-Fraktur
— Operativ versorgte Mittelhand- und Langfingerfrakturen
— Konservativ versorgte Frakturen der Mittelhand- und Langfingerfraktur in den letzten beiden Wochen bei guter Frakturstellung

■ **Material**
Die Längen- und Breitenangaben sind dem jeweiligen Patienten anzupassen (▣ Abb. 6.67):
— 3 Kunstharzbinden, 5 cm breit
— Hautschutz für Hand und Finger
— Polsterwatte
— Tupfer als Zwischenfingerschutz
— Polsterschaumbinde
— Frischhaltefolie

■ **Lagerung**
Der Patient sitzt auf einem höhenverstellbaren Hocker hinter einem ebenfalls höhenverstellbaren Gipshandtisch. Die verletzte Hand wird so auf dem Tisch gelagert, dass der Ellbogen in 90° gebeugt ist. Der Unterarm wird so auf dem Handtisch aufgestützt, dass der Patient direkt auf den Daumennagel sieht. Das Handgelenk befindet sich in Neutralstellung.

■ **Technik**
Der Hautschutz wird faltenfrei an der verletzten Hand angelegt. Zwischen die Finger wird der Tupfer als Hautschutz eingelegt, und über die beiden einzugipsenden Finger wird ebenfalls ein Hautschutz faltenfrei angelegt. Die Polsterung wird durchgehend von distal nach proximal durchgeführt. Auch diese muss faltenfrei ausgeführt werden. Um die Stufenbildung der Polsterwatte zu reduzieren, wird der Polsterschaum ebenfalls faltenfrei angelegt (▣ Abb. 6.64).

Die erste Kunstharzbinde wird jetzt in das vorbereitete saubere Tauchwasser (ca. 20–25°C) getaucht und leicht ausgedrückt. Der Anfang der Binde wird nach ca. 10 cm Länge bis zur Hälfte quer eingeschnitten (▣ Abb. 6.68). Die eingeschnittene Binde wird zusammengelegt. Mit der halben Binde wird am distalen Daumen mit einer zirkulären Tour begonnen (▣ Abb. 6.69). Die Tour wird jetzt zu den Fingergrundgelenken gewickelt (▣ Abb. 6.70 und ▣ Abb. 6.71). Danach sollte man die Binde nach proximal laufen lassen und mit leichtem Zug anlegen. Im Bereich der Hohlhand wird die Castbinde eingeschnitten.

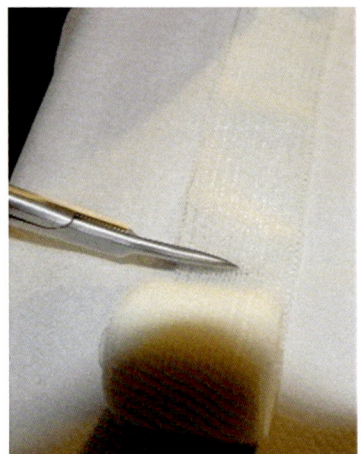

■ **Abb. 6.68**  Einschneiden der Castbinde

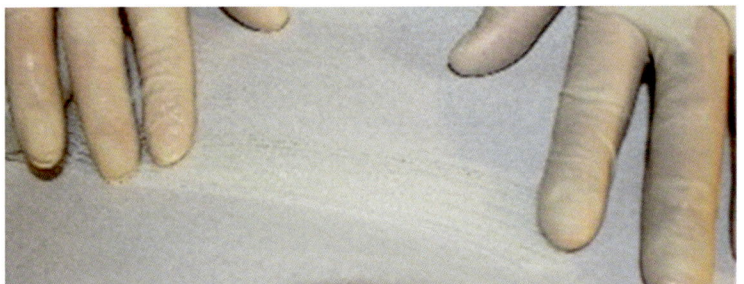

■ **Abb. 6.69**  Die Binde wird in der Hälfte umgeschlagen

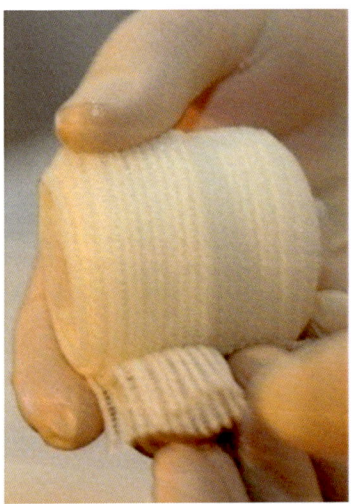

■ **Abb. 6.70**  Das wiederaufgerollte Ende

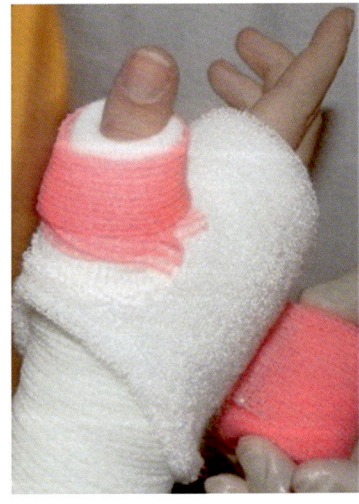

■ **Abb. 6.71**  Am distalen Daumenende angewickelt

Der Hautschutz wird so umgeschlagen, dass die Kunstharzbinde nicht umgeschlagen wird. Es darf ausschließlich die Watte umgeschlagen werden. Mit der zweiten Binde muss man den Abschluss so wickeln, dass zumindest 1 cm Polsterrand erhalten bleibt. Die Binde wird von distal bis proximal gewickelt und die Restbinde abgeschnitten. Mit der Frischhaltefolie wird der gesamte Verband unter leichtem Zug eingewickelt. Nach dem Aushärten wird die Folie entfernt.

Der Verband ist nach Prof. Dr. Böhler zu beschriften. Der Patient wird mit den Verhaltensregeln vertraut gemacht und zur Endkontrolle je nach Anforderung ins Röntgen oder zum Arzt weitergeleitet.

---

### Fehler und Gefahren

- Der Unterarmverband muss durchgehend gepolstert sein, da es sonst zu Druckstellen kommen kann und bei der Abnahme die Gefahr einer Verletzung durch die oszillierende Säge besteht.
- Wird der Kunstharzverband zu nahe an den Polsterrand gewickelt, kann es zu Verletzungen durch die scharfen Kunstharzränder kommen.
- Das Fehlen des Hautschutzes kann zu Hautirritationen führen.
- Bei zu enger Handdurchführung kann es zu Durchblutungs- und Sensibilitätsstörungen kommen.
- Eine falsche Handstellung kann zu Gelenkproblemen nach der Abnahme führen.

---

## 6.2.3 Fingerhülse

---

**■ Diagnose**
- Bandverletzung im Bereich der Langfinger
- Frakturen im Bereich der Langfinger
- Ruhigstellung nach OPs im Bereich der Langfinger

**■ Material**
Die Längen- und Breitenangaben sind dem jeweiligen Patienten anzupassen:
- Einmalhandschuhe für den Patienten
- 1 Kunstharzbinde

**■ Lagerung**
Der Patient sitzt auf einem höhenverstellbaren Hocker hinter einem ebenfalls höhenverstellbaren Gipshandtisch. Die verletzte Hand wird so auf dem Tisch gelagert, dass der Ellbogen in 90° gebeugt ist. Der Unterarm wird so auf dem Handtisch aufgestützt. Das Handgelenk befindet sich in Neutralstellung.

**■ Technik**
Man legt dem Patienten den Einmalhandschuh an. Als Trennmittel wird der Handschuh mit Flüssigseife eingeschmiert. Die Kunstharzbinde wird unter leichtem Zug rund um den verletzten Finger gewickelt. Es reicht eine Tour. Den Kunstharzverband aushärten lassen.

Mit der Frischhaltefolie wird der gesamte Verband unter leichtem Zug eingewickelt. Nach dem Aushärten werden die Folie und der Einmalhandschuh entfernt. Den Verband muss man nun abziehen und an der Oberkante aufschneiden. Der Bereich des PIP-Gelenks wird ausgeschnitten, und der Kunstharzverband wird mit einem Tape befestigen.

> **Fehler und Gefahren**
> ▬ Ein zu dicker Verband kann zu Verletzungen führen.
> ▬ Eine falsche Handstellung kann zu Gelenkproblemen nach der Abnahme führen.

### 6.2.4 Oberarmcastverband

■ **Diagnose**
- Konservative Unterarmfraktur
- Instabile, ellbogennahe Frakturen
- Distale Radiusfraktur mit Gelenksbeteiligung
- Stabile Unterarmschaftfrakturen
- Radiusköpfchenfraktur
- Distale Oberarmfrakturen
- Ellbogenluxationen
- Zur Wundheilung
- Prä- und postoperative Ruhigstellung

■ **Material**
Die Längen- und Breitenangaben sind dem jeweiligen Patienten anzupassen (❑ Abb. 6.72):
- 3 Kunstharzbinden, 7,5 cm breit
- Hautschutz
- Polsterwatte
- Polsterschaumbinde
- Frischhaltefolie

■ **Lagerung**
Der Oberarmgipsverband wird ausschließlich im Liegen angelegt. Der Patient wird auf der Patientenliege so gelagert, dass die Schulter der verletzten Hand über den Polsterrand hinausragt. Bei einigen Liegen lässt sich der Schulterteil abklappen. Der Galgen wird so aufgestellt, dass sich im Schultergelenk ein Winkel von 90° bildet.

Für die Befestigung des Arms werden die Mädchenfänger immer am ersten, zweiten und vierten Finger befestigt. Zur Sicherung werden die Mädchenfänger mit einem Köpperband fixiert. Je nach Verletzung wird der Ellbogen in 90° oder 115° gelagert. Die Position wird durch den Abstand des Galgens zur Liege und der Höhe des Galgens eingestellt. Zudem wird durch die Diagnose eine Neutralstellung oder eine Supinationsstellung vorgegeben.

Der Patient, der so gelagert ist, darf auf keinen Fall alleine im Gipszimmer gelassen werden.

■ **Technik**
Nach der Lagerung wird der Hautschutz (Schlauchverband) faltenfrei angelegt. Die Polsterung wird zirkulär von distal nach proximal angewickelt. Die Watte muss dabei zur Hälfte überlappen (❑ Abb. 6.73, ❑ Abb. 6.74 und ❑ Abb. 6.75).

Um die Stufenbildung der Wattebinde zu reduzieren, wird der gesamte Verband mit der Polsterschaumbinde umwickelt. Die erste Kunstharzbinde wird jetzt in das vorbereitete saubere Tauchwasser (ca. 20–25°C) getaucht und leicht ausgedrückt. Der Anfang der Binde wird 3-fach zusammengelegt und so auf den Handrücken aufgelegt, dass die Binde weiter am Daumengrundgelenk

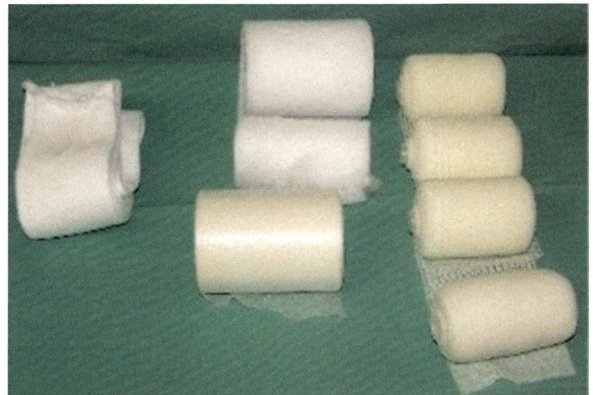

◘ **Abb. 6.72** Material für den Oberarmcastverband

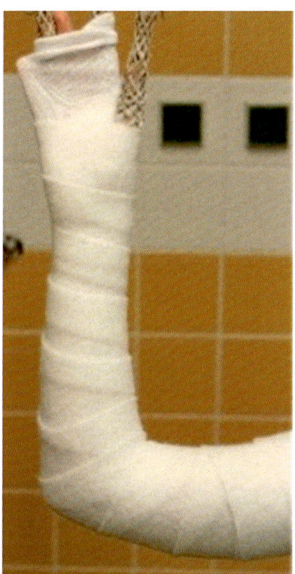

◘ **Abb. 6.73** Wattierter Oberarm

vorbeiläuft. Die Binde kann man nun nach proximal laufen lassen und mit leichten Zug anlegen. Im Bereich der Hohlhand wird die Castbinde eingeschnitten.

Der Hautschutz wird so umgeschlagen, dass die Kunstharzbinde nicht umgeschlagen wird. Es darf ausschließlich die Watte umgeschlagen werden. Mit der zweiten und dritten Binde wird der Arm so gewickelt, dass zumindest 1 cm Polsterrand erhalten bleibt. Die Binde wird von distal bis proximal gewickelt.

Mit der Frischhaltefolie wird der gesamte Verband unter leichtem Zug eingewickelt. Nach dem Aushärten wird die Folie entfernt. Der Verband ist nach Prof. Dr. Böhler zu beschriften. Der Patient wird mit den Verhaltensregeln vertraut gemacht und zur Endkontrolle je nach Anforderung ins Röntgen oder zum Arzt weitergeleitet.

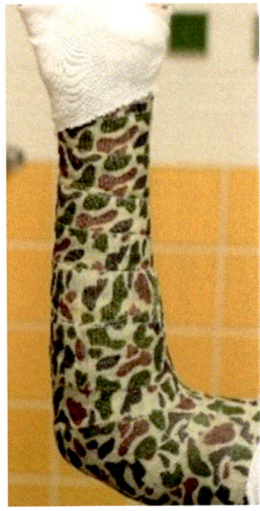

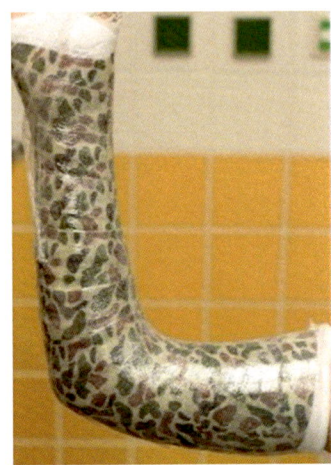

◼ **Abb. 6.74**    Oberarm mit Castbinde

◼ **Abb. 6.75**    Mit Folie überwickelt

---

**Fehler und Gefahren**

- Der Oberarmverband muss durchgehend gepolstert sein, da es sonst zu Druckstellen kommen kann und bei der Abnahme die Gefahr einer Verletzung durch die oszillierende Säge besteht.
- Wird der Kunstharzverband zu nahe an den Polsterrand gewickelt, kann es zu Verletzungen durch die scharfen Kunstharzränder kommen.
- Das Fehlen des Hautschutzes kann zu Hautirritationen führen.
- Bei zu enger Handdurchführung kann es zu Durchblutungs- und Sensibilitätsstörungen kommen.
- Eine falsche Handstellung kann zu Gelenkproblemen nach der Abnahme führen.

---

### 6.2.5 Cast-Desaultverband

■ **Diagnose**

Oberarmschaftfraktur, meist kindliche

■ **Material**

Die Längen- und Breitenangaben sind dem jeweiligen Patienten anzupassen:
- Schlauchmull
- 3 Schulterpolster
- 2 Wattebinden
- 5 Kunstharzbinden, 12,5 cm × 3 m

■ **Lagerung**

Das Castdesault wird immer im Sitzen angelegt.

Der Patient sitzt aufrecht auf einem Drehschemel. Sollte es notwendig sein, wird der Patient durch einen Helfer am Rücken unterstützt.

Der Oberkörper des Patienten muss entkleidet werden, dabei ist auf das Schamgefühl des Patienten Rücksicht zu nehmen. Daher ist es auch notwendig, dass sich nur die Personen im Gipszimmer aufhalten, die unbedingt erforderlich sind. Weiters sollte verhindert werden, dass andere Personen unangemeldet den Raum betreten können.

Der Patient muss gegen eine eventuelle Verschmutzung durch den Cast geschützt werden.

Der Arm wird so gelagert, dass der Oberarm am Thorax anliegt, der Ellbogen in 90° gebeugt ist, so dass der Unterarm direkt vor dem Körper zu liegen kommt. Um die Fraktur unter Zug zu halten, kniet ein Helfer vor dem Patienten und hält den Patienten am Unterarm und übt Zug auf den Oberarm aus.

■ **Technik**

Der Patient wird korrekt gelagert und der Hautschutz wird faltenfrei angelegt.

Im Bereich des Brustbeines wird eine dünne Rolle eingelegt. Diese verschafft dem Patienten den Platz um ausreichend atmen zu können.

Unter die Achsel wird ein Schulterpolster gelegt. Ein weiterer Polster wird auf der Schulter befestigt. Bei Frauen ist darauf zu achten, dass unter der Brust auf keinem Fall Haut auf Haut zu liegen kommen darf. Im Bereich des Handgelenks wird der Hautschutz aufgeschnitten und die Hand wird durchgeführt. Auch diese Öffnung wird mit einem Schulterpolster geschützt.

Der gesamte Verband wird mit der Wattebinde gepolstert.

Eine Castbinde wird jetzt in das vorbereitete saubere Tauchwasser mit ca. 20°-25° getaucht und leicht ausgedrückt. Die erste Tour wird nach dem Merksatz ASCHE (Achsel – SCHulter – Ellbogen) angelegt. Es werden weitere Castbinden angelegt, bis der einzugipsende Körperbereich zumindest mit einer Lage Cast bedeckt ist.

Jetzt werden die Hautschutzränder umgeschlagen. Danach werden nochmals nach dem ASCHE – Merksatz Castbinden aufgebracht, bis der Desault die notwendige Stärke erreicht hat. Der Arzt unterstützt den Oberarm im Bereich der Fraktur und hält diese eventuell mit Haltedellen.

Ist der Cast ausgehärtet wird die kleine Rolle entfernt.

Der Verband ist nach Prof. Dr. Böhler zu beschriften. Der Patient wird mit den Verhaltensregeln vertraut gemacht und zur Endkontrolle je nach Anforderung ins Röntgen oder zum Arzt weitergeleitet.

> **Fehler und Gefahren**
> - Wird der Desaultverband an den Rändern zu wenig gepolstert, können Druckstellen entstehen.
> - Wird ein Schulterpolster vergessen, kann es zu Druckstellen kommen.
> - Das Fehlen des Hautschutzes kann zu Hautirritationen führen.
> - Bei zu enger Handdurchführung kann es zu Durchblutungs- und Sensibilitätsstörungen kommen.
> - Eine falsche Handstellung kann zu Gelenkproblemen nach der Abnahme führen.
> - Bei einer zu kleinen Rolle kann es zu Atemproblemen kommen.

## 6.3    Kunstharz-Softcast

### 6.3.1    Unterarmverband

■ **Diagnose**

- Frakturen im Bereich des Unterarms
- Postoperative Frakturbehandlung am Unterarm
- Wunden im Bereich des Unterarms

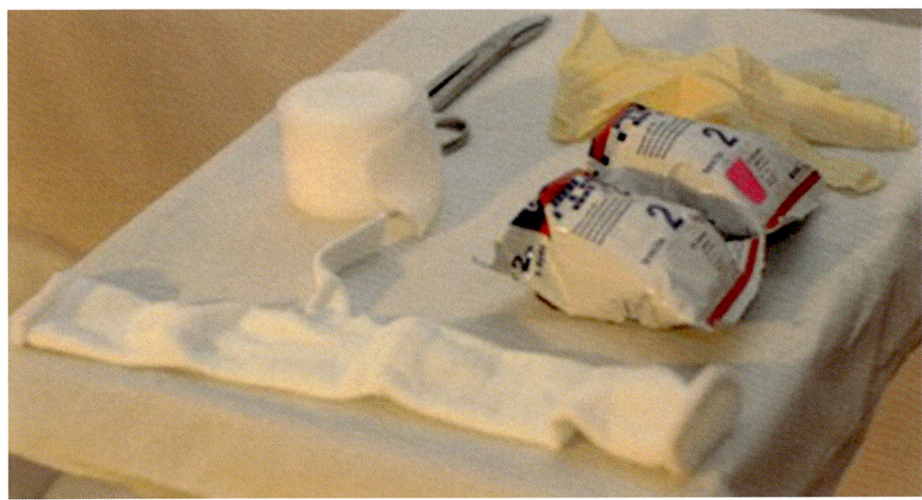

🔲 **Abb. 6.76**    Material für den Unterarmverband

■ **Material**

Die Längen- und Breitenangaben sind dem jeweiligen Patienten anzupassen (🔲 Abb. 6.76):
– 2 Softcastbinden, 5 cm breit
– Hautschutz
– Klebepolster
– Frischhaltefolie

■ **Lagerung**

Der Patient sitzt auf einem höhenverstellbaren Hocker hinter einem ebenfalls höhenverstellbaren Gipshandtisch. Die verletzte Hand wird so auf dem Tisch gelagert, dass der Ellbogen in 90° gebeugt ist. Der Unterarm wird so auf dem Handtisch aufgestützt, dass der Patient direkt auf den Daumennagel sieht. Das Handgelenk befindet sich in Neutralstellung.

■ **Technik**

Der Hautschutz wird faltenfrei an der verletzten Hand angelegt. Prominente Stellen unter dem Verband werden mit der Klebepolsterung abgeklebt. Die erste Kunstharzbinde wird jetzt in das vorbereitete saubere Tauchwasser (ca. 20–25°C) getaucht und leicht ausgedrückt.

Der Anfang der Binde wird 3-fach zusammengelegt und so auf den Handrücken aufgelegt, dass die Binde weiter am Daumengrundgelenk vorbeiläuft. Die Binde sollte man nun nach proximal laufen lassen und mit leichten Zug anlegen. Im Bereich der Hohlhand wird die Castbinde eingeschnitten.

Der Hautschutz wird so umgeschlagen, dass die Kunstharzbinde nicht umgeschlagen wird. Es darf ausschließlich die Watte umgeschlagen werden. Mit der zweiten Binde muss man den Abschluss so wickeln, dass zumindest 1 cm Polsterrand erhalten bleibt (🔲 Abb. 6.77). Die Binde wird von distal bis proximal gewickelt und die Restbinde abgeschnitten.

Mit der Frischhaltefolie wird der gesamte Verband unter leichtem Zug eingewickelt. Nach dem Aushärten wird die Folie entfernt.

Der Verband ist nach Prof. Dr. Böhler zu beschriften. Der Patient wird mit den Verhaltensregeln vertraut gemacht und zur Endkontrolle je nach Anforderung ins Röntgen oder zum Arzt weitergeleitet.

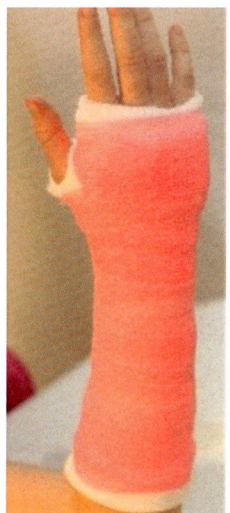

**▣ Abb. 6.77**   Unterarmverband

**Fehler und Gefahren**
- Das Fehlen des Hautschutzes kann zu Hautirritationen führen.
- Bei zu enger Handdurchführung kann es zu Durchblutungs- und Sensibilitätsstörungen kommen.
- An prominenten Stellen, die nicht gepolstert sind, besteht die Gefahr einer Druckstelle.
- Eine falsche Handstellung kann zu Gelenkproblemen nach der Abnahme führen.

## 6.3.2  Fingereinschlussverband

**▪ Diagnose**

Operativ versorgte Mittelhand- und Langfingerfrakturen

**▪ Material**

Die Längen- und Breitenangaben sind dem jeweiligen Patienten anzupassen:
- 3 Softcastbinden, 5 cm breit
- Hautschutz für Hand und Finger
- Klebepolster
- Tupfer als Zwischenfingerschutz
- Frischhaltefolie

**▪ Lagerung**

Der Patient sitzt auf einem höhenverstellbaren Hocker hinter einem ebenfalls höhenverstellbaren Gipshandtisch. Die verletzte Hand wird so auf dem Tisch gelagert, dass der Ellbogen in 90° gebeugt ist. Der Unterarm wird so auf dem Handtisch aufgestützt, dass der Patient direkt auf den Daumennagel sieht. Das Handgelenk befindet sich in Neutralstellung.

- **Technik**

Der Hautschutz wird faltenfrei an der verletzten Hand angelegt. Zwischen die Finger wird der Tupfer als Hautschutz eingelegt, und über die beiden einzugipsenden Finger wird ebenfalls ein Hautschutz faltenfrei angelegt. Die prominenten Stellen werden mit dem Klebepolster abgeklebt.

Die erste Softcastbinde wird jetzt in das vorbereitete saubere Tauchwasser (ca. 20–25°C) getaucht und leicht ausgedrückt. Der Anfang der Binde wird 3-fach zusammengelegt und so auf den Handrücken aufgelegt, dass die Binde weiter am Daumengrundgelenk vorbeiläuft. Im Bereich der Hohlhand wird die Castbinde eingeschnitten.

Nach der ersten Tour werden die Langfinger eingewickelt. Jetzt muss man die Binde nach proximal laufen lassen und mit leichten Zug anlegen. Der Hautschutz wird so umgeschlagen, dass die Kunstharzbinde nicht umgeschlagen wird. Es darf ausschließlich die Watte umgeschlagen werden. Mit der zweiten Binde muss man den Abschluss so wickeln, dass zumindest 1 cm Polsterrand erhalten bleibt. Die Binde wird von distal bis proximal gewickelt und die Restbinde abgeschnitten.

Mit der Frischhaltefolie wird der gesamte Verband unter leichtem Zug eingewickelt. Nach dem Aushärten wird die Folie entfernt. Zwischen den verbundenen und freien Fingern wird nach dem Aushärten eine Klebepolsterung angebracht.

Der Verband ist nach Prof. Dr. Böhler zu beschriften. Der Patient wird mit den Verhaltensregeln vertraut gemacht und zur Endkontrolle je nach Anforderung ins Röntgen oder zum Arzt weitergeleitet.

> **Fehler und Gefahren**
> - Die prominenten Stellen müssen gepolstert werden, da es sonst zu Druckstellen kommen kann.
> - Das Fehlen des Hautschutzes kann zu Hautirritationen führen.
> - Bei zu enger Handdurchführung kann es zu Durchblutungs- und Sensibilitätsstörungen kommen.
> - Eine falsche Handstellung kann zu Gelenkproblemen nach der Abnahme führen.

## 6.3.3 Fingerhülse

- **Diagnose**
- Bandverletzung im Bereich der Langfinger
- Frakturen im Bereich der Langfinger
- Ruhigstellung nach OP s im Bereich der Langfinger

- **Material**

Die Längen- und Breitenangaben sind dem jeweiligen Patienten anzupassen:
- Einmalhandschuhe für den Patienten
- 1 Softcastbinde, Gr. 2

- **Lagerung**

Der Patient sitzt auf einem höhenverstellbaren Hocker hinter einem ebenfalls höhenverstellbaren Gipshandtisch. Die verletzte Hand wird so auf dem Tisch gelagert, dass der Ellbogen in 90° gebeugt ist. Der Unterarm wird so auf dem Handtisch aufgestützt. Das Handgelenk befindet sich in Neutralstellung.

- **Technik**

Man legt dem Patienten den Einmalhandschuh an. Als Trennmittel wird der Handschuh mit Flüssigseife eingeschmiert. Die Softcastbinde wird unter leichtem Zug rund um den verletzten Finger gewickelt. Es reicht eine Tour. Den Verband aushärten lassen.

Mit der Frischhaltefolie wird der gesamte Verband unter leichtem Zug eingewickelt. Nach dem Aushärten wird die Folie entfernt. Den Verband muss man dann abziehen und an der Oberkante aufschneiden. Der Bereich des PIP-Gelenks wird ausgeschnitten, und der Softcastverband wird mit einem Tape befestigt.

> **Fehler und Gefahren**
> - Ein zu dicker Verband kann zu Verletzungen führen.
> - Eine falsche Handstellung kann zu Gelenkproblemen nach der Abnahme führen.

## 6.3.4 Oberarmsoftcastspaltverband

- **Diagnose**
- Zur Wundheilung
- Prä- und postoperative Ruhigstellung

- **Material**

Die Längen- und Breitenangaben sind dem jeweiligen Patienten anzupassen (vgl. Abb. 6.72):
- 3 Softcastbinden, 7,5 cm breit
- Hautschutz
- Klebepolsterung
- Frischhaltefolie

- **Lagerung**

Der Oberarmgipsverband wird ausschließlich im Liegen angelegt. Der Patient wird auf der Patientenliege so gelagert, dass die Schulter der verletzten Hand über den Polsterrand hinausragt. Bei einigen Liegen lässt sich der Schulterteil abklappen. Der Galgen wird so aufgestellt, dass sich im Schultergelenk ein Winkel von 90° bildet.

Für die Befestigung des Arms werden die Mädchenfänger immer am ersten, zweiten und vierten Finger befestigt. Zur Sicherung werden die Mädchenfänger mit einem Köpperband fixiert. Je nach Verletzung wird der Ellbogen in 90° oder 115° gelagert. Die Position wird durch den Abstand des Galgens zur Liege und der Höhe des Galgens eingestellt. Überdies wird durch die Diagnose eine Neutralstellung oder eine Supinationsstellung vorgegeben.

Der Patient, der so gelagert ist, darf auf keinen Fall alleine im Gipszimmer gelassen werden.

- **Technik**

Nach der Lagerung wird der Hautschutz (Schlauchverband) faltenfrei angelegt. Die prominenten Stellen werden mit der Klebepolsterung gepolstert.

Die erste Softcastbinde wird jetzt in das vorbereitete saubere Tauchwasser (ca. 20–25°C) getaucht und leicht ausgedrückt. Der Anfang der Binde wird 3-fach zusammengelegt und so auf den Handrücken aufgelegt, dass die Binde weiter am Daumengrundgelenk vorbeiläuft. Im Bereich der Hohlhand wird die Castbinde eingeschnitten. Die Binde muss man nach proximal laufen lassen und mit leichten Zug anlegen.

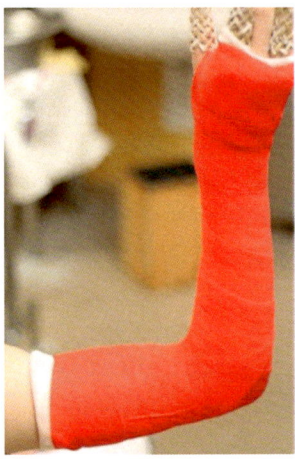

■ **Abb. 6.78**   Oberarmsoftcastspaltverband

Der Hautschutz wird so umgeschlagen, dass die Softcastbinde nicht umgeschlagen wird. Es darf ausschließlich die Watte umgeschlagen werden. Mit der zweiten und dritten Binde wird der Arm so gewickelt, dass zumindest 1 cm Polsterrand erhalten bleibt. Die Binde wird von distal bis proximal gewickelt.

Nach dem Aushärten des Verbandes wird der Verband so mit der Gipsschere gespalten, das zwei Spaltecken entstehen. Der Verband ist bis auf den letzten Faden zu spalten. Nach dem korrekten Spalten wird der Spaltverband mit einer selbsthaftenden Binde wieder geschlossen – wobei darauf zu achten ist, dass der Patient nicht eingeklemmt wird.

Der Verband ist nach Prof. Dr. Böhler zu beschriften. Der Patient wird mit den Verhaltensregeln vertraut gemacht und zur Endkontrolle je nach Anforderung ins Röntgen oder zum Arzt weitergeleitet.

> **Fehler und Gefahren**
> ▬ Fehlen die Spaltecken, kann sich der Verband verschieben, und er wird unkorrekt angelegt.
> ▬ Das Fehlen des Hautschutzes kann zu Hautirritationen führen.
> ▬ Bei zu enger Anlage des Verbandes kann es zu Durchblutungs- und Sensibilitätsstörungen kommen.
> ▬ Eine falsche Handstellung kann zu Gelenkproblemen nach der Abnahme führen.

### 6.3.5  Oberarmsoftcastverband

■ **Diagnose**
▬ Operierte Unterarmfraktur
▬ Stabile Unterarmschaftfrakturen
▬ Radiusköpfchenfraktur
▬ Ellbogenluxationen
▬ Zur Wundheilung
▬ Prä- und postoperative Ruhigstellung

- ■ **Material**

Die Längen- und Breitenangaben sind dem jeweiligen Patienten anzupassen (vgl. Abb. 6.72):

- 3 Softcastbinden, 7,5 cm breit
- Hautschutz
- Klebepolsterung
- Frischhaltefolie

- ■ **Lagerung**

Der Oberarmverband wird ausschließlich im Liegen angelegt. Der Patient wird auf der Patientenliege so gelagert, dass die Schulter der verletzten Hand über den Polsterrand hinausragt. Bei einigen Liegen lässt sich der Schulterteil abklappen. Der Galgen wird so aufgestellt, dass sich im Schultergelenk ein Winkel von 90° bildet.

Für die Befestigung des Arms werden die Mädchenfänger immer am ersten, zweiten und vierten Finger befestigt. Zur Sicherung werden die Mädchenfänger mit einem Köpperband fixiert. Je nach Verletzung wird der Ellbogen in 90° oder 115° gelagert. Die Position wird durch den Abstand des Galgens zur Liege und der Höhe des Galgens eingestellt. Zudem wird durch die Diagnose eine Neutralstellung oder eine Supinationsstellung vorgegeben.

Der Patient, der so gelagert ist, darf auf keinen Fall alleine im Gipszimmer gelassen werden.

- ■ **Technik**

Nach der Lagerung wird der Hautschutz (Schlauchverband) faltenfrei angelegt. Die prominenten Stellen werden mit der Klebepolsterung gepolstert.

Die erste Softcastbinde wird jetzt in das vorbereitete saubere Tauchwasser (ca. 20–25°C) getaucht und leicht ausgedrückt. Der Anfang der Binde wird 3-fach zusammengelegt und so auf den Handrücken aufgelegt, dass die Binde weiter am Daumengrundgelenk vorbeiläuft. Im Bereich der Hohlhand wird die Castbinde eingeschnitten. Die Binde muss man nach proximal laufen lassen und mit leichtem Zug anlegen. Der Hautschutz wird so umgeschlagen, dass die Softcastbinde nicht umgeschlagen wird (◘ Abb. 6.79). Es darf ausschließlich die Watte umgeschlagen werden.

Mit der zweiten und dritten Binde wird der Arm so gewickelt, dass zumindest 1 cm Polsterrand erhalten bleibt. Die Binde wird von distal bis proximal gewickelt. Nach dem Aushärten des Verbandes wird der Verband so mit der Gipsschere gespalten, dass zwei Spaltecken entstehen. Der Verband ist bis auf den letzten Faden zu spalten. Nach dem korrekten Spalten wird der Spaltverband mit einer selbsthaftenden Binde wieder geschlossen – wobei darauf zu achten ist, dass der Patient nicht eingeklemmt wird.

Der Verband ist nach Prof. Dr. Böhler zu beschriften. Der Patient wird mit den Verhaltensregeln vertraut gemacht und zur Endkontrolle je nach Anforderung ins Röntgen oder zum Arzt weitergeleitet.

**Fehler und Gefahren**
- Das Fehlen des Hautschutzes kann zu Hautirritationen führen.
- Bei zu enger Anlage des Verbandes kann es zu Durchblutungs- und Sensibilitätsstörungen kommen.
- Eine falsche Handstellung kann zu Gelenkproblemen nach der Abnahme führen.

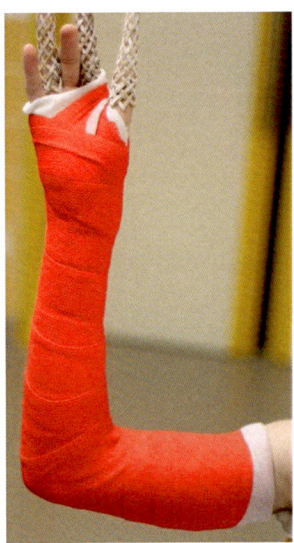

■ **Abb. 6.79**   Oberarmsoftcastverband

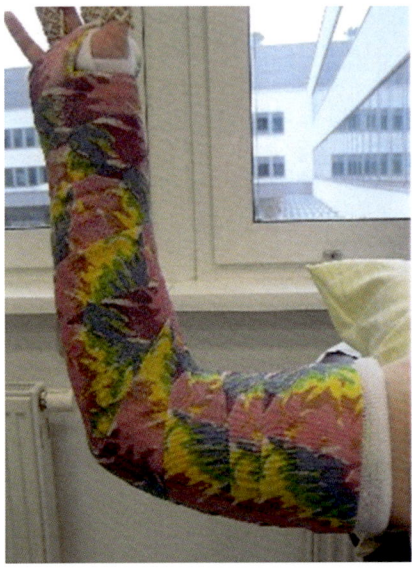

■ **Abb. 6.80**   Oberarmsoftcastverband mit Binde

### 6.3.6   Softcast-Desaultverband

■ **Diagnose**

Oberarmschaftfraktur, meist kindliche

■ **Material**

Die Längen- und Breitenangaben sind dem jeweiligen Patienten anzupassen:

— Schlauchmull
— 3 Schulterpolster
— 4 Softcastbinde, 12,5 cm × 3 m

■ **Lagerung**

Das Castdesault wird immer im Sitzen angelegt. Der Patient sitzt aufrecht auf einem Drehsche-mel. Sollte es notwendig sein, wird der Patient durch einen Helfer am Rücken unterstützt.

Der Oberkörper des Patienten muss entkleidet werden, dabei ist auf das Schamgefühl des Patienten Rücksicht zu nehmen. Daher ist es auch notwendig, dass sich nur die Personen im Gipszimmer aufhalten, die unbedingt erforderlich sind. Zudem sollte verhindert werden, dass andere Personen unangemeldet den Raum betreten können. Der Patient muss gegen eine eventuelle Verschmutzung durch den Cast geschützt werden.

Der Arm wird so gelagert, dass der Oberarm am Thorax anliegt, der Ellbogen in 90° gebeugt ist, sodass der Unterarm direkt vor dem Körper zu liegen kommt. Um die Fraktur unter Zug zu halten, kniet ein Helfer vor dem Patienten, hält den Patienten am Unterarm und übt Zug auf den Oberarm aus.

■ **Technik**

Der Patient wird korrekt gelagert, der Hautschutz wird faltenfrei angelegt. Im Bereich des Brust-beins wird eine dünne Rolle eingelegt. Diese verschafft dem Patienten den Platz, um ausreichend atmen zu können.

Unter die Achsel wird ein Schulterpolster gelegt. Ein weiterer Polster wird auf der Schulter befestigt. Bei Frauen ist darauf zu achten, dass unter der Brust auf keinem Fall Haut auf Haut zu liegen kommen darf. Im Bereich des Handgelenks wird der Hautschutz aufgeschnitten, und die Hand wird durchgeführt. Auch diese Öffnung wird mit einem Schulterpolster geschützt. Prominente Stellen werden mit der Klebepolsterung gepolstert.

Eine Castbinde wird jetzt in das vorbereitete saubere Tauchwasser (ca. 20–25°C) getaucht und leicht ausgedrückt. Die erste Tour wird nach dem Merkwort ASCHE (Achsel – SCHulter – Ellbogen) angelegt. Es werden weitere Castbinden angelegt, bis der einzugipsende Körperbereich zumindest mit einer Lage Softcast bedeckt ist.

Jetzt werden die Hautschutzränder umgeschlagen. Danach werden nochmals nach dem ASCHE-Merkwort Castbinden aufgebracht, bis der Desault die notwendige Stärke erreicht hat. Der Arzt unterstützt den Oberarm im Bereich der Fraktur. Ist der Cast ausgehärtet, wird die kleine Rolle entfernt.

Der Verband ist nach Prof. Dr. Böhler zu beschriften. Der Patient wird mit den Verhaltensregeln vertraut gemacht und zur Endkontrolle je nach Anforderung ins Röntgen oder zum Arzt weitergeleitet.

### Fehler und Gefahren

- Wird ein Schulterpolster vergessen, kann es zu Druckstellen kommen.
- Das Fehlen des Hautschutzes kann zu Hautirritationen führen.
- Bei zu enger Handdurchführung kann es zu Durchblutungs- und Sensibilitätsstörungen kommen.
- Eine falsche Handstellung kann zu Gelenkproblemen nach der Abnahme führen.
- Bei einer zu kleinen Rolle kann es zu Atemproblemen kommen.

## 6.4 Combicast – Kombination Hartcast und Softcast

### 6.4.1 Unterarmverband

■ Diagnose
- Frakturen im Bereich des Unterarms
- Postoperative Frakturbehandlung am Unterarm
- Wundbehandlung im Unterarmbereich

■ Material

Die Längen- und Breitenangaben sind dem jeweiligen Patienten anzupassen (◘ Abb. 6.81):
- 2 Softcastbinden, 5 cm breit
- Kunstharz-Longuette, 40 cm lang und 7,5 cm breit
- Hautschutz
- Klebepolsterung
- Frischhaltefolie

■ Lagerung

Der Patient sitzt auf einem höhenverstellbaren Hocker hinter einem ebenfalls höhenverstellbaren Gipshandtisch. Die verletzte Hand wird so auf dem Tisch gelagert, dass der Ellbogen in 90° gebeugt ist. Der Unterarm wird so auf dem Handtisch aufgestützt, dass der Patient direkt auf den Daumennagel sieht. Das Handgelenk befindet sich in Neutralstellung.

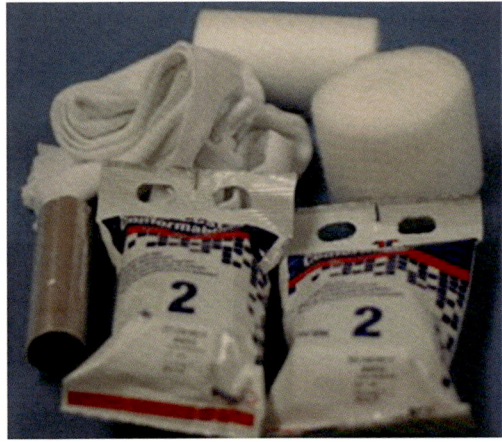

**Abb. 6.81**    Material für den Unterarmverband (Combicast)

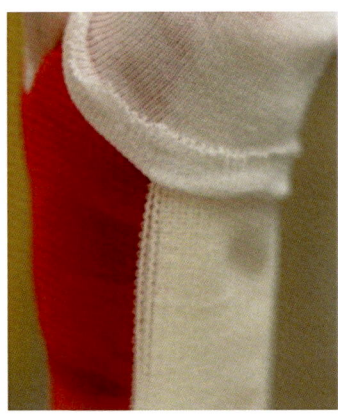

**Abb. 6.82**    Dorsal angelegte Longuette

■ **Technik**

Der Hautschutz wird faltenfrei an der verletzten Hand angelegt. Prominente Stellen werden mit der Klebepolsterung gepolstert. Die erste Softcastbinde wird jetzt in das vorbereitete saubere Tauchwasser (ca. 20–25°C) getaucht und leicht ausgedrückt.

Der Anfang der Binde wird so auf den Handrücken aufgelegt, dass die Binde weiter am Daumengrundgelenk vorbeiläuft. Eine Tour führt durch die Hohlhand. In diesem Bereich wird die Binde bis zu zwei Drittel eingeschnitten. Die Binde muss man nach proximal laufen lassen und mit leichtem Zug anlegen. Die Longuette wird dorsalseitig auf den Unterarm gelegt (◘ Abb. 6.82).

Der Hautschutz wird so umgeschlagen, dass die Softcastbinde nicht umgeschlagen wird. Es darf ausschließlich der Hautschutz umgeschlagen werden. Mit der zweiten Binde wird die Longuette fixiert und der Abschluss so gewickelt, dass zumindest 1 cm Polsterrand erhalten bleibt. Die Binde wird von distal bis proximal gewickelt. Mit der Frischhaltefolie wird der gesamte Verband unter leichtem Zug eingewickelt. Nach dem Aushärten wird die Folie entfernt.

Der Verband ist nach Prof. Dr. Böhler zu beschriften. Der Patient wird mit den Verhaltensregeln vertraut gemacht und zur Endkontrolle je nach Anforderung ins Röntgen oder zum Arzt weitergeleitet.

> **Fehler und Gefahren**
> — Die prominenten Stellen müssen mit der Klebepolsterung gepolstert sein.
> — Das Fehlen des Hautschutzes kann zu Hautirritationen führen.
> — Bei zu engen Verband kann es zu Durchblutungs- und Sensibilitätsstörungen kommen.
> — Eine falsche Handstellung kann zu Gelenkproblemen nach der Abnahme führen.

## 6.4.2  Fingereinschlussverband

■ **Diagnose**
— Operativ versorgte Mittelhand- und Langfingerfrakturen
— Konservativ versorgte Frakturen der Mittelhand- und Langfingerfraktur in den letzten beiden Wochen bei guter Frakturstellung

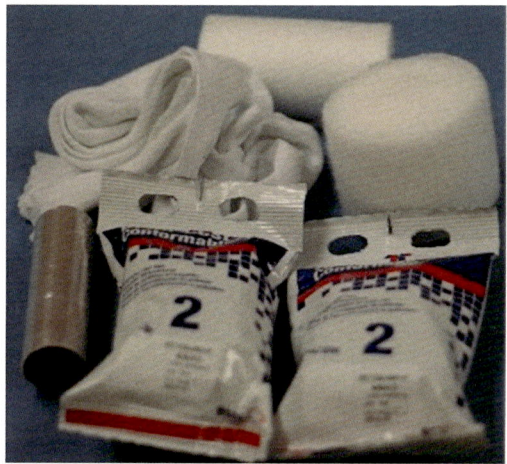

◘ **Abb. 6.83**   Material für den Fingereinschlussverband

■ **Material**

Die Längen- und Breitenangaben sind dem jeweiligen Patienten anzupassen (◘ Abb. 6.83):

– 3 Softcastbinden, 5 cm breit
– 1 Kunstharz-Longuette, 50 cm lang und 7,5 cm breit
– Hautschutz für Hand und Finger
– Klebepolsterung
– Tupfer als Zwischenfingerschutz
– Frischhaltefolie

■ **Lagerung**

Der Patient sitzt auf einem höhenverstellbaren Hocker hinter einem ebenfalls höhenverstellbaren Gipshandtisch. Die verletzte Hand wird so auf dem Tisch gelagert, dass der Ellbogen in 90° gebeugt ist. Der Unterarm wird so auf dem Handtisch aufgestützt, dass der Patient direkt auf den Daumennagel sieht. Das Handgelenk befindet sich in Neutralstellung.

■ **Technik**

Der Hautschutz wird faltenfrei an der verletzten Hand angelegt. Zwischen den Fingern wird der Tupfer als Hautschutz eingelegt. Über die beiden einzugipsenden Finger wird ebenfalls ein Hautschutz faltenfrei angelegt. Prominente Stellen werden mit Klebepolster abgeklebt.

Die erste Softcastbinde wird jetzt in das vorbereitete saubere Tauchwasser (ca. 20–25°C) getaucht und leicht ausgedrückt. Der Anfang der Binde wird so auf den Handrücken aufgelegt, dass die Binde weiter am Daumengrundgelenk vorbeiläuft. Nach der ersten Tour werden die Langfinger eingewickelt. Jetzt die Binde nach proximal laufen lassen und mit leichten Zug anlegen. Im Bereich der Hohlhand wird die Binde eingeschnitten. Die Longuette wird dorsalseitig auf den Verband aufgelegt (◘ Abb. 6.84).

Mit der zweiten Binde wird die Longuette fixiert und der Abschluss so gewickelt, dass zumindest 1 cm Polsterrand erhalten bleibt. Die Binde wird von distal bis proximal gewickelt. Mit der Frischhaltefolie wird der gesamte Verband unter leichtem Zug eingewickelt. Nach dem Aushärten wird die Folie entfernt (◘ Abb. 6.85).

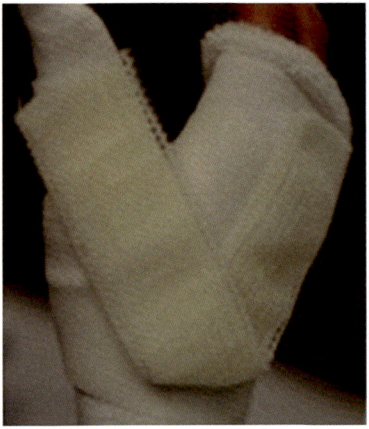 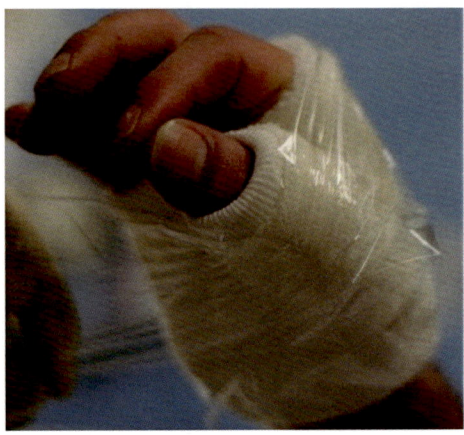

◘ **Abb. 6.84**   Longuette für Daumeneinschlussverband    ◘ **Abb. 6.85**   Die Frischhaltefolie wird entfernt

Der Verband ist nach Prof. Dr. Böhler zu beschriften. Der Patient wird mit den Verhaltensregeln vertraut gemacht und zur Endkontrolle je nach Anforderung ins Röntgen oder zum Arzt weitergeleitet.

> **Fehler und Gefahren**
> ▬ Der Unterarmverband muss durchgehend gepolstert sein, da es sonst zu Druckstellen kommen kann und bei der Abnahme die Gefahr einer Verletzung durch die oszillierende Säge besteht.
> ▬ Wird der Kunstharzverband zu nahe an den Polsterrand gewickelt, kann es zu Verletzungen durch die scharfen Kunstharzränder kommen.
> ▬ Das Fehlen des Hautschutzes kann zu Hautirritationen führen.
> ▬ Bei zu enger Handdurchführung kann es zu Durchblutungs- und Sensibilitätsstörungen kommen.
> ▬ Eine falsche Handstellung kann zu Gelenkproblemen nach der Abnahme führen.

## 6.4.3  **Fingerhülse**

▪ **Diagnose**
▬ Bandverletzung im Bereich der Langfinger
▬ Frakturen im Bereich der Langfinger
▬ Ruhigstellung nach OPs im Bereich der Langfinger

▪ **Material**
Die Längen- und Breitenangaben sind dem jeweiligen Patienten anzupassen:
▬ Einmalhandschuhe für den Patienten
▬ 1 Softcastbinde
▬ 1 Kunstharzlonguette, 2,5 cm breit

- **Lagerung**

Der Patient sitzt auf einem höhenverstellbaren Hocker hinter einem ebenfalls höhenverstellbaren Gipshandtisch. Die verletzte Hand wird so auf dem Tisch gelagert, dass der Ellbogen in 90° gebeugt ist. Der Unterarm wird so auf dem Handtisch aufgestützt. Das Handgelenk befindet sich in Neutralstellung.

- **Technik**

Man legt dem Patienten den Einmalhandschuh an. Als Trennmittel wird der Handschuh mit Flüssigseife eingeschmiert. Die Softcastbinde wird unter leichtem Zug rund um den verletzten Finger gewickelt. Es reicht eine Tour. Die Kunstharzlonguette wird der Länge nach halbiert und angelegt. Eine zweite Tour Softcast wird gewickelt.

Mit der Frischhaltefolie wird der gesamte Verband unter leichtem Zug eingewickelt. Nach dem Aushärten wird die Folie entfernt. Den Verband muss man dann abziehen und an der Oberkante aufschneiden. Der Bereich des PIP-Gelenks wird ausgeschnitten, der Kunstharzverband wird mit einem Tape angelegt.

> **Fehler und Gefahren**
> - Ein zu dicker Verband kann zu Verletzungen führen.
> - Eine falsche Handstellung kann zu Gelenkproblemen nach der Abnahme führen.

## 6.4.4 Oberarmsoftcastspaltverband

- **Diagnose**
- Konservative Unterarmfraktur
- Instabile, ellbogennahe Frakturen
- Distale Radiusfraktur mit Gelenksbeteiligung
- Stabile Unterarmschaftfrakturen
- Radiusköpfchenfraktur
- Distale Oberarmfrakturen
- Ellbogenluxationen
- Zur Wundheilung
- Prä- und postoperative Ruhigstellung

- **Material**

Die Längen- und Breitenangaben sind dem jeweiligen Patienten anzupassen (◘ Abb. 6.86):
- 3 Softcastbinden, 7,5 cm breit
- 1 Kunstharzlonguette, 70 cm lang
- Hautschutz
- Klebepolsterung
- Frischhaltefolie

- **Lagerung**

Der Oberarmsoftcast Spaltverband wird ausschließlich im Liegen angelegt. Der Patient wird auf der Patientenliege so gelagert, dass die Schulter der verletzten Hand über den Polsterrand hinausragt. Bei einigen Liegen lässt sich der Schulterteil abklappen. Der Galgen wird so aufgestellt, dass sich im Schultergelenk ein Winkel von 90° bildet.

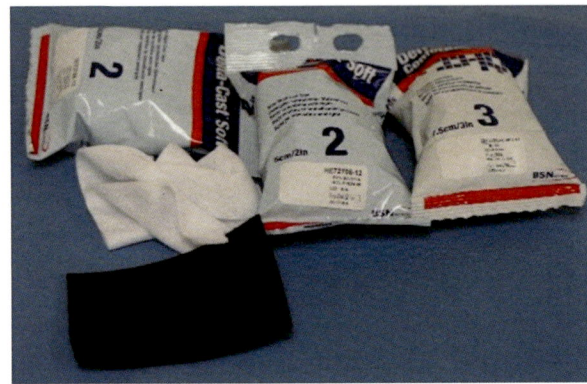

**Abb. 6.86**    Material für den Oberarmspaltsoftcastverband

Für die Befestigung des Arms werden die Mädchenfänger immer am ersten, zweiten und vierten Finger befestigt. Zur Sicherung werden die Mädchenfänger mit einem Köpperband fixiert.

Je nach Verletzung wird der Ellbogen in 90° oder 115° gelagert. Die Position wird durch den Abstand des Galgens zur Liege und der Höhe des Galgens eingestellt. Zudem wird durch die Diagnose eine Neutralstellung oder eine Supinationsstellung vorgegeben.

Der Patient, der so gelagert ist, darf in keinem Fall alleine im Gipszimmer gelassen werden.

■ **Technik**

Nach der Lagerung wird der Hautschutz (Schlauchverband) faltenfrei angelegt. Prominente Stellen werden mit der Klebepolsterung abgeklebt.

Die erste Softcastbinde wird jetzt in das vorbereitete saubere Tauchwasser (ca. 20–25°C) getaucht und leicht ausgedrückt. Der Anfang der Binde wird so auf den Handrücken aufgelegt, dass die Binde weiter am Daumengrundgelenk vorbeiläuft (◘ Abb. 6.87). Eine Tour läuft durch die Hohlhand. In diesem Bereich wird die Binde zu zwei Dritteln eingeschnitten. Die Binde nach proximal laufen lassen und mit leichtem Zug anlegen. Die Longuette wird angelegt und im Ellbogenbereich um 90° umgeschlagen.

Der Hautschutz wird so umgeschlagen, dass die Longuette gehalten wird und die Softcastbinde nicht umgeschlagen wird (◘ Abb. 6.88). Mit der zweiten und dritten Binde wird die Longuette angewickelt und so angelegt, dass zumindest 1 cm Polsterrand erhalten bleibt. Die Binde wird von distal bis proximal gewickelt.

Mit der Frischhaltefolie wird der gesamte Verband unter leichtem Zug eingewickelt. Nach dem Aushärten wird die Folie entfernt. Dann wird der Verband so mit der Gipsschere gespalten, das zwei Spaltecken entstehen. Der Verband ist bis auf den letzten Faden zu spalten (◘ Abb. 6.89). Nach dem korrekten Spalten wird der Spaltverband mit einer selbsthaftenden Binde wieder geschlossen – wobei darauf zu achten ist, dass der Patient nicht eingeklemmt wird.

Der Verband ist nach Prof. Dr. Böhler zu beschriften. Der Patient wird mit den Verhaltensregeln vertraut gemacht und zur Endkontrolle je nach Anforderung ins Röntgen oder zum Arzt weitergeleitet.

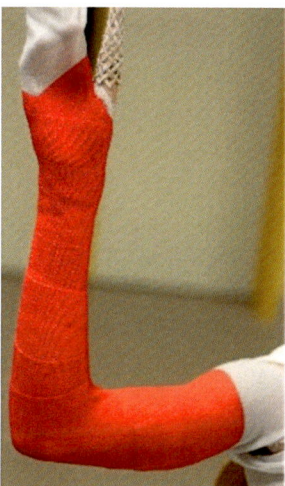

**Abb. 6.87** Die erste Softcastlage ist angelegt

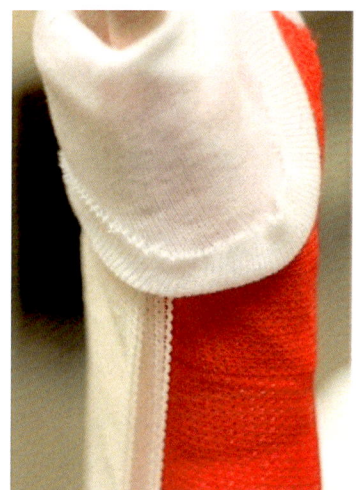

**Abb. 6.88** Mit dem Hautschutz wird die Longuette gehalten

### Fehler und Gefahren

- Fehlen die Spaltecken, kann sich der Verband verschieben und wird unkorrekt angelegt.
- Das Fehlen des Hautschutzes kann zu Hautirritationen führen.
- Bei zu enger Anlage des Verbandes kann es zu Durchblutungs- und Sensibilitätsstörungen kommen.
- Eine falsche Handstellung kann zu Gelenkproblemen nach der Abnahme führen.

### 6.4.5 Oberarmsoftcastverband

- **Diagnose**
- Konservative Unterarmfraktur
- Instabile, ellbogennahe Frakturen
- Distale Radiusfraktur mit Gelenkbeteiligung
- Stabile Unterarmschaftfrakturen
- Radiusköpfchenfraktur
- Distale Oberarmfrakturen
- Ellbogenluxationen
- Zur Wundheilung
- Prä- und postoperative Ruhigstellung

- **Material**

Die Längen- und Breitenangaben sind dem jeweiligen Patienten anzupassen:
- 3 Softcastbinden, 7,5 cm breit
- 1 Kunstharzlonguette, 70 cm lang
- Hautschutz
- Klebepolsterung
- Frischhaltefolie

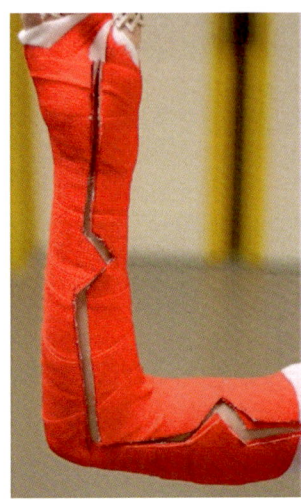

**Abb. 6.89**   Gespaltener Verband

■ **Lagerung**

Der Oberarmcastverband wird ausschließlich im Liegen angelegt. Der Patient wird auf der Patientenliege so gelagert, dass die Schulter der verletzten Hand über den Polsterrand hinausragt. Bei einigen Liegen lässt sich der Schulterteil abklappen. Der Galgen wird so aufgestellt, dass sich im Schultergelenk ein Winkel von 90° bildet.

Für die Befestigung des Arms werden die Mädchenfänger immer am ersten, zweiten und vierten Finger befestigt. Zur Sicherung werden die Mädchenfänger mit einem Köpperband fixiert.

Je nach Verletzung wird der Ellbogen in 90° oder 115° gelagert. Die Position wird durch den Abstand des Galgens zur Liege und der Höhe des Galgens eingestellt. Überdies wird durch die Diagnose eine Neutralstellung oder eine Supinationsstellung vorgegeben.

Der Patient, der so gelagert ist, darf in keinem Fall alleine im Gipszimmer gelassen werden.

■ **Technik**

Nach der Lagerung wird der Hautschutz (Schlauchverband) faltenfrei angelegt. Prominente Stellen werden mit der Klebepolsterung abgeklebt.

Die erste Softcastbinde wird jetzt in das vorbereitete saubere Tauchwasser (ca. 20–25°C) getaucht und leicht ausgedrückt. Der Anfang der Binde wird so auf den Handrücken aufgelegt, dass die Binde weiter am Daumengrundgelenk vorbeiläuft. Durch die Hohlhand wird eine Tour gewickelt. In diesem Bereich wird die Binde zu zwei Dritteln eingeschnitten. Die Binde sollte man nach proximal laufen lassen und mit leichtem Zug anlegen (vgl. Abb. 6.79).

Der Hautschutz wird so umgeschlagen, dass die Longuette gehalten wird und die Softcastbinde nicht umgeschlagen wird. Mit der zweiten und dritten Binde wird so angelegt, dass zumindest 1 cm Polsterrand erhalten bleibt. Die Binde wird von distal bis proximal gewickelt. Mit der Frischhaltefolie wird der gesamte Verband unter leichtem Zug eingewickelt. Nach dem Aushärten wird die Folie entfernt.

Der Verband ist nach Prof. Dr. Böhler zu beschriften. Der Patient wird mit den Verhaltensregeln vertraut gemacht und zur Endkontrolle je nach Anforderung ins Röntgen oder zum Arzt weitergeleitet.

**Fehler und Gefahren**
- Das Fehlen des Hautschutzes kann zu Hautirritationen führen.
- Bei zu enger Anlage des Verbandes kann es zu Durchblutungs- und Sensibilitätsstörungen kommen.
- Eine falsche Handstellung kann zu Gelenkproblemen nach der Abnahme führen.


## 6.4.6 Cast-Desaultverband

- **Diagnose**

Oberarmschaftfraktur, meist kindliche

- **Material**

Die Längen- und Breitenangaben sind dem jeweiligen Patienten anzupassen:
- Schlauchmull
- 3 Schulterpolster
- 1 Kunstharzlonguette, 10 cm breit und ca. 90 cm lang
- 5 Softcastbinde, 12,5 cm × 3 m

- **Lagerung**

Das Cast-Desault wird immer im Sitzen angelegt. Der Patient sitzt aufrecht auf einem Drehschemel. Sollte es notwendig sein, wird der Patient durch einen Helfer am Rücken unterstützt.

Der Oberkörper des Patienten muss entkleidet werden, dabei ist auf das Schamgefühl des Patienten Rücksicht zu nehmen. Daher ist es auch notwendig, dass sich nur die Personen im Gipszimmer aufhalten, die unbedingt erforderlich sind. Zudem sollte verhindert werden, dass andere Personen unangemeldet den Raum betreten können. Der Patient muss gegen eine eventuelle Verschmutzung durch den Cast geschützt werden.

Der Arm wird so gelagert, dass der Oberarm am Thorax anliegt, der Ellbogen in 90° gebeugt ist, sodass der Unterarm direkt vor dem Körper zu liegen kommt. Um die Fraktur unter Zug zu halten, kniet ein Helfer vor dem Patienten, hält den Patienten am Unterarm und übt Zug auf den Oberarm aus.

- **Technik**

Der Patient wird korrekt gelagert, der Hautschutz wird faltenfrei angelegt. Im Bereich des Brustbeins wird eine dünne Rolle eingelegt. Diese verschafft dem Patienten den Platz, um ausreichend atmen zu können.

Unter die Achsel wird ein Schulterpolster gelegt. Ein weiteres Polster wird auf der Schulter befestigt. Bei Frauen ist darauf zu achten, dass unter der Brust auf keinen Fall Haut auf Haut zu liegen kommen darf. Im Bereich des Handgelenks wird der Hautschutz aufgeschnitten, die Hand wird durchgeführt. Auch diese Öffnung wird mit einem Schulterpolster geschützt. Prominente Stellen werden mit der Klebepolsterung gepolstert.

Eine Castbinde wird jetzt in das vorbereitete saubere Tauchwasser (ca. 20–25°C) getaucht und leicht ausgedrückt. Die erste Tour wird nach dem Merkwort ASCHE (Achsel – SCHulter – Ellbogen) angelegt. Es werden weitere Castbinden angelegt, bis der einzugipsende Körperbereich zumindest mit einer Lage Softcast bedeckt ist. Die Longuette wird entlang des Oberarms gelegt.

Jetzt werden die Hautschutzränder umgeschlagen. Danach werden nochmals nach dem ASCHE-Merkwort Castbinden aufgebracht, bis der Desault die notwendige Stärke erreicht hat. Der Arzt unterstützt den Oberarm im Bereich der Fraktur und hält diese eventuell mit Haltedellen. Ist der Cast ausgehärtet, wird die kleine Rolle entfernt.

Der Verband ist nach Prof. Dr. Böhler zu beschriften. Der Patient wird mit den Verhaltensregeln vertraut gemacht und zur Endkontrolle je nach Anforderung ins Röntgen oder zum Arzt weitergeleitet.

> **Fehler und Gefahren**
> - Wird der Desaultverband an den Rändern zu wenig gepolstert, können Druckstellen entstehen.
> - Wird ein Schulterpolster vergessen, kann es zu Druckstellen kommen.
> - Das Fehlen des Hautschutzes kann zu Hautirritationen führen.
> - Bei zu enger Handdurchführung kann es zu Durchblutungs- und Sensibilitätsstörungen kommen.
> - Eine falsche Handstellung kann zu Gelenkproblemen nach der Abnahme führen.
> - Bei Verwendung einer zu kleinen Rolle kann es zu Atemproblemen kommen.

**Weiterführende Literatur**

Jahna H, Wittich H (1985) Konservative Methoden in der Frakturbehandlung. Urban & Schwarzenberg/Elsevier, München
Böhler L, Böhler J (1963) Die Technik der Knochenbruchbehandlung, 12. Aufl. Maudrich, Wien

# Untere Extremität

© Springer-Verlag Berlin Heidelberg 2017
C. Hebbauer, *Gips- und Castverbände*,
DOI 10.1007/978-3-662-48885-0_7

In diesem praxisnahen Kapitel werden verschiedene Gips- und Verbandsorten vorgestellt, ihre Einsatzgebiete beschrieben und wichtige Behandlungstipps gegeben. Auch wird auf Fehler und Gefahren in der Therapie und in der Handhabung der Materialien hingewiesen.

## 7.1 Weißgips – Naturgips

### 7.1.1 Unterschenkelspaltgips

- **Diagnose**
  - Frische Bandverletzungen im Bereich des Sprunggelenkes
  - Frische Bandverletzungen im Bereich des Vor- und Mittelfußes
  - Frische Knochenverletzungen im Bereich des Sprunggelenkes
  - Frische Knochenverletzungen im Bereich des Vor- und Mittelfußes
  - Frische Verletzungen im Bereich der Achillessehne – hier wird das Sprunggelenk nicht in 90°-Stellung, sondern in Spitzfußstellung eingegipst

- **Material**

Die Längen- und Breitenangaben sind dem jeweiligen Patienten anzupassen ( Abb. 7.1):
  - Schlauchmull oder Papierbinde
  - Wattebinde, 10 cm
  - Gipslonguette, 15 cm × 60 cm
  - 2 Gipsbinden, 15 cm × 3 m
  - 1 Gipsbinden, 12 cm × 3 m
  - 2 halbelastische Binden, 12 cm
  - Spaltschlauch
  - Leukoplast

- **Lagerung**
- ■■ **Der liegende Patient**

Der Patient wird auf der Gipsliege liegend so gelagert, dass der Fuß ca. 10 cm über die Unterkante der Gipsliege hinausragt. Das Knie wird mit einer Knielagerungsrolle unterstützt. Die Höhe der Gipsliege ist so einzustellen, dass der Unterschenkel parallel zur Unterlage zu liegen kommt. Während der Gipsanlage stellt der Gipser das verletzte Bein auf seinem Bauch ab ( Abb. 7.2).

- ■■ **Der sitzende Patient**

Die Lagerung im Sitzen ist nur dann sinnvoll, wenn eine Fraktur eingerichtet werden muss. Durch diese Lagerung werden sämtliche Muskeln im Unterschenkelbereich entspannt.

Der Patient wird sitzend auf der höhenverstellbaren Gipsliege gelagert. Das unverletzte Bein wird auf einem Hocker abgestellt. Der Arzt sitzt so vor dem auf einem höhenverstellbaren Hocker, dass das Kniegelenk in 90° abgewinkelt ist. Ebenso muss das Sprunggelenk in 90° abgewinkelt sein. Während der Gipsanlage steht das Bein die gesamte Zeit auf dem Oberschenkel des Arztes ( Abb. 7.3).

- **Technik**
- ■■ **Beim liegenden Patienten**

Der Spaltschlauch wird auf die Tibiakante gelegt und mit dem Hautschutz, der faltenfrei über den Unterschenkel gezogen wird, fixiert. Die Polsterung wird distal im Bereich der Zehengrundgelenke und proximal im Bereich des Kniegelenkes angelegt. Das Fibularköpfchen muss mindestens zur Hälfte überdeckt sein ( Abb. 7.4).

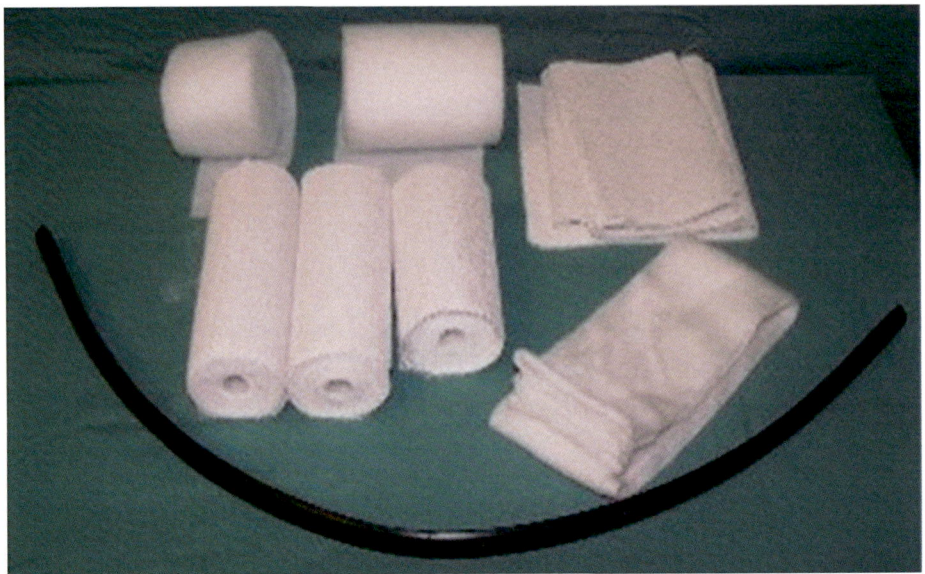

🔹 **Abb. 7.1**    Material für den Unterschenkelspaltgips

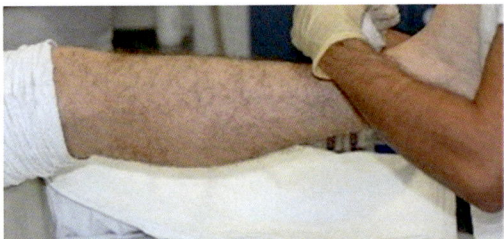

🔹 **Abb. 7.2**    Patient liegt auf der Gipsliege

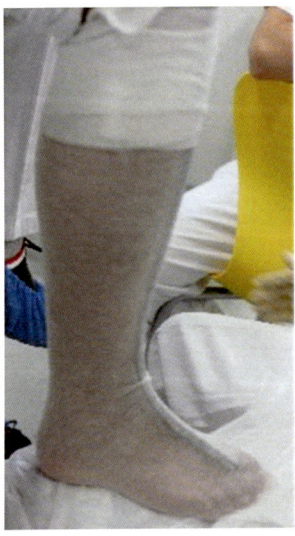

🔹 **Abb. 7.3**    Patient sitzt auf der Gipsliege

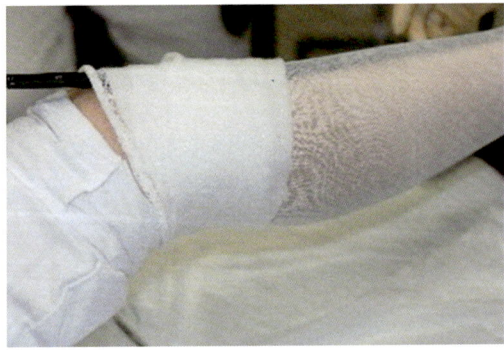

🔹 **Abb. 7.4**    Technik beim liegenden Patienten

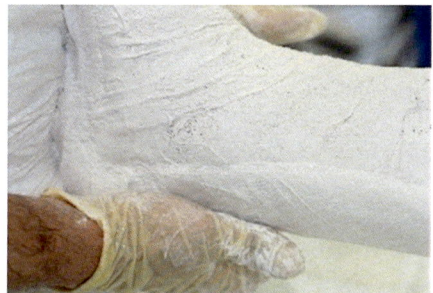

**Abb. 7.5**  Longuette

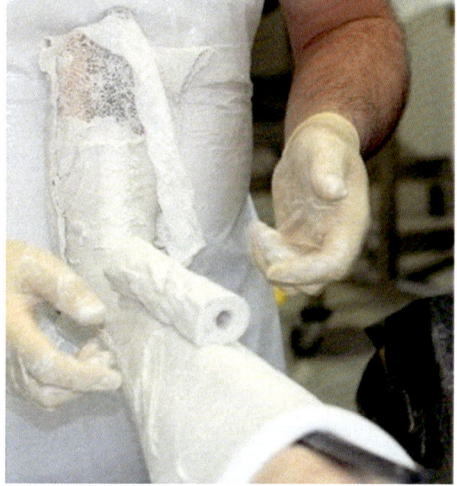

**Abb. 7.6**  Die zweite Gipsbinde

Die erste Gipsbinde wird in das vorbereitete saubere Tauchwasser (ca. 20–25°C) tauchen und leicht ausgedrückt. Die nasse Binde muss man nun faltenfrei auf den Unterschenkel wickeln. Das distale Ende befindet sich bei den Zehengrundgelenken. Das proximale Ende wird schräg, reitstiefelförmig abgeschlossen, wobei der Verband im Bereich der Kniekehle kürzer und im Bereich des Fibularköpfchens höher angelegt sein muss. Das Fibularköpfchen muss von der Gipsbinde unbedingt mindestens 2 cm überdeckt sein.

Als nächster Schritt wird die Longuette ins Gipswasser getaucht, ausgedrückt und dorsalseitig angelegt (■ Abb. 7.5). Für den Spaltgips wird die Longuette distal so ausgefertigt, sodass eine Zehenplatte entsteht. Am proximalen Ende darf die Longuette nicht zu hoch in die Kniekehle reichen.

Der Hautschutz wird distal und proximal umgeschlagen. Dabei ist darauf zu achten, dass jeweils nur die Polsterung und nicht der Gipsrand umgeschlagen wird. Mit der zweiten Gipsbinde wird der Verband mit einer zweiten Tour umwickelt (■ Abb. 7.6). Ist der Patient nicht zu groß, wird mit der zweiten Binde bereits der Abschluss gewickelt. Ist der Verband zu dünn, muss mit der schmaleren Binde der Abschluss hergestellt werden.

Der Gipsverband wird jetzt mit der Gipsschere gespalten (■ Abb. 7.7), der Spaltschlauch wird so entfernt, dass kontrolliert werden kann, ob der Verband bis auf den letzten Faden gespalten wurde. Die Gipsränder werden geglättet und der Spaltgips mit der halbelastischen Binde angewickelt.

Der Verband ist nach Prof. Dr. Böhler zu beschriften. Der Patient wird mit den Verhaltensregeln vertraut gemacht und zur Endkontrolle je nach Anforderung ins Röntgen oder zum Arzt weitergeleitet.

Der Patient wird zum Gipswechsel nach einer Woche wiederbestellt.

### ▪ ▪ Beim sitzenden Patienten

Der Spaltschlauch wird entlang der Tibiakante angelegt und mit dem faltenfreien Hautschutz gehalten (■ Abb. 7.8).

Die Polsterung wird distal im Bereich der Zehengrundgelenke und proximal im Bereich des Kniegelenks angelegt. Das Fibularköpfchen muss mindestens zur Hälfte überdeckt sein.

Die erste Gipsbinde wird in das vorbereitete saubere Tauchwasser (ca. 20–25°C) getaucht und leicht ausgedrückt. Die nasse Binde muss man nun faltenfrei auf den Unterschenkel wickeln. Das distale Ende befindet sich bei den Zehengrundgelenken. Das proximale Ende wird schräg, reitstiefelförmig abgeschlossen, wobei der Verband im Bereich der Kniekehle kürzer und im Bereich

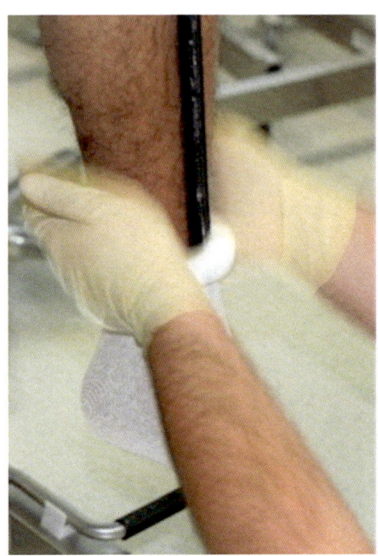

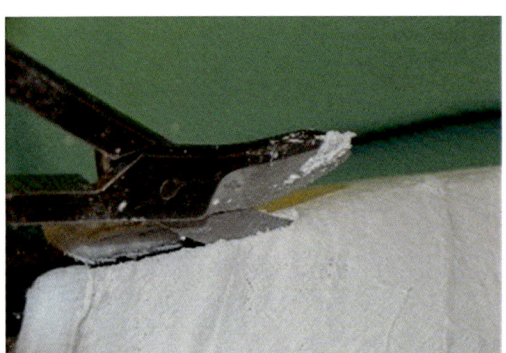

**Abb. 7.7**    Gipsverband wird mit der Gipsschere gespalten

**Abb. 7.8**    Spaltschlauch wird angelegt

des Fibularköpfchens höher angelegt sein muss. Das Fibularköpfchen muss von der Gipsbinde unbedingt mindestens 2 cm überdeckt sein ( Abb. 7.9,  Abb. 7.10 und  Abb. 7.11).

Als nächster Schritt wird die Longuette ins Gipswasser getaucht, ausgedrückt und dorsalseitig im proximalen Bereich angelegt und nach distal ausgestreift. Für den Spaltgips wird die Longuette distal so ausgefertigt, sodass eine Zehenplatte entsteht.

Am proximalen Ende darf die Longuette nicht zu hoch in die Kniekehle reichen. Es muss während des gesamten Vorgangs immer wieder auf die Stellung der Gelenke geachtet werden. Mit der zweiten Gipsbinde wird der Verband mit einer zweiten Tour umwickelt. Ist der Patient nicht zu groß, wird mit der zweiten Binde bereits der Abschluss gewickelt. Ist der Verband zu dünn, muss mit der schmaleren Binde der Abschluss hergestellt werden.

Der Gipsverband wird jetzt mit der Gipsschere gespalten, der Spaltschlauch wird so entfernt, dass kontrolliert werden kann, ob der Verband bis auf den letzten Faden gespalten wurde. Die Gipsränder werden geglättet und der Spaltgips mit der halbelastischen Binde angewickelt.

Der Verband ist nach Prof. Dr. Böhler zu beschriften. Der Patient wird mit den Verhaltensregeln vertraut gemacht und zur Endkontrolle je nach Anforderung ins Röntgen oder zum Arzt weitergeleitet.

Der Patient wird zum Gipswechsel nach einer Woche wiederbestellt.

**Fehler und Gefahren**
- Wird der Unterschenkelspaltgips an den Rändern zu wenig gepolstert, können Druckstellen entstehen.
- Das Fehlen des Hautschutzes kann zu Hautirritationen führen.
- Ist der Verband in der Kniekehle zu hoch, kann es in diesem Bereich zu einer Druckstelle kommen.

- Werden die Kanten des Spaltschlauches nicht gebrochen, kann es zu Druckstellen kommen.
- Eine falsche Gelenkstellung kann zu Gelenkproblemen nach der Abnahme führen.
- Bei fehlerhaftem Druck auf das Fibularköpfchen kann es zu Peroneusläsionen kommen.

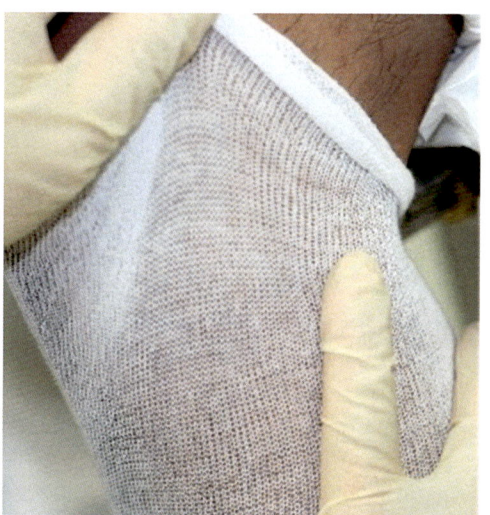

■ Abb. 7.9   Über das Fibularköpfchen

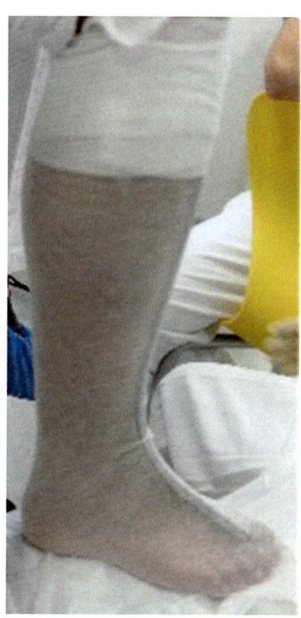

■ Abb. 7.10   Proximal wattiert

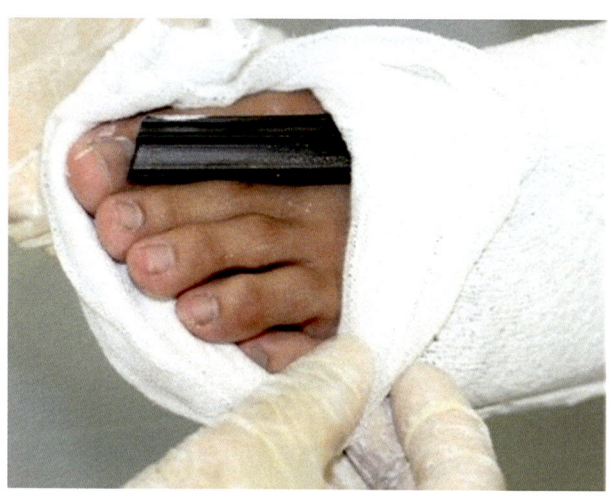

■ Abb. 7.11   Zehenplatte wird ausgeformt

### 7.1.2  **Unterschenkelgips**

- ■ Diagnose
- ▬ Bandverletzungen im Bereich des Sprunggelenkes
- ▬ Bandverletzungen im Bereich des Vor- und Mittelfußes
- ▬ Knochenverletzungen im Bereich des Sprunggelenkes
- ▬ Knochenverletzungen im Bereich des Vor- und Mittelfußes
- ▬ Verletzungen im Bereich der Achillessehne – hier wird das Sprunggelenk nicht in 90°-Stellung, sondern in Spitzfußstellung eingegipst.

- ■ Material

Die Längen- und Breitenangaben sind dem jeweiligen Patienten anzupassen:
- ▬ Schlauchmull oder Papierbinde
- ▬ Wattebinde 10 cm
- ▬ Gipslonguette 15 cm × 60 cm
- ▬ 2 Gipsbinden 15 cm × 3 m
- ▬ 1 Gipsbinde 12 cm × 3 m
- ▬ Gipslonguette 15 cm × 20 cm
- ▬ Gipslonguette 10 cm × 20 cm
- ▬ Gehstoppel

- ■ Lagerung
- ■ ■ Der liegende Patient

Der Patient wird auf der Gipsliege liegend so gelagert, dass der Fuß ca. 10 cm über die Unterkante der Gipsliege hinausragt. Das Knie wird mit einer Knielagerungsrolle unterstützt. Die Höhe der Gipsliege ist so einzustellen, dass der Unterschenkel parallel zur Unterlage zu liegen kommt. Während der Gipsanlage stellt der Gipser das verletzte Bein auf seinem Bauch ab.

- ■ ■ Der sitzende Patient

Die Lagerung im Sitzen ist nur dann sinnvoll, wenn eine Fraktur eingerichtet werden muss. Durch diese Lagerung werden sämtliche Muskeln im Unterschenkelbereich entspannt. Der Patient wird sitzend auf der höhenverstellbaren Gipsliege gelagert.

Das unverletzte Bein wird auf einem Hocker abgestellt. Der Arzt sitzt so vor dem auf einem höhenverstellbaren Hocker, dass das Kniegelenk in 90° abgewinkelt ist. Ebenso muss das Sprunggelenk in 90° abgewinkelt sein. Während der Gipsanlage steht das Bein die gesamte Zeit auf dem Oberschenkel des Arztes.

- ■ Technik
- ■ ■ Beim liegenden Patient

Der Hautschutz wird faltenfrei am Unterschenkel angelegt. Die Polsterung wird distal im Bereich der Zehengrundgelenke und proximal im Bereich des Kniegelenkes angelegt. Das Fibularköpfchen muss mindestens zur Hälfte überdeckt sein.

Die erste Gipsbinde wird in das vorbereitete saubere Tauchwasser (ca. 20–25°C) getaucht und leicht ausgedrückt. Die nasse Binde faltenfrei auf den Unterschenkel wickeln. Das distale Ende befindet sich bei den Zehengrundgelenken. Das proximale Ende wird schräg, reitstiefelförmig abgeschlossen, wobei der Verband im Bereich der Kniekehle kürzer und im Bereich des Fibularköpfchens höher angelegt sein muss. Das Fibularköpfchen muss von der Gipsbinde unbedingt mindestens 2 cm überdeckt sein.

Als nächster Schritt wird die Longuette ins Gipswasser getaucht, ausgedrückt und dorsalseitig angelegt. Am proximalen Ende darf die Longuette nicht zu hoch in die Kniekehle reichen. Der Hautschutz wird distal und proximal umgeschlagen. Dabei ist darauf zu achten, dass jeweils nur die Polsterung und nicht der Gipsrand umgeschlagen wird.

Mit der zweiten Gipsbinde wird der Verband mit einer zweiten Tour umwickelt. Ist der Patient nicht zu groß, wird mit der zweiten Binde bereits der Abschluss gewickelt. Ist der Verband zu dünn, muss mit der schmaleren Binde der Abschluss hergestellt werden.

Der Verband ist nach Prof. Dr. Böhler zu beschriften. Der Patient wird mit den Verhaltensregeln vertraut gemacht und zur Endkontrolle je nach Anforderung ins Röntgen oder zum Arzt weitergeleitet.

#### ▪▪ Beim sitzenden Patienten

Der Hautschutz wird faltenfrei angelegt. Die Polsterung wird distal im Bereich der Zehengrundgelenke und proximal im Bereich des Kniegelenkes angelegt. Das Fibularköpfchen muss mindestens zur Hälfte überdeckt sein.

Die erste Gipsbinde wird in das vorbereitete saubere Tauchwasser (ca. 20–25°C) getaucht und leicht ausgedrückt. Die nasse Binde wird nun faltenfrei auf den Unterschenkel gewickelt. Das distale Ende befindet sich bei den Zehengrundgelenken. Das proximale Ende wird schräg, reitstiefelförmig abgeschlossen, wobei der Verband im Bereich der Kniekehle kürzer und im Bereich des Fibularköpfchens höher angelegt sein muss. Das Fibularköpfchen muss von der Gipsbinde unbedingt mindestens 2 cm überdeckt sein.

Als nächster Schritt wird die Longuette ins Gipswasser getaucht, ausgedrückt, dorsalseitig im proximalen Bereich angelegt und nach distal ausgestreift. Für den Gips wird die Longuette distal so ausgefertigt, dass Sie an den Grundgelenken endet. Am proximalen Ende darf die Longuette nicht zu hoch in die Kniekehle reichen. Es muss während des gesamten Vorgangs immer wieder auf die Stellung der Gelenke geachtet werden.

Mit der zweiten Gipsbinde wird der Verband mit einer zweiten Tour umwickelt. Ist der Patient nicht zu groß, wird mit der zweiten Binde bereits der Abschluss gewickelt. Ist der Verband zu dünn, muss mit der schmaleren Binde der Abschluss hergestellt werden.

Der Verband ist nach Prof. Dr. Böhler zu beschriften. Der Patient wird mit den Verhaltensregeln vertraut gemacht und zur Endkontrolle je nach Anforderung ins Röntgen oder zum Arzt weitergeleitet.

Wird der Verband – egal ob im Liegen oder im Sitzen angelegt – als Gehgipsverband angelegt, wird im Liegen der Gehstoppel angelegt.

Die Unterlagslonguette wird ins Tauchwasser getaucht und leicht ausgedrückt. Die Longuette wird auf die Sohle des Verbandes so angelegt, dass sie als Unterlage für den Stoppel den gesamten Bereich abdeckt. Der Stoppel wird angelegt und die Longuette wird so anmodelliert, dass keine Luftlöcher unter dem Stoppel entstehen. Mit zwei Longuettenstücken wird der Stoppel am Gipsverband so angelegt, dass das hintere Ende des Stoppels in einer Fluchtlinie mit dem Fibularköpfchen und dem lateraler Malleolus abschließt. Zum Abschluss wird der Stoppel mit der schmalen Gipsbinde befestigt.

---

#### Fehler und Gefahren
- Wird der Unterschenkelgips an den Rändern zu wenig gepolstert, können Druckstellen entstehen.
- Das Fehlen des Hautschutzes kann zu Hautirritationen führen.
- Ist der Verband in der Kniekehle zu hoch kann es in diesem Bereich zu einer Druckstelle kommen.

> — Eine falsche Gelenkstellung kann zu Gelenkproblemen nach der Abnahme führen.
> — Ist der Stoppel zu weit vorne oder zu weit hinten montiert, kann der Patient nicht ordentlich gehen.
> — Bei fehlerhaftem Druck auf das Fibularköpfchen kann es zu Peroneusläsionen kommen.

### 7.1.3  Kniegipshülse, gespalten

■ Diagnose
— Frische Bandverletzungen im Kniebereich
— Frische Kniescheibenfraktur – in Streckstellung
— Ruhigstellung nach Kniescheibenluxation
— Zur Wundheilung (z.B. nach Bursektomie)

■ Material
Die Längen- und Breitenangaben sind dem jeweiligen Patienten anzupassen (■ Abb. 7.12):
— Schlauchmull oder Papierbinde
— Wattebinde, 10 cm
— 2 Gipslonguetten, 12 cm × 40 cm
— 5–6 Gipsbinden, 15 cm × 3 m
— Halbelastische Binde, 12 cm
— Klebestreifen
— Spaltschlauch

■ Lagerung
Der Patient wird liegend auf der Gipsliege gelagert. Wird der Verband in Normalstellung (20° abgewinkelt) eingegipst, wird ein zweiter Mitarbeiter benötigt – dieser ist für das Einhalten der Stellung zuständig. In der Streckstellung ist es oft nicht notwendig, den Patienten zu unterstützen.

■ Technik
Der Spaltschlauch wird mit dem Hautschutz befestigt. Dieser wird faltenfrei angelegt. Die Polsterung wird distal, proximal und im Bereich des Fibularköpfchens angelegt (■ Abb. 7.13). Im distalen Bereich wird die Polsterung 4-fach ausgeführt, um eine Druckstelle im Bereich der Malleolen zu verhindern. Proximal endet die Polsterung zwei Fingerbreiten unterhalb der Leiste (■ Abb. 7.14).

Die ersten beiden Gipsbinden werden in das vorbereitete saubere Tauchwasser (ca. 20–25°C) getaucht und leicht ausgedrückt. Die nassen Binden faltenfrei auf die untere Extremität gewickelt. Jetzt werden die Longuetten medial und lateral an der unteren Extremität angelegt.

Der Hautschutz wird so umgeschlagen, dass im distalen Bereich ca. vier Fingerbreiten oberhalb der Malleolen und im proximalen Bereich ca. drei Fingerbreiten unterhalb der Leiste der Verband abgeschlossen ist. Mit den restlichen Gipsbinden wird der Verband abgeschlossen und glatt gestrichen.

Oberhalb der Kondylen werden Haltedellen angebracht, um ein Abrutschen der Hülse zu verhindern. Nach dem Aushärten wird der Verband gespalten und der gespaltene Gips mit der halbelastischen Binde befestigt.

Der Verband ist nach Prof. Dr. Böhler zu beschriften. Der Patient wird mit den Verhaltensregeln vertraut gemacht und zur Endkontrolle je nach Anforderung ins Röntgen oder zum Arzt weitergeleitet.

Der Patient wird nach einer Woche zum Gipswechsel bestellt.

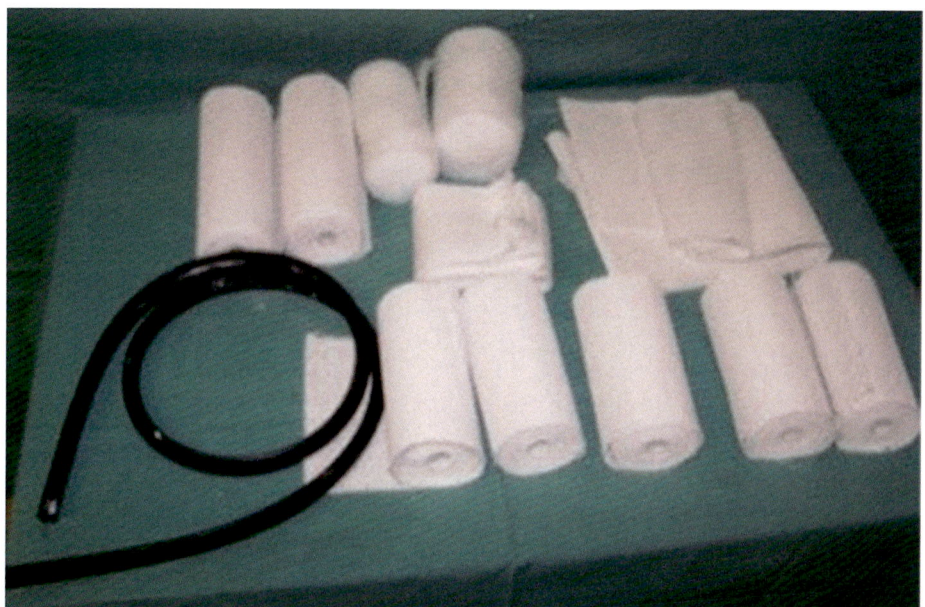

■ **Abb. 7.12** Material für die gespaltene Kniegipshülse

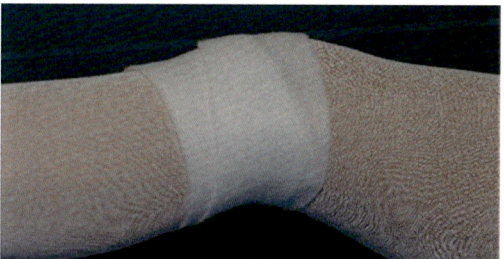

■ **Abb. 7.13** Fibularköpfchen wattiert

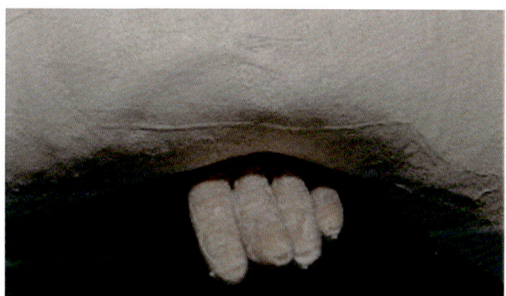

■ **Abb. 7.14** Immer mit gestreckten Fingern unter dem Kniegelenk unterstützen

> **Fehler und Gefahren**
> - Wird die gespaltene Kniegipshülse an den Rändern zu wenig gepolstert, können Druckstellen entstehen.
> - Das Fehlen des Hautschutzes kann zu Hautirritationen führen.
> - Ist der Verband in der Leiste zu hoch, kann es in diesem Bereich zu einer Druckstelle kommen.
> - Wurde die Haltedelle vergessen, kann der Verband rutschen und eine Druckstelle erzeugen.
> - Eine falsche Gelenkstellung kann zu Gelenkproblemen nach der Abnahme führen.
> - Werden die Ränder des Spaltschlauchs nicht gebrochen, kann es zu Druckstellen kommen.

## 7.1.4 Kniegipshülse

■ **Diagnose**
- Bandverletzungen im Kniebereich
- Kniescheibenfraktur – in Streckstellung
- Ruhigstellung nach Kniescheibenluxation

■ **Material**
Die Längen- und Breitenangaben sind dem jeweiligen Patienten anzupassen.
- Schlauchmull oder Papierbinde
- Wattebinde, 10 cm
- 2 Gipslonguetten, 12 cm × 40 cm
- 5–6 Gipsbinden, 15 cm × 3 m

■ **Lagerung**
Der Patient wird liegend auf der Gipsliege gelagert. Wird der Verband in Normalstellung (20° abgewinkelt) eingegipst, wird ein zweiter Mitarbeiter benötigt – dieser ist für das Einhalten der Stellung zuständig. In der Streckstellung ist es oft nicht notwendig, den Patienten zu unterstützen.

■ **Technik**
Der Hautschutz wird faltenfrei angelegt. Die Polsterung wird distal, proximal und im Bereich des Fibularköpfchens angelegt. Im distalen Bereich wird die Polsterung 4-fach ausgeführt, um eine Druckstelle im Bereich der Malleolen zu verhindern. Proximal endet die Polsterung zwei Fingerbreiten unterhalb der Leiste.

Die ersten beiden Gipsbinden werden in das vorbereitete saubere Tauchwasser (ca. 20–25°C) getaucht und leicht ausgedrückt. Die nassen Binden faltenfrei auf die untere Extremität gewickelt.

Jetzt werden die Longuetten medial und lateral an der unteren Extremität angelegt (◘ Abb. 7.15). Der Hautschutz wird so umgeschlagen, dass im distalen Bereich ca. vier Fingerbreiten oberhalb der Malleolen und im proximalen Bereich ca. drei Fingerbreiten unterhalb der Leiste der Verband abgeschlossen ist. Mit den restlichen Gipsbinden wird der Verband abgeschlossen und glattgestrichen (◘ Abb. 7.16).

Oberhalb der Kondylen werden Haltedellen angebracht, um ein Abrutschen der Hülse zu verhindern.

Der Verband ist nach Prof. Dr. Böhler zu beschriften. Der Patient wird mit den Verhaltensregeln vertraut gemacht und zur Endkontrolle je nach Anforderung ins Röntgen oder zum Arzt weitergeleitet.

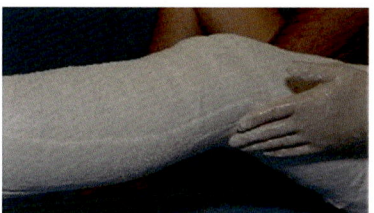

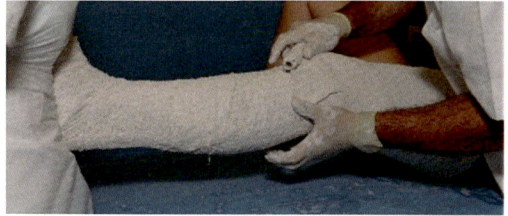

**Abb. 7.15**   Angelegte Longuette

**Abb. 7.16**   Gipsabschluss

---

**Fehler und Gefahren**

- Wird die Kniegipshülse an den Rändern zu wenig gepolstert, können Druckstellen entstehen.
- Das Fehlen des Hautschutzes kann zu Hautirritationen führen.
- Ist der Verband in der Leiste zu hoch, kann es in diesem Bereich zu einer Druckstelle kommen.
- Wurde die Haltedelle vergessen, kann der Verband rutschen und eine Druckstelle erzeugen.
- Eine falsche Gelenkstellung kann zu Gelenkproblemen nach der Abnahme führen.

## 7.1.5   Oberschenkelspaltgips

- **Diagnose**
- Frische distale Unterschenkelfraktur
- Frische Tibiakopffraktur
- Frische distale Oberschenkelfraktur
- Frische komplexe Knöchelfraktur
- Frische schwere Bandverletzungen im Kniegelenk

- **Material**

Die Längen- und Breitenangaben sind dem jeweiligen Patienten anzupassen:
- Schlauchmull oder Papierbinde
- Wattebinde, 10 cm
- 1 Gipslonguette, 12 cm × 100 cm
- 5–6 Gipsbinde, 15 cm × 3 m
- Halbelastische Binde, 12 cm
- Klebestreifen
- Spaltschlauch

- **Lagerung**

Patient wird liegend auf der Gipsliege gelagert. Der Verband wird in Normalstellung (20° abgewinkelt) angelegt. Der Gipsverband wird mit drei Mitarbeitern angelegt. Der Arzt übernimmt den Fuß und kümmert sich um die Frakturstellung, die Reposition, die Stellung des Sprunggelenks. Der erste Gipsassistent übernimmt das Knie des Patienten, kümmert sich um die Stellung des Kniegelenks und unterstützt den Arzt. Der zweite Gipsassistent übernimmt das Anwickeln des Verbandes.

- **Technik**

Der Spaltschlauch wird mit dem Hautschutz befestigt. Dieser wird faltenfrei angelegt. Die Polsterung wird distal, proximal und im Bereich des Fibularköpfchens angelegt. Im distalen Bereich wird die Polsterung an den Zehengrundgelenken angelegt. Proximal endet die Polsterung zwei Fingerbreiten unterhalb der Leiste.

Die ersten beiden Gipsbinden werden in das vorbereitete saubere Tauchwasser (ca. 20–25°C) getaucht und leicht ausgedrückt. Die nassen Binden werden faltenfrei auf die untere Extremität gewickelt (◘ Abb. 7.17).

Jetzt werden die Longuetten dorsalseitig an der unteren Extremität angelegt (◘ Abb. 7.18). Im Zehenbereich wird eine Grundplatte geformt. Der Hautschutz wird so umgeschlagen, dass im distalen Bereich die Zehen frei sind. Im proximalen Bereich schließt der Verband ca. drei Fingerbreiten unterhalb der Leiste ab. Mit den restlichen Gipsbinden wird der Verband abgeschlossen und glattgestrichen. Nach dem Aushärten wird der Verband gespalten und der gespaltene Gips mit der halbelastischen Binde befestigt.

Der Verband ist nach Prof. Dr. Böhler zu beschriften. Der Patient wird mit den Verhaltensregeln vertraut gemacht und zur Endkontrolle je nach Anforderung ins Röntgen oder zum Arzt weitergeleitet.

Der Patient wird nach einer Woche zum Gipswechsel bestellt.

> **Fehler und Gefahren**
> - Wird der Oberschenkelspaltgips an den Rändern zu wenig gepolstert, können Druckstellen entstehen.
> - Das Fehlen des Hautschutzes kann zu Hautirritationen führen.
> - Ist der Verband in der Leiste zu hoch, kann es in diesem Bereich zu einer Druckstelle kommen.
> - Wurde auf die Haltedelle vergessen, kann der Verband rutschen und eine Druckstelle erzeugen.
> - Eine falsche Gelenkstellung kann zu Gelenkproblemen nach der Abnahme führen.
> - Werden die Ränder des Spaltschlauchs nicht gebrochen, kann es zu Druckstellen kommen.

## 7.1.6 Oberschenkelgips

- **Diagnose**
- Distale Unterschenkelfraktur
- Tibiakopffraktur
- Distale Oberschenkelfraktur
- Komplexe Knöchelfraktur
- Schwere Bandverletzungen im Kniegelenk

- **Material**

Die Längen- und Breitenangaben sind dem jeweiligen Patienten anzupassen:
- Schlauchmull oder Papierbinde
- Wattebinde, 10 cm
- 1 Gipslonguette, 12 cm × 100 cm
- 5–6 Gipsbinden, 15 cm × 3 m
- Gehstoppel
- Gipslonguette, 15 cm × 20 cm
- Gipslonguette, 10 cm × 30 cm
- 1 Gipsbinde, 10 cm × 3 m

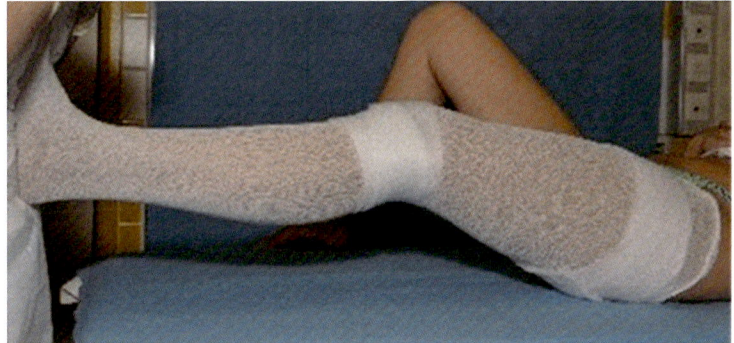

■ **Abb. 7.17**    Oberschenkel mit Hautschutz und Wattierung

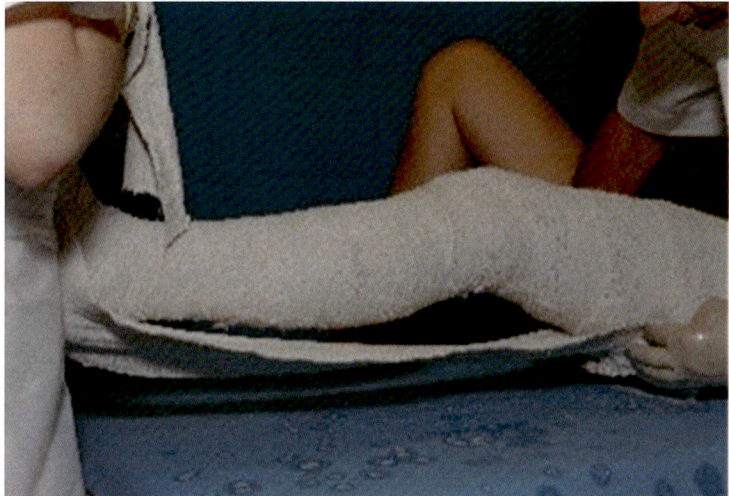

■ **Abb. 7.18**    Angelegte Longuette

■ **Lagerung**

Patient wird liegend auf der Gipsliege gelagert. Der Verband wird in Normalstellung (20° abgewinkelt) angelegt. Der Gipsverband wird mit drei Mitarbeitern angelegt. Der Arzt übernimmt den Fuß und kümmert sich um die Frakturstellung, die Reposition und die Stellung des Sprunggelenks. Der erste Gipsassistent übernimmt das Knie des Patienten, kümmert sich um die Stellung des Kniegelenks und unterstützt den Arzt. Der zweite Gipsassistent übernimmt das Anwickeln des Verbandes.

■ **Technik**

Der Hautschutz wird faltenfrei angelegt. Die Polsterung wird distal, proximal und im Bereich des Fibularköpfchens angelegt. Im distalen Bereich wird die Polsterung an den Zehengrundgelenken angelegt. Proximal endet die Polsterung zwei Fingerbreiten unterhalb der Leiste.

Die ersten beiden Gipsbinden werden in das vorbereitete saubere Tauchwasser (ca. 20–25°C) getaucht und leicht ausgedrückt. Die nassen Binden werden faltenfrei auf die untere Extremität gewickelt. Jetzt werden die Longuetten dorsalseitig an der unteren Extremität angelegt. Im distalen Bereich endet der Gipsverband auf der Höhe der Zehengrundgelenke.

Der Hautschutz wird so umgeschlagen, dass im distalen Bereich die Zehen frei sind. Im proximalen Bereich schließt der Verband ca. drei Fingerbreiten unterhalb der Leiste ab. Mit den restlichen Gipsbinden wird der Verband abgeschlossen und glattgestrichen.

Der Verband ist nach Prof. Dr. Böhler zu beschriften. Der Patient wird mit den Verhaltensregeln vertraut gemacht und zur Endkontrolle je nach Anforderung ins Röntgen oder zum Arzt weitergeleitet. Nach der Röntgenkontrolle wird der Gehstoppel angelegt.

Die Unterlagslonguette wird ins Tauchwasser getaucht und leicht ausgedrückt. Die Longuette wird auf die Sohle des Verbandes so angelegt, dass sie als Unterlage für den Stoppel den gesamten Bereich abdeckt. Der Stoppel wird angelegt, und die Longuette wird so anmodelliert, dass keine Luftlöcher unter dem Stoppel entstehen. Mit zwei Longuettenstücken wird der Stoppel am Gipsverband so angelegt, dass das hintere Ende des Stoppels in einer Fluchtlinie mit dem Fibularköpfchen und dem lateraler Malleolus abschließt.

Zum Abschluss wird der Stoppel mit der schmalen Gipsbinde befestigt (◼ Abb. 7.19).

---

**Fehler und Gefahren**
- Wird der Oberschenkelgips an den Rändern zu wenig gepolstert, können Druckstellen entstehen.
- Das Fehlen des Hautschutzes kann zu Hautirritationen führen.
- Ist der Verband in der Leiste zu hoch, kann es in diesem Bereich zu einer Druckstelle kommen.
- Eine falsche Gelenkstellung kann zu Gelenkproblemen nach der Abnahme führen.
- Ist der Stoppel zu weit vorne oder zu weit hinten montiert, kann der Patient nicht ordentlich gehen.

### 7.1.7  Gipshose

■ **Diagnose**
- Oberschenkelschaftfrakturen
- Oberschenkelhalsfrakturen

■ **Material**
Die Längen- und Breitenangaben sind dem jeweiligen Patienten anzupassen (◼ Abb. 7.20):
- Hautschutz für Oberkörper
- Hauschutz für Oberschenkel
- 8–9 Gipsbinden, 15 cm × 3 m
- 3 Gipslonguetten, 15 cm × 100 cm
- Wattebinde, 15 cm

■ **Lagerung**
Die Lagerung für eine Gipshose erfolgt immer auf einem speziellen Gipstisch. Der Gipstisch muss so verstellbar sein, dass der Patient auf der Lagerungsplatte zum Liegen kommt und mit den Extensionsaggregaten die Beine extendiert werden können. Wichtig für die richtige Lagerung ist jetzt auch, über die richtige Ausdehnung des Verbandes Bescheid zu wissen (◼ Abb. 7.21). Die Gipshose wird je nach Verletzung als kurze Hose, lange Hose oder Gipshose mit Fußteil ausgeführt.

■ **Technik**
Der Hautschutz wird faltenfrei angelegt und der Oberschenkelbereich über dem Oberkörperbereich fixiert. Die Polsterung wird je nach Ausdehnung des Verbandes am distalen Ende an

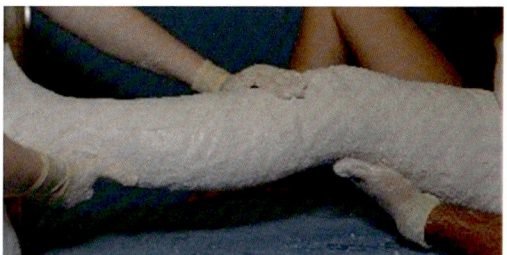

◘ **Abb. 7.19**   Gipsbinde

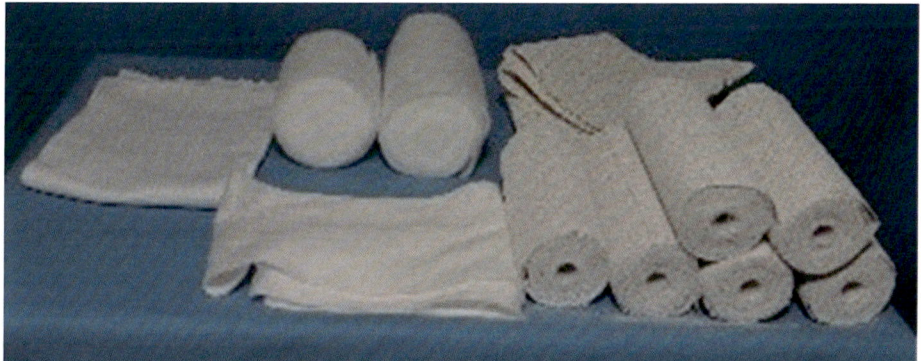

◘ **Abb. 7.20**   Material für die Gipshose

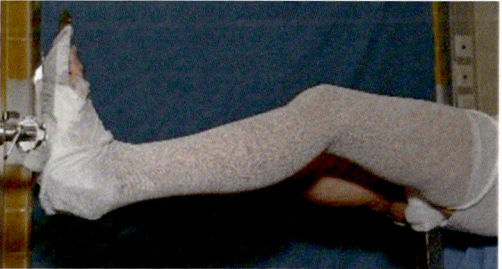

◘ **Abb. 7.21**   Lagerung für Gipshose

den Zehengrundgelenken, oberhalb der Malleolen oder oberhalb des Knies angelegt. Bei den längeren Versionen werden zusätzlich das Knie und das Fibularköpfchen gepolstert. Der Leistenbereich wird ebenfalls mit der Wattebinde gepolstert. Der Abschluss am Oberkörper wird ebenfalls gepolstert.

Die ersten Gipsbinden werden in das vorbereitete saubere Tauchwasser (ca. 20–25°C) getaucht und leicht ausgedrückt. Die nassen Binden werden faltenfrei von distal nach proximal über den gesamten Bereich des Gipsverbandes angewickelt (◘ Abb. 7.22, ◘ Abb. 7.23 und ◘ Abb. 7.24).

Eine Longuetten wird dorsalseitig an der Extremität angelegt. Die zweite Longuette wird lateralseitig am Übergang zwischen Oberschenkel und Becken angelegt. Diese wird so breit gefächert, dass sie den größten Bereich des Übergangs abdeckt. Die dritte Longuette wird zirkulär über den Oberkörper entlang des Abschlusses angelegt.

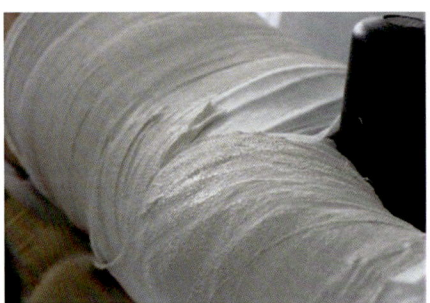

**Abb. 7.22**   Lagerung mit dem Gegenzugstab

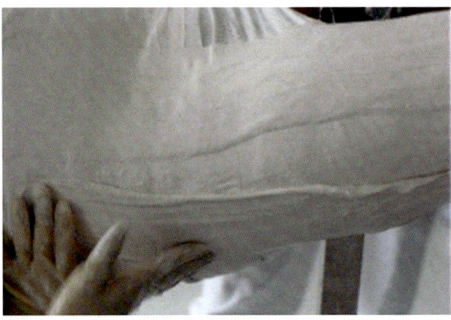

**Abb. 7.23**   Verstärkung durch Longuetten

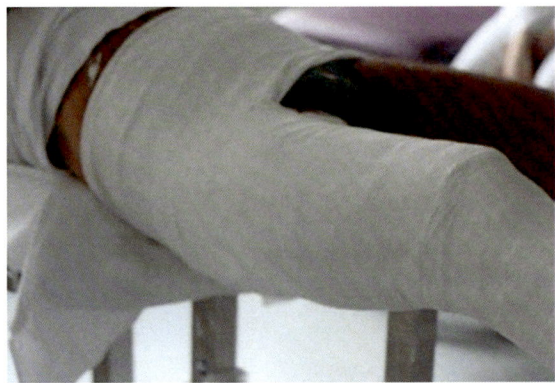

**Abb. 7.24**   Gelagert mit gebeugtem Knie

Der Intimbereich an der Vorder-und Rückseite des Patienten muss so ausgeschnitten werden, dass der Patient ohne größere Probleme die Toilette aufsuchen kann. Mit den restlichen Gipsbinden wird der Verband abgeschlossen.

---

**Fehler und Gefahren**
- Wird die Gipshose an den Rändern zu wenig gepolstert, können Druckstellen entstehen.
- Das Fehlen des Hautschutzes kann zu Hautirritationen führen.
- Ist der Verband im Intimbereich zu hoch, kann es in diesem Bereich zu Verschmutzungen und/oder Druckstellen kommen.
- Eine falsche Gelenkstellung kann zu Gelenkproblemen nach der Abnahme führen.

## 7.2    Kunstharz-Hartcast

### 7.2.1    Unterschenkelcast

**Diagnose**
- Bandverletzungen im Bereich des Sprunggelenks

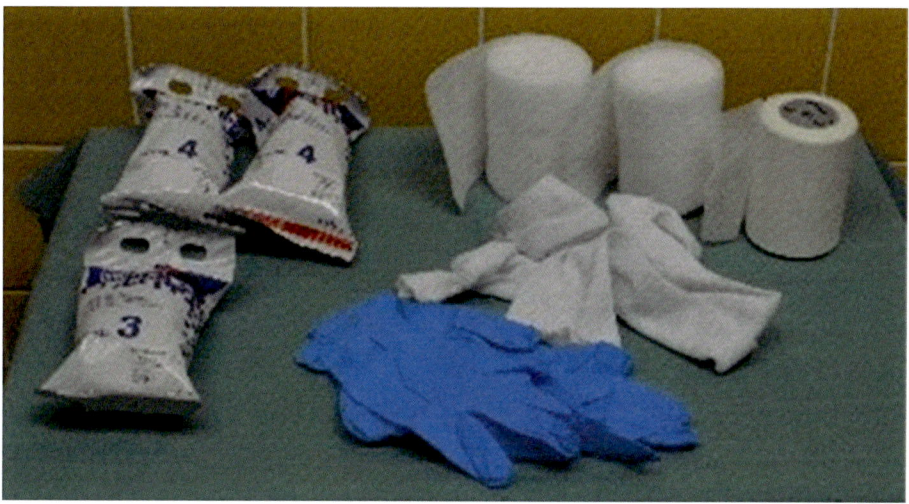

**Abb. 7.25** Material für den Unterschenkelcast

— Bandverletzungen im Bereich des Vor- und Mittelfußes
— Knochenverletzungen im Bereich des Sprunggelenks
— Knochenverletzungen im Bereich des Vor- und Mittelfußes
— Verletzungen im Bereich der Achillessehne – hier wird das Sprunggelenk nicht in
 90°-Stellung, sondern in Spitzfußstellung eingegipst

■ **Material**

Die Längen- und Breitenangaben sind dem jeweiligen Patienten anzupassen (■ Abb. 7.25):
— 3 Kunstharzbinden, 10 cm
— Hautschutz
— Polsterwatte
— Polsterschaumbinde
— Frischhaltefolie
— Gehsohle

■ **Lagerung**
■ ■ **Der liegende Patient**

Der Patient wird auf der Gipsliege liegend so gelagert, dass der Fuß ca. 10 cm über die Unterkante der Gipsliege hinausragt (■ Abb. 7.26). Das Knie wird mit einer Knielagerungsrolle unterstützt. Die Höhe der Gipsliege ist so einzustellen, dass der Unterschenkel parallel zur Unterlage zu liegen kommt. Während der Gipsanlage stellt der Gipser das verletzte Bein auf seinem Bauch ab.

■ ■ **Der sitzende Patient**

Die Lagerung im Sitzen ist nur dann sinnvoll, wenn eine Fraktur eingerichtet werden muss. Durch diese Lagerung werden sämtliche Muskeln im Unterschenkelbereich entspannt. Der Patient wird sitzend auf der höhenverstellbaren Gipsliege gelagert. Das unverletzte Bein wird auf einem Hocker abgestellt. Der Arzt sitzt so vor dem auf einem höhenverstellbaren Hocker, dass das Kniegelenk in 90° abgewinkelt ist. Ebenso muss das Sprunggelenk in 90° abgewinkelt sein. Während der Gipsanlage steht das Bein die gesamte Zeit auf dem Oberschenkel des Arztes.

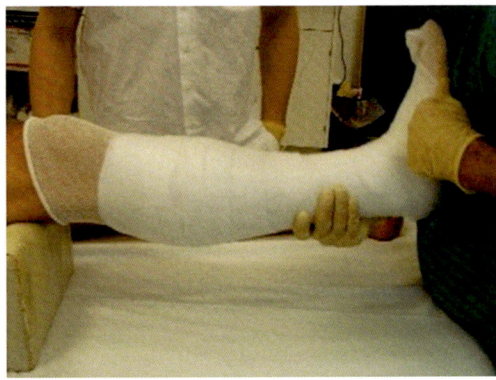

■ **Abb. 7.26**    Fuß ca. 10 cm über der Unterkante der Gipsliege

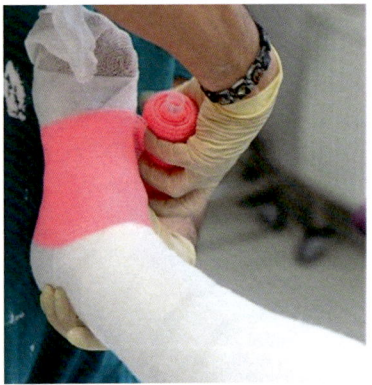

■ **Abb. 7.27**    Die erste Binde wird angelegt

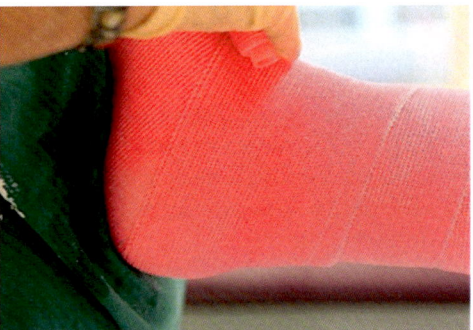

■ **Abb. 7.28**    90°-Stellung im Sprunggelenk

■   **Technik**

■ ■   **Beim liegenden Patient**

Der Hautschutz wird faltenfrei am Unterschenkel angelegt. Die Polsterung wird von distal ab der Zehengrundgelenke und proximal bis zum Bereich des Kniegelenks angelegt. Das Fibularköpfchen muss mindestens zur Hälfte überdeckt sein. Die erste Kunstharzbinde wird in das vorbereitete saubere Tauchwasser (ca. 20–25°C) getaucht und leicht ausgedrückt.

Die nasse Binde wird faltenfrei von distal nach proximal auf den Unterschenkel gewickelt (■ Abb. 7.27). Das distale Ende befindet sich bei den Zehengrundgelenken. Das proximale Ende wird schräg, reitstiefelförmig abgeschlossen, wobei der Verband im Bereich der Kniekehle kürzer und im Bereich des Fibularköpfchens höher angelegt sein muss. Das Fibularköpfchen muss von der Castbinde unbedingt mindestens 2 cm überdeckt sein.

Der Hautschutz wird distal und proximal umgeschlagen. Dabei ist darauf zu achten, dass jeweils nur die Polsterung und nicht die Castbinde umgeschlagen wird. Mit der zweiten Kunstharzbinde wird der Verband mit einer zweiten Tour umwickelt. Die dritte Binde wird als Abschluss gewickelt. Diese kann gefärbte oder bedruckt sein (■ Abb. 7.28). Die Ränder dürfen auf keinen Fall über die Polsterung hinausreichen (■ Abb. 7.29).

Der Verband ist nach Prof. Dr. Böhler zu beschriften. Der Patient wird mit den Verhaltensregeln vertraut gemacht und zur Endkontrolle je nach Anforderung ins Röntgen oder zum Arzt weitergeleitet.

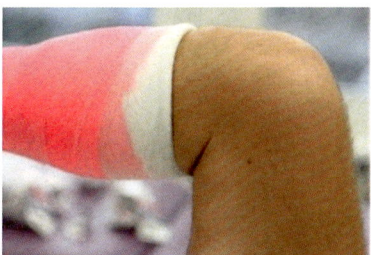

◨ **Abb. 7.29**    Abwinkeln des Knies muss möglich sein

▪ ▪ **Beim sitzenden Patienten**

Der Hautschutz wird faltenfrei angelegt. Die Polsterung wird von distal ab der Zehengrundgelenke und proximal bis zum Bereich des Kniegelenkes angelegt. Das Fibularköpfchen muss
mindestens zur Hälfte überdeckt sein. Die erste Kunstharzbinde wird in das vorbereitete saubere
Tauchwasser (ca. 20–25°C) getaucht und leicht ausgedrückt. Die nasse Binde wird faltenfrei von
distal nach proximal auf den Unterschenkel wickeln.

Das distale Ende befindet sich bei den Zehengrundgelenken. Das proximale Ende wird schräg,
reitstiefelförmig abgeschlossen, wobei der Verband im Bereich der Kniekehle kürzer und im
Bereich des Fibularköpfchens höher angelegt sein muss. Das Fibularköpfchen muss von der Gipsbinde unbedingt mindestens 2 cm überdeckt sein.

Es muss während des gesamten Vorgangs immer wieder auf die Stellung der Gelenke
geachtet werden. Mit der zweiten Gipsbinde wird der Verband mit einer zweiten Tour umwickelt. Mit der dritten Binde wird der Verband abgeschlossen. Diese Binde kann gefärbt oder
bedruckt sein. Die Ränder dürfen auf keinen Fall über die Polsterung hinausreichen. Nach
der letzten Binde wird mit der Folie der Verband umwickelt, um ein rascheres Aushärten
zu erzielen.

Der Verband ist nach Prof. Dr. Böhler zu beschriften. Der Patient wird mit den Verhaltensregeln vertraut gemacht und zur Endkontrolle je nach Anforderung ins Röntgen oder zum Arzt
weitergeleitet.

Darf der Patient den Cast belasten, wird ihm eine Gehsohle angelegt. Der Patient wird darauf
hingewiesen, dass ein Belasten des Verbands nur mit Sohle gestattet ist. Die Gehsohle muss straff
mit den Klettbändern angelegt werden.

**Fehler und Gefahren**
- Wird der Unterschenkelgips an den Rändern zu wenig gepolstert, können Druckstellen
  entstehen.
- Das Fehlen des Hautschutzes kann zu Hautirritationen führen.
- Ist der Verband in der Kniekehle zu hoch, kann es in diesem Bereich zu einer Druckstelle
  kommen.
- Eine falsche Gelenkstellung kann zu Gelenkproblemen nach der Abnahme
  führen.
- Ist der Verband nicht durchgängig gepolstert, kann es bei der Verbandabnahme
  zu Verletzungen durch die oszillierende Säge kommen.
- Ist der Verband über dem Fibularköpfchen zu kurz, kann es zu Druckstellen über dem
  Peruneus kommen (Peroneusläsionen)!

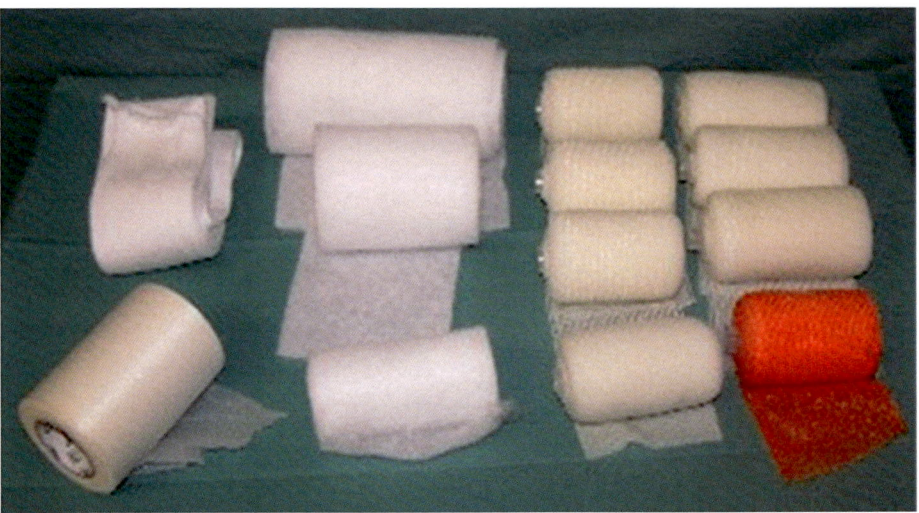

◘ **Abb. 7.30**    Material für Kniehülse-Cast

## 7.2.2  Kniehülse-Cast

■ **Diagnose**
- Bandverletzungen im Kniebereich
- Kniescheibenfraktur – in Streckstellung
- Nach Patellaluxation
- Zur Wundheilung (nach Bursektomie)

■ **Material**
Die Längen- und Breitenangaben sind dem jeweiligen Patienten anzupassen (◘ Abb. 7.30):
- 4–5 Kunstharzbinden, 12,5 cm
- Hautschutz
- Polsterwatte
- Polsterschaumbinde
- Frischhaltefolie

■ **Lagerung**
Der Patient wird liegend auf der Gipsliege gelagert. Wird der Verband in Normalstellung (20° abgewinkelt) eingegipst, wird ein zweiter Mitarbeiter benötigt. Dieser ist für das Einhalten der Stellung zuständig. In der Streckstellung ist es oft nicht notwendig, den Patienten zu unterstützen.

■ **Technik**
Der Hautschutz wird faltenfrei angelegt. Die Polsterung wird von distal nach proximal angelegt. Im distalen Bereich wird die Polsterung 4-fach ausgeführt, um eine Druckstelle im Bereich der Malleolen zu verhindern (◘ Abb. 7.31). Proximal endet die Polsterung zwei Fingerbreiten unterhalb der Leiste.

Die ersten beiden Castbinden werden in das vorbereitete saubere Tauchwasser (ca. 20–25°C) getaucht und leicht ausgedrückt. Die nassen Binden faltenfrei von distal nach proximal auf die untere Extremität gewickelt. Der Hautschutz mit der Polsterung wird so umgeschlagen, dass im distalen Bereich ca. vier Fingerbreiten oberhalb der Malleolen und im proximalen Bereich ca. drei Fingerbreiten unterhalb der Leiste der Verband abgeschlossen ist (◘ Abb. 7.32).

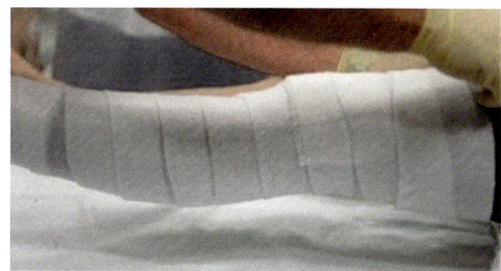

**Abb. 7.31** Polsterung

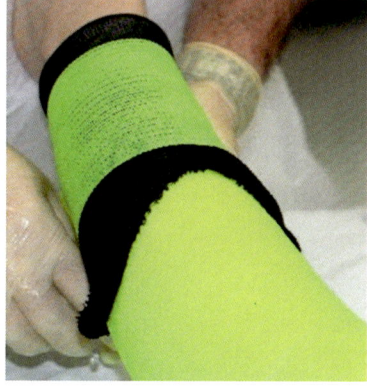

**Abb. 7.32** Hautschutz, umgeschlagen

Mit den restlichen Kunstharzbinden wird der Verband abgeschlossen. Nach der letzten Binde wird mit der Folie der Verband umwickelt, um ein rascheres Aushärten zu erzielen (■ Abb. 7.33). Oberhalb der Kondylen werden Haltedellen angebracht, um ein Abrutschen der Hülse zu verhindern.

Der Verband ist nach Prof. Dr. Böhler zu beschriften. Der Patient wird mit den Verhaltensregeln vertraut gemacht und zur Endkontrolle je nach Anforderung ins Röntgen oder zum Arzt weitergeleitet.

> **Fehler und Gefahren**
>
> — Wird die Kniegipshülse an den Rändern zu wenig gepolstert, können Druckstellen entstehen.
> — Das Fehlen des Hautschutzes kann zu Hautirritationen führen.
> — Ist der Verband in der Leiste zu hoch, kann es in diesem Bereich zu einer Druckstelle kommen.
> — Wurde die Haltedelle vergessen, kann der Verband rutschen und eine Druckstelle erzeugen.
> — Eine falsche Gelenkstellung kann zu Gelenkproblemen nach der Abnahme führen.
> — Ist der Verband nicht durchgängig gepolstert, kann es bei der Verbandabnahme zu Verletzungen durch die oszillierende Säge kommen.

## 7.2.3 Oberschenkelcastverband

■ **Diagnose**
- Distale Unterschenkelfraktur
- Tibiakopffraktur
- Distale Oberschenkelfraktur
- Komplexe Knöchelfraktur
- Schwere Bandverletzungen im Kniegelenk

■ **Material**
Die Längen- und Breitenangaben sind dem jeweiligen Patienten anzupassen (■ Abb. 7.34):
- 4–5 Kunstharzbinden, 12,5 cm
- 2 Kunstharzbinden, 10 cm
- Hautschutz
- Polsterwatte
- Polsterschaumbinde

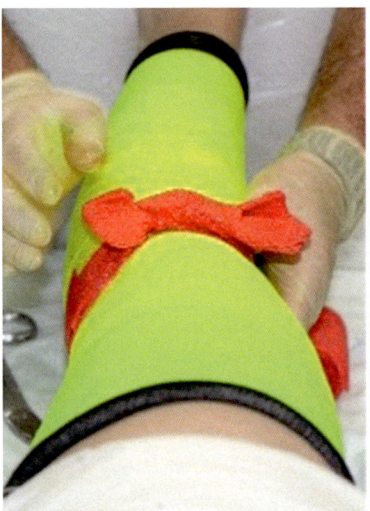

◘ **Abb. 7.33**   Fertiger Verband

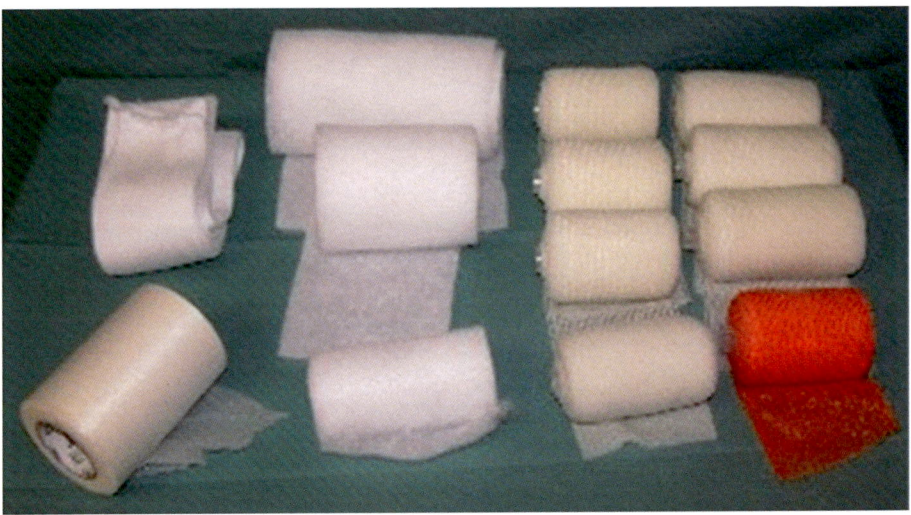

◘ **Abb. 7.34**   Material für den Oberschenkelcastverband

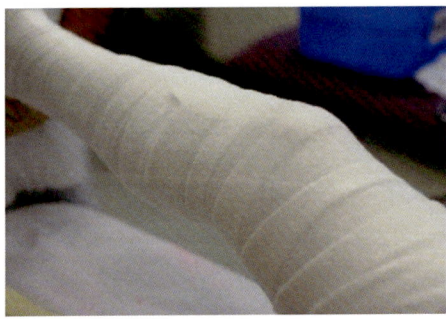

◘ **Abb. 7.35**   Wattierung für Oberschenkelverband

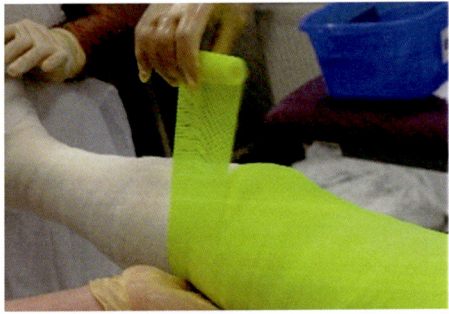

◘ **Abb. 7.36**   Kunstharzbinde wird gewickelt

- Frischhaltefolie
- Gehsohle

■ **Lagerung**

Der Patient wird liegend auf der Gipsliege gelagert. Der Verband wird in Normalstellung (20° abgewinkelt) angelegt. Der Gipsverband wird mit drei Mitarbeitern angelegt. Der Arzt übernimmt den Fuß und kümmert sich um die Frakturstellung, die Reposition, die Stellung des Sprunggelenks. Der erste Gipsassistent übernimmt das Knie des Patienten, kümmert sich um die Stellung des Kniegelenkes und unterstützt den Arzt. Der zweite Gipsassistent übernimmt das Anwickeln des Verbands.

■ **Technik**

Der Hautschutz wird faltenfrei angelegt. Die Polsterung wird von distal nach proximal angelegt.

Die ersten beiden Kunstharzbinden werden in das vorbereitete saubere Tauchwasser (ca. 20–25°C) getaucht und leicht ausgedrückt (◨ Abb. 7.36). Die nassen Binden werden faltenfrei von distal nach proximal, beginnend bei den Zehengrundgelenken, auf die untere Extremität gewickelt (◨ Abb. 7.35).

Der Hautschutz wird so umgeschlagen, dass im distalen Bereich die Zehen frei sind. Im proximalen Bereich schließt der Verband ca. drei Fingerbreiten unterhalb der Leiste ab. Es muss darauf geachtet werden, dass die Castbinden nicht umgeschlagen werden. Mit den restlichen Castbinden wird der Verband abgeschlossen und glattgestrichen (◨ Abb. 7.37). Nach der letzten Binde wird mit der Folie der Verband umwickelt, um ein rascheres Aushärten zu erzielen.

Der Verband ist nach Prof. Dr. Böhler zu beschriften. Der Patient wird mit den Verhaltensregeln vertraut gemacht und zur Endkontrolle je nach Anforderung ins Röntgen oder zum Arzt weitergeleitet.

Darf der Patient den Cast belasten, wird ihm eine Gehsohle angelegt. Der Patient wird darauf hingewiesen, dass ein Belasten des Verbandes nur mit Sohle gestattet ist. Die Gehsohle muss straff mit den Klettbändern angelegt werden.

> **Fehler und Gefahren**
> - Wird der Oberschenkelcast an den Rändern zu wenig gepolstert, können Druckstellen entstehen.
> - Das Fehlen des Hautschutzes kann zu Hautirritationen führen.
> - Ist der Verband in der Leiste zu hoch, kann es in diesem Bereich zu einer Druckstelle kommen.
> - Eine falsche Gelenkstellung kann zu Gelenkproblemen nach der Abnahme führen.
> - Ist der Verband nicht durchgängig gepolstert, kann es bei der Verbandabnahme zu Verletzungen durch die oszillierende Säge kommen.

## 7.2.4 Casthose

■ **Diagnose**

- Oberschenkelschaftfrakturen
- Oberschenkelhalsfrakturen

■ **Material**

Die Längen- und Breitenangaben sind dem jeweiligen Patienten anzupassen:

- 6 – 7 Kunstharzbinden, 12,5 cm
- 4 Kunstharzbinden, 10 cm

—   Longuette, 12,5 cm × 90 cm
—   Hautschutz
—   Polsterwatte
—   Polsterschaumbinde
—   Frischhaltefolie
—   Gehsohle

■   **Lagerung**

Die Lagerung für eine Gipshose erfolgt immer auf einem speziellen Gipstisch. Der Gipstisch muss so verstellbar sein, dass der Patient auf der Lagerungsplatte zum Liegen kommt und mit den Extensionsaggregaten die Beine extendiert werden können.

Wichtig für die richtige Lagerung ist jetzt auch, die richtige Ausdehnung des Verbandes zu wissen. Die Casthose wird je nach Verletzung als kurze Hose, lange Hose oder Casthose mit Fußteil ausgeführt.

■   **Technik**

Der Hautschutz wird faltenfrei angelegt und der Oberschenkelbereich wird ober dem Oberkörperbereich fixiert. Die Polsterung wird durchgehend angelegt, beginnend je nach Ausdehnung des Verbandes am distalen Ende von den Zehengrundgelenken, oberhalb der Malleolen oder oberhalb des Knies.

Die ersten Kunstharzbinden werden in das vorbereitete saubere Tauchwasser (ca. 20–25°C) getaucht und leicht ausgedrückt. Die nassen Binden müssen faltenfrei von distal nach proximal über den gesamten Bereich des Castverbandes angewickelt werden. Aus einer Castbinde mit 12,5 cm wird eine Longuette gelegt. Oder es wird eine fertige Longuette dorsalseitig an der Extremität angelegt.

Die Polsterung wird mit dem Hautschutz umgeschlagen. Es ist darauf zu achten, dass die Castbinde nicht umgeschlagen wird. Der Intimbereich an der Vorder- und Rückseite des Patienten muss so ausgeschnitten werden, dass der Patient ohne größere Probleme die Toilette aufsuchen kann (◘ Abb. 7.38).

Mit den restlichen Gipsbinden wird der Verband abgeschlossen. Nach der letzten Binde wird mit der Folie der Verband umwickelt um ein rascheres Aushärten zu erzielen.

Der Verband ist nach Prof. Dr. Böhler zu beschriften. Der Patient wird mit den Verhaltensregeln vertraut gemacht und zur Endkontrolle je nach Anforderung ins Röntgen oder zum Arzt weitergeleitet.

> **Fehler und Gefahren**
> — Wird die Casthose an den Rändern zu wenig gepolstert, können Druckstellen entstehen.
> — Das Fehlen des Hautschutzes kann zu Hautirritationen führen.
> — Ist der Verband in der Leiste zu hoch, kann es in diesem Bereich zu einer Druckstelle kommen.
> — Wurde die Haltedelle vergessen, kann der Verband rutschen und eine Druckstelle erzeugen.
> — Eine falsche Gelenkstellung kann zu Gelenkproblemen nach der Abnahme führen.
> — Ist der Verband nicht durchgängig gepolstert, kann es bei der Verbandabnahme zu Verletzungen durch die oszillierende Säge kommen.

## 7.2.5   Geisha-Schuh

■   **Diagnose**
—   Mittelfußfrakturen
—   Frakturen im Bereich der Großzehe

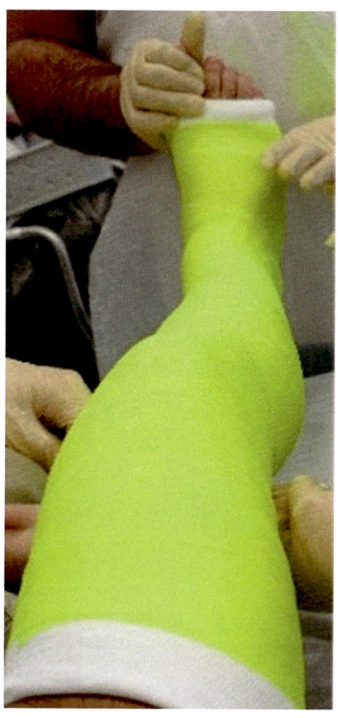

🔹 **Abb. 7.37** Stellung des Oberschenkels wird kontrolliert

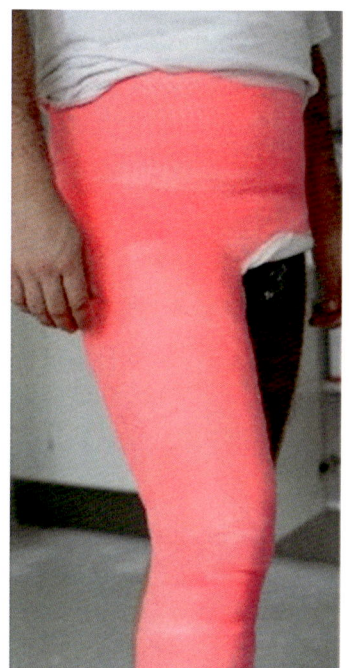

🔹 **Abb. 7.38** Fertige Casthose

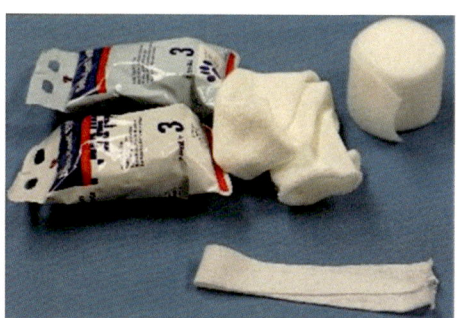

🔹 **Abb. 7.39** Material für den Geisha-Schuh

◼ **Material**

Die Längen- und Breitenangaben sind dem jeweiligen Patienten anzupassen (🔹 Abb. 7.39):

– 2 Kunstharzbinden, 10 cm
– Hautschutz, dick
– Polsterschaumbinde
– Wattebinde, 6 cm
– Gehsohle

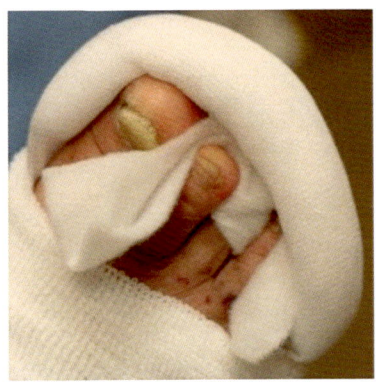

**Abb. 7.40**    Wickeltechnik beim Geisha-Schuh (1)

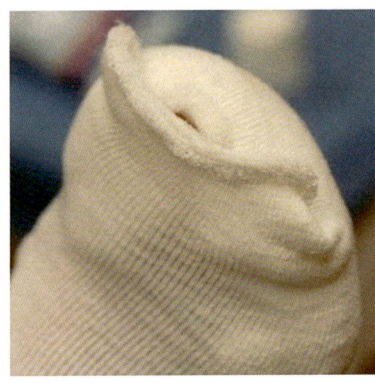

**Abb. 7.41**    Wickeltechnik beim Geisha-Schuh (2)

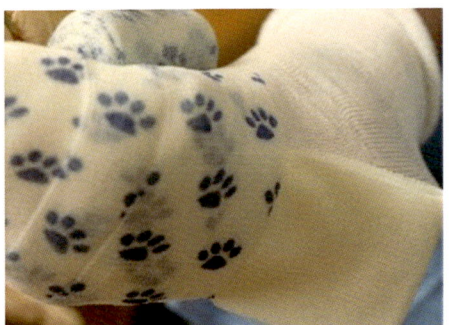

**Abb. 7.42**    Wickeltechnik beim Geisha-Schuh (3)

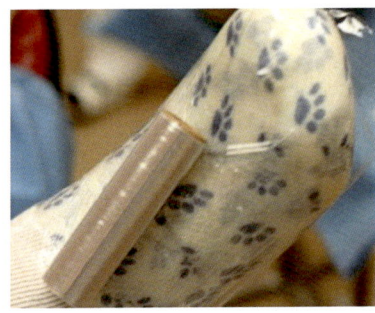

**Abb. 7.43**    Wickeltechnik beim Geisha-Schuh (4)

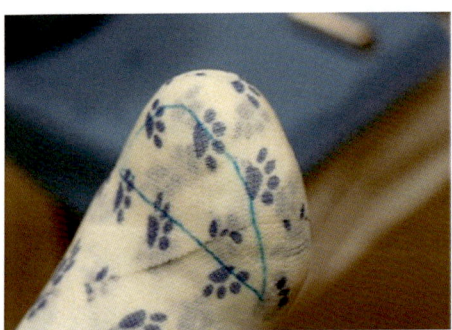

**Abb. 7.44**    Im Zehenbereich angezeichnet

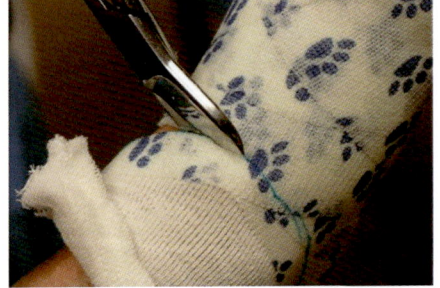

**Abb. 7.45**    Verband wird zurechtgeschnitten

■ **Lagerung**

Der Patient wird auf der Gipsliege so gelagert, dass der Unterschenkel des Patienten ca. 10 cm über den unteren Rand reicht. Der Unterschenkel wird auf einem Lagerungskeil so gelagert, dass der Fuß in Spitzfußstellung zu liegen kommt. Es ist darauf zu achten, dass der Patient den Fuß total entspannt.

■ **Technik**

Zwischen den Zehen wird die in der Länge gefaltete Wattebinde durchgefädelt. Am Zehenende wird die Wattebinde 3-fach als Abstandhalter eingelegt und mit einer zirkulären Wattetour fixiert (■ Abb. 7.40, ■ Abb. 7.41, ■ Abb. 7.42 und ■ Abb. 7.43).

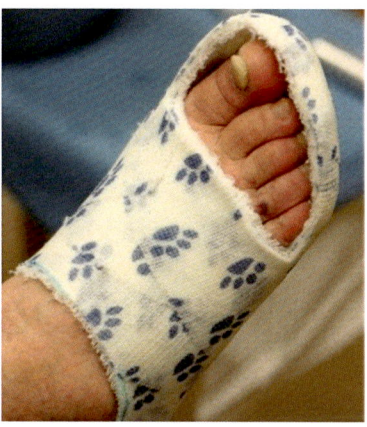

**Abb. 7.46** Ausgeschnittener Verband im Zehenbereich

Der Hautschutz wird faltenfrei angelegt und mit einem Knoten an der Zehenoberseite abgeschlossen. Im Bereich der Malleolen wird mit der Wattebinde eine Tour als Abstandhalter gewickelt und zur besseren Verarbeitung mit einer Polsterschaumbinde fixiert.

Mit der ersten Kunstharzbinde wird eine 4-lagige Longuette gelegt und an der Fußsohle angelegt. Sollte der Patient mehr als 80 kg wiegen, wird die Longuette pro 20 kg Körpergewicht um eine Lage verstärkt. Die zweite Kunstharzbinde wird in das vorbereitete saubere Tauchwasser (ca. 20–25°C) getaucht und leicht ausgedrückt.

Die nassen Binden werden faltenfrei von distal nach proximal über den gesamten Bereich des Fußes angewickelt. Die Binde wird mit der Frischhaltefolie fixiert und mit feuchten Handschuhen anmodelliert. Nach dem Aushärten wird die Folie entfernt.

Die Zehen werden mit der Gipsschere so freigeschnitten, dass die Zehen bis zu den Grundgelenken frei sind. An der Stirnseite des Verbands wird ein Steg zum Schutz der Zehen stehengelassen (■ Abb. 7.44). In weiterer Folge wird im Bereich des Sprunggelenks der Verband so ausgeschnitten, dass das Gelenk frei beweglich ist (■ Abb. 7.45). Es ist unbedingt darauf zu achten, dass die Sehnen nicht abgedrückt werden. Die Malleolen werden freigeschnitten (■ Abb. 7.46).

Der Hautschutz wird umgeschlagen und entweder mit einer Castbinde oder mit einer Klebepolsterung abgeklebt.

Der Verband ist nach Prof. Dr. Böhler zu beschriften. Der Patient wird mit den Verhaltensregeln vertraut gemacht und zur Endkontrolle je nach Anforderung ins Röntgen oder zum Arzt weitergeleitet.

Für die gesteigerte Mobilität des Patienten wird eine Gehsohle angelegt. Über die Verhaltensregeln wird der Patient aufgeklärt.

**Fehler und Gefahren**
- Wird der Geisha-Schuh an den Rändern zu wenig gepolstert, können Druckstellen entstehen.
- Das Fehlen des Hautschutzes kann zu Hautirritationen führen.
- Eine falsche Gelenkstellung kann zu Gelenkproblemen nach der Abnahme führen.
- Ist der Verband im Bereich der Sehnen zu hoch, kann es zu Druckstellen kommen.

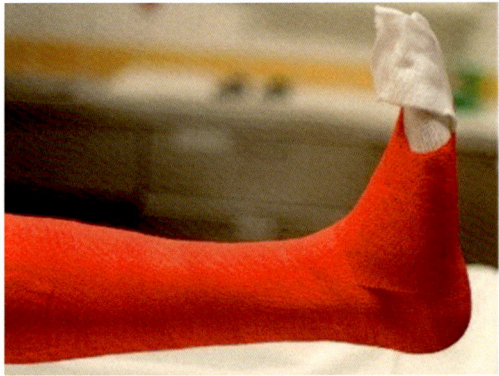

**Abb. 7.47**   Der Unterschenkel liegt parallel zur Unterlage

## 7.3    Softcast

### 7.3.1   Unterschenkel-Softcastverband

■ **Diagnose**
- Bandverletzungen im Bereich des Sprunggelenks
- Bandverletzungen im Bereich des Vor- und Mittelfußes
- Knochenverletzungen im Bereich des Sprunggelenks
- Knochenverletzungen im Bereich des Vor- und Mittelfußes
- Verletzungen im Bereich der Achillessehne – hier wird das Sprunggelenk nicht in 90°-Stellung, sondern in Spitzfußstellung eingegipst

■ **Material**
Die Längen- und Breitenangaben sind dem jeweiligen Patienten anzupassen:
- 3 Softcastbinden, 10 cm
- Hautschutz
- Klebepolsterung
- Haftbinde
- Frischhaltefolie
- Gehsohle

■ **Lagerung**
■■ **Der liegende Patient**
Der Patient wird auf der Gipsliege liegend so gelagert, dass der Fuß ca. 10 cm über die Unterkante der Gipsliege hinausragt. Das Knie wird mit einer Knielagerungsrolle unterstützt.

Die Höhe der Gipsliege ist so einzustellen, dass der Unterschenkel parallel zur Unterlage zu liegen kommt (■ Abb. 7.47). Während der Castanlage stellt der Gipser das verletzte Bein auf seinem Bauch ab.

■■ **Der sitzende Patient**
Die Lagerung im Sitzen ist nur dann sinnvoll, wenn eine Fraktur eingerichtet werden muss. Durch diese Lagerung werden sämtliche Muskeln im Unterschenkelbereich entspannt.

Der Patient wird sitzend auf der höhenverstellbaren Gipsliege gelagert. Das unverletzte Bein wird auf einem Hocker abgestellt. Der Arzt sitzt so vor dem auf einem höhenverstellbaren

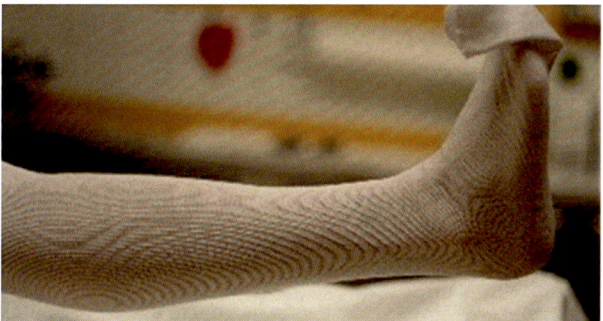

◻ **Abb. 7.48**    Unterschenkel-Softcastverband: Wickeltechnik (1)

Hocker, dass das Kniegelenk in 90° abgewinkelt ist. Ebenso muss das Sprunggelenk in 90° abgewinkelt sein.

Während der Castanlage steht das Bein die gesamte Zeit auf dem Oberschenkel des Arztes.

■ **Technik**

■■ **Beim liegenden Patient**

Der Hautschutz wird faltenfrei am Unterschenkel angelegt. Es werden nur die prominenten Stellen mit Klebepolster gepolstert. In jedem Fall muss das Fibularköpfchen und die Malleolen gepolstert werden.

Die erste Softcastbinde wird in das vorbereitete saubere Tauchwasser (ca. 20–25°C) getaucht und leicht ausgedrückt. Die nasse Binde muss man faltenfrei von distal nach proximal auf den Unterschenkel wickeln. Das distale Ende befindet sich bei den Zehengrundgelenken. Das proximale Ende wird schräg, reitstiefelförmig abgeschlossen, wobei der Verband im Bereich der Kniekehle kürzer und im Bereich des Fibularköpfchens höher angelegt sein muss. Das Fibularköpfchen muss von der Binde unbedingt mindestens 2 cm überdeckt sein.

Der Hautschutz wird distal und proximal umgeschlagen. Dabei ist darauf zu achten, dass die Castbinde nicht umgeschlagen wird. Mit der zweiten Softcastbinde wird der Verband mit einer zweiten Tour umwickelt. Die dritte Binde wird als Abschluss gewickelt. Diese kann gefärbt oder bedruckt sein. Nach der letzten Binde wird mit der Folie der Verband umwickelt um ein rascheres Aushärten zu erzielen.

Der Verband ist nach Prof. Dr. Böhler zu beschriften. Der Patient wird mit den Verhaltensregeln vertraut gemacht und zur Endkontrolle je nach Anforderung ins Röntgen oder zum Arzt weitergeleitet.

■■ **Beim sitzenden Patienten**

Der Hautschutz wird faltenfrei angelegt. Es werden nur die prominenten Stellen gepolstert. Fibularköpfchen und Malleolen sind wichtig.

Die erste Softcastbinde wird in das vorbereitete saubere Tauchwasser (ca. 20–25°C) getaucht und leicht ausgedrückt. Die nasse Binde wird faltenfrei von distal nach proximal auf den Unterschenkel gewickelt. Das distale Ende befindet sich bei den Zehengrundgelenken. Das proximale Ende wird schräg, reitstiefelförmig abgeschlossen, wobei der Verband im Bereich der Kniekehle kürzer und im Bereich des Fibularköpfchens höher angelegt sein muss. Das Fibularköpfchen muss von der Castbinde unbedingt mindestens 2 cm überdeckt sein. Es muss während des gesamten Vorgangs immer wieder auf die Stellung der Gelenke geachtet werden.

Mit der zweiten Castbinde wird der Verband mit einer zweiten Tour umwickelt. Mit der dritten Binde wird der Verband abgeschlossen. Diese Binde kann gefärbt oder bedruckt sein. Nach der letzten Binde wird mit der Folie der Verband umwickelt, um ein rascheres Aushärten zu erzielen (◻ Abb. 7.48 und ◻ Abb. 7.49).

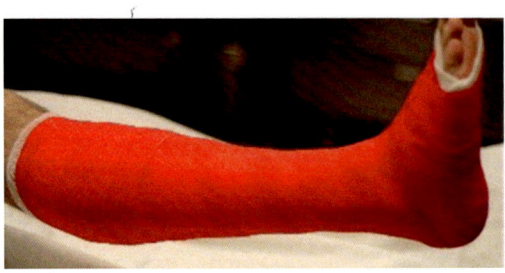

**□ Abb. 7.49**    Unterschenkel-Softcastverband: Wickeltechnik (2)

Der Verband ist nach Prof. Dr. Böhler zu beschriften. Der Patient wird mit den Verhaltens-regeln vertraut gemacht und zur Endkontrolle je nach Anforderung ins Röntgen oder zum Arzt weitergeleitet.

Darf der Patient den Cast belasten, wird ihm eine Gehsohle angelegt. Der Patient wird darauf hingewiesen, dass ein Belasten des Verbandes nur mit Sohle gestattet ist. Die Gehsohle muss straff mit den Klettbändern angelegt werden.

---

**Fehler und Gefahren**
- Stehen die Castbinden über den Hautschutz, kann es zu Druckstellen kommen.
- Das Fehlen des Hautschutzes kann zu Hautirritationen führen.
- Ist der Verband in der Kniekehle zu hoch, kann es in diesem Bereich zu einer Druckstelle kommen.
- Eine falsche Gelenkstellung kann zu Gelenkproblemen nach der Abnahme führen.
- Benutzt der Patient die Gehsohle nicht, kann der Verband im Sohlenbereich brechen.
- Sind die prominenten Stellen nicht gepolstert, kann es zu Druckstellen kommen.

---

### 7.3.2 Unterschenkel Softcastspaltverband

- **Diagnose**
- Bandverletzungen im Bereich des Sprunggelenks
- Bandverletzungen im Bereich des Vor- und Mittelfußes
- Knochenverletzungen im Bereich des Sprunggelenks
- Knochenverletzungen im Bereich des Vor- und Mittelfußes
- Verletzungen im Bereich der Achillessehne – hier wird das Sprunggelenk nicht in 90°-Stellung sondern in Spitzfußstellung eingegipst
- Zur Ruhigstellung nach Wundversorgung

- **Material**
Die Längen- und Breitenangaben sind dem jeweiligen Patienten anzupassen:
- 3 Softcastbinde, 10 cm
- Hautschutz
- Frischhaltefolie
- Gehsohle

- Lagerung
- ■ Der liegende Patient

Der Patient wird auf der Gipsliege liegend so gelagert, dass der Fuß ca. 10 cm über die Unterkante der Gipsliege hinausragt. Das Knie wird mit einer Knielagerungsrolle unterstützt.

Die Höhe der Gipsliege ist so einzustellen, dass der Unterschenkel parallel zur Unterlage zu liegen kommt. Während der Castanlage stellt der Gipser das verletzte Bein auf seinem Bauch ab.

■ ■ Der sitzende Patient

Die Lagerung im Sitzen ist nur dann sinnvoll, wenn eine Fraktur eingerichtet werden muss. Durch diese Lagerung werden sämtliche Muskeln im Unterschenkelbereich entspannt.

Der Patient wird sitzend auf der höhenverstellbaren Gipsliege gelagert. Das unverletzte Bein wird auf einem Hocker abgestellt. Der Arzt sitzt so vor dem auf einem höhenverstellbaren Hocker, dass das Kniegelenk in 90° abgewinkelt ist. Ebenso muss das Sprunggelenk in 90° abgewinkelt sein. Während der Castanlage steht das Bein die gesamte Zeit auf dem Oberschenkel des Arztes.

- Technik
- ■ Beim liegenden Patient

Der Hautschutz wird faltenfrei am Unterschenkel angelegt.

Es werden nur die prominenten Stellen mit Klebepolster gepolstert. Auf jeden Fall muss das Fibularköpfchen und die Malleolen gepolstert werden (Abb. 7.49).

Die erste Softcastbinde wird in das vorbereitete saubere Tauchwasser (ca. 20–25°C) getaucht und leicht ausgedrückt. Die nasse Binde muss man faltenfrei von distal nach proximal auf den Unterschenkel wickeln. Das distale Ende befindet sich bei den Zehengrundgelenken. Das proximale Ende wird schräg, reitstiefelförmig abgeschlossen, wobei der Verband im Bereich der Kniekehle kürzer und im Bereich des Fibularköpfchens höher angelegt sein muss. Das Fibularköpfchen muss von der Binde unbedingt mindestens 2 cm überdeckt sein.

Der Hautschutz wird distal und proximal umgeschlagen. Dabei ist darauf zu achten, dass die Castbinde nicht umgeschlagen wird. Mit der zweiten Softcastbinde wird der Verband mit einer zweiten Tour umwickelt. Die dritten Binde wird als Abschluss gewickelt. Diese kann gefärbt oder bedruckt sein. Nach der letzten Binde wird mit der Folie der Verband umwickelt, um ein rascheres Aushärten zu erzielen.

Ist der Verband ausgehärtet, wird dieser so mit der Gipsschere gespalten, sodass zwei Spaltecken entstehen. Der Verband ist bis auf den letzten Faden zu spalten. Nach dem korrekten Spalten wird der Spaltverband mit einer selbsthaftenden Binde wieder geschlossen. Es ist darauf zu achten ist, dass der Patient nicht eingeklemmt wird.

Der Verband ist nach Prof. Dr. Böhler zu beschriften. Der Patient wird mit den Verhaltensregeln vertraut gemacht und zur Endkontrolle je nach Anforderung ins Röntgen oder zum Arzt weitergeleitet.

■ ■ Beim sitzenden Patienten

Der Hautschutz wird faltenfrei angelegt. Es werden nur die prominenten Stellen gepolstert. Fibularköpfchen und Malleolen sind wichtig.

Die erste Softcastbinde wird in das vorbereitete saubere Tauchwasser (ca. 20–25°C) getaucht und leicht ausgedrückt. Die nasse Binde wird faltenfrei von distal nach proximal auf den Unterschenkel gewickelt. Das distale Ende befindet sich bei den Zehengrundgelenken. Das proximale Ende wird schräg, reitstiefelförmig abgeschlossen, wobei der Verband im Bereich der Kniekehle kürzer und im Bereich des Fibularköpfchens höher angelegt sein muss. Das Fibularköpfchen muss von der Castbinde unbedingt mindestens 2 cm überdeckt sein.

Es muss während des gesamten Vorgangs immer wieder auf die Stellung der Gelenke geachtet werden. Mit der zweiten Castbinde wird der Verband mit einer zweiten Tour umwickelt. Mit der dritten Binde wird der Verband abgeschlossen. Diese Binde kann gefärbt oder bedruckt sein. Nach der letzten Binde wird mit der Folie der Verband umwickelt, um ein rascheres Aushärten zu erzielen.

Ist der Verband ausgehärtet, wird der Verband so mit der Gipsschere gespalten, sodass zwei Spaltecken entstehen. Der Verband ist bis auf den letzten Faden zu spalten. Nach dem korrekten Spalten wird der Spaltverband mit einer selbsthaftenden Binde wieder geschlossen – wobei darauf zu achten ist, dass die Haut des Patient nicht eingeklemmt wird (◘ Abb. 7.50).

Der Verband ist nach Prof. Dr. Böhler zu beschriften. Der Patient wird mit den Verhaltensregeln vertraut gemacht und zur Endkontrolle je nach Anforderung ins Röntgen oder zum Arzt weitergeleitet.

**Fehler und Gefahren**
- Stehen die Castbinden über dem Hautschutz, kann es zu Druckstellen kommen.
- Das Fehlen des Hautschutzes kann zu Hautirritationen führen.
- Ist der Verband in der Kniekehle zu hoch, kann es in diesem Bereich zu einer Druckstelle kommen.
- Eine falsche Gelenkstellung kann zu Gelenkproblemen nach der Abnahme führen.
- Sind die prominenten Stellen nicht gepolstert, kann es zu Druckstellen kommen.
- Achtet man beim Schließen nicht auf die Haut des Patienten, kann es zu Einklemmungen und Druckstellen kommen.

### 7.3.3 Kniegipshülse

**▪ Diagnose**
- Bandverletzungen im Kniebereich
- Kniescheibenfraktur – in Streckstellung
- Zur Ruhigstellung nach Wundversorgung
- Nach Patellaluxation

**▪ Material**
Die Längen- und Breitenangaben sind dem jeweiligen Patienten anzupassen:
- 4–5 Softcastbinden, 12,5 cm
- Hautschutz
- Klebepolsterung
- Selbsthaftende Binde
- Frischhaltefolie

**▪ Lagerung**
Der Patient wird liegend auf der Gipsliege gelagert. Wird der Verband in Normalstellung (20° abgewinkelt) eingegipst, wird ein zweiter Mitarbeiter benötigt, dieser ist für das Einhalten der Stellung zuständig. In der Streckstellung ist es oft nicht notwendig, den Patienten zu unterstützen.

**▪ Technik**
Der Hautschutz wird faltenfrei angelegt (◘ Abb. 7.51). Es werden die prominenten Stellen mit Klebepolsterung gepolstert. Im distalen Bereich wird die Polsterung im Bereich der Malleolen geklebt. Die ersten beiden Softcastbinden werden in das vorbereitete saubere Tauchwasser

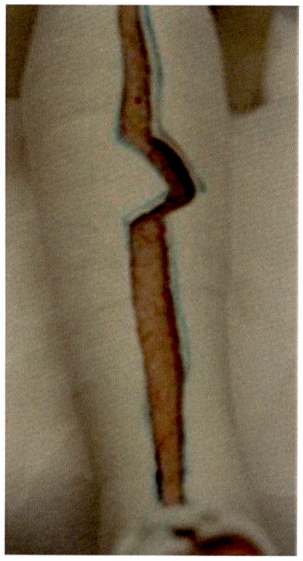

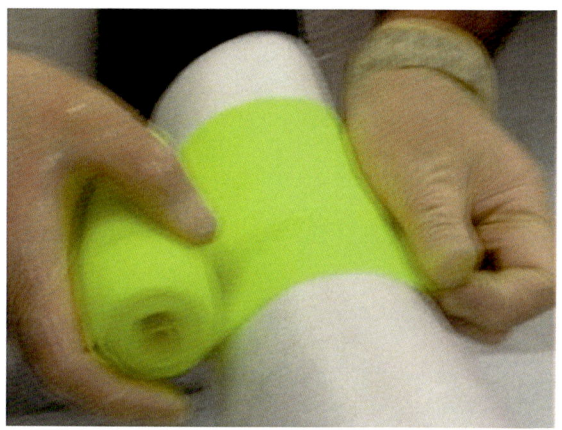

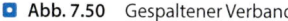

■ **Abb. 7.50**  Gespaltener Verband

■ **Abb. 7.51**  Hautschutz wird angelegt

(ca. 20–25°C) getaucht und leicht ausgedrückt. Die nassen Binden faltenfrei von distal nach proximal auf die untere Extremität gewickelt.

Der Hautschutz wird so umgeschlagen, dass im distalen Bereich ca. vier Fingerbreiten oberhalb der Malleolen und im proximalen Bereich ca. drei Fingerbreiten unterhalb der Leiste der Verband abgeschlossen ist. Mit den restlichen Softcastbinden wird der Verband abgeschlossen. Nach der letzten Binde wird mit der Folie der Verband umwickelt, um ein rascheres Aushärten zu erzielen. Oberhalb der Kondylen werden Haltedellen angebracht, um ein Abrutschen der Hülse zu verhindern.

Der Verband ist nach Prof. Dr. Böhler zu beschriften. Der Patient wird mit den Verhaltensregeln vertraut gemacht und zur Endkontrolle je nach Anforderung ins Röntgen oder zum Arzt weitergeleitet.

> **Fehler und Gefahren**
> - Das Fehlen des Hautschutzes kann zu Hautirritationen führen.
> - Ist der Verband in der Leiste zu hoch, kann es in diesem Bereich zu einer Druckstelle kommen.
> - Wurde auf die Haltedelle vergessen, kann der Verband rutschen und eine Druckstelle erzeugen.
> - Eine falsche Gelenkstellung kann zu Gelenkproblemen nach der Abnahme führen.
> - Sind die prominenten Stellen nicht gepolstert, kann es zu Druckstellen kommen.

## 7.3.4 Kniegipshülse, gespalten

■ **Diagnose**
- Bandverletzungen im Kniebereich
- Kniescheibenfraktur – in Streckstellung
- Zur Ruhigstellung nach Wundversorgung

- ■ **Material**

Die Längen- und Breitenangaben sind dem jeweiligen Patienten anzupassen:

- — 4–5 Softcastbinden, 12,5 cm
- — Hautschutz
- — Klebepolsterung
- — Selbsthaftende Binde
- — Frischhaltefolie

- ■ **Lagerung**

Patient wird liegend auf der Gipsliege gelagert. Wird der Verband in Normalstellung (20° abgewinkelt) eingegipst, wird ein zweiter Mitarbeiter benötigt, dieser ist für das Einhalten der Stellung zuständig. In der Streckstellung ist es oft nicht notwendig den Patienten zu unterstützen.

- ■ **Technik**

Der Hautschutz wird faltenfrei angelegt. Es werden die prominenten Stellen mit Klebepolsterung gepolstert. Im distalen Bereich wird die Polsterung im Bereich der Malleolen geklebt. Die ersten beiden Softcastbinden werden in das vorbereitete saubere Tauchwasser (ca. 20–25°C) getaucht und leicht ausgedrückt. Die nassen Binden faltenfrei von distal nach proximal auf die untere Extremität gewickelt.

Der Hautschutz wird so umgeschlagen, dass im distalen Bereich ca. vier Fingerbreiten oberhalb der Malleolen und im proximalen Bereich ca. drei Fingerbreiten unterhalb der Leiste der Verband abgeschlossen ist. Mit den restlichen Kunstharzbinden wird der Verband abgeschlossen. Nach der letzten Binde wird mit der Folie der Verband umwickelt, um ein rascheres Aushärten zu erzielen.

Ist der Verband ausgehärtet, wird der Verband so mit der Gipsschere gespalten, sodass zwei Spaltecken entstehen. Der Verband ist bis auf den letzten Faden zu spalten. Nach dem korrekten Spalten wird der Spaltverband mit einer selbsthaftenden Binde wieder geschlossen. Wobei darauf zu achten ist, dass die Haut des Patient nicht eingeklemmt wird. Oberhalb der Kondylen werden Haltedellen angebracht, um ein Abrutschen der Hülse zu verhindern.

Der Verband ist nach Prof. Dr. Böhler zu beschriften. Der Patient wird mit den Verhaltensregeln vertraut gemacht und zur Endkontrolle je nach Anforderung ins Röntgen oder zum Arzt weitergeleitet.

> **Fehler und Gefahren**
> - Das Fehlen des Hautschutzes kann zu Hautirritationen führen.
> - Ist der Verband in der Leiste zu hoch, kann es in diesem Bereich zu einer Druckstelle kommen.
> - Wurde auf die Haltedelle vergessen, kann der Verband rutschen und eine Druckstelle erzeugen.
> - Eine falsche Gelenkstellung kann zu Gelenkproblemen nach der Abnahme führen.
> - Sind die prominenten Stellen nicht gepolstert, kann es zu Druckstellen kommen.
> - Achtet man beim Schließen nicht auf die Haut des Patienten, kann es zu Einklemmungen und Druckstellen kommen.

## 7.3.5  **Oberschenkelcast**

- ■ **Diagnose**
- — Distale Unterschenkelfraktur
- — Tibiakopffraktur
- — Distale Oberschenkelfraktur
- — Komplexe Knöchelfraktur
- — Schwere Bandverletzungen im Kniegelenk

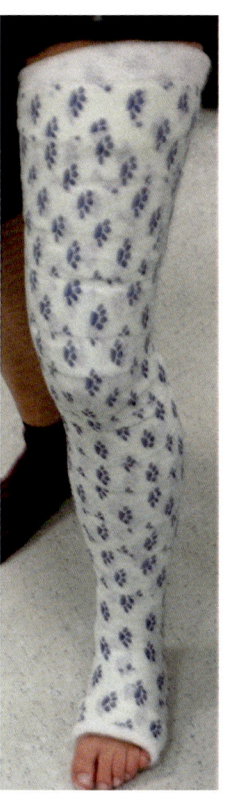

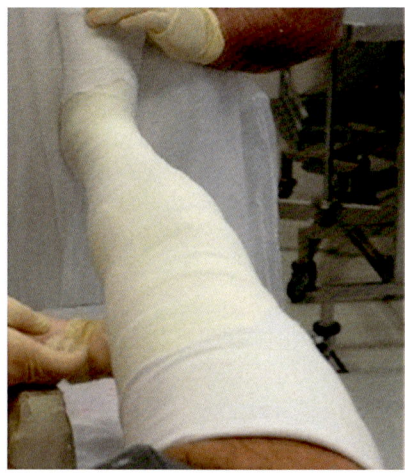

**Abb. 7.52** Hautschutz wird umgeschlagen

**Abb. 7.53** Fertiger Oberschenkelverband

■ **Material**

Die Längen- und Breitenangaben sind dem jeweiligen Patienten anzupassen:

− 4 – 5 Softcastbinden, 12,5 cm
− 2 Softcastbinden, 10 cm
− Klebepolsterung
− Frischhaltefolie
− Gehsohle

■ **Lagerung**

Patient wird liegend auf der Gipsliege gelagert. Der Verband wird in Normalstellung (20° abgewinkelt) angelegt. Der Gipsverband wird mit drei Mitarbeitern angelegt. Der Arzt übernimmt den Fuß und kümmert sich um die Frakturstellung, die Reposition, die Stellung des Sprunggelenks. Der erste Gipsassistent übernimmt das Knie des Patienten, kümmert sich um die Stellung des Kniegelenks und unterstützt den Arzt. Der zweite Gipsassistent übernimmt das Anwickeln des Verbandes.

■ **Technik**

Der Hautschutz wird faltenfrei angelegt. Es werden die prominenten Stellen mit der Klebepolsterung gepolstert. Die ersten beiden Softcastbinden werden in das vorbereitete saubere Tauchwasser (ca. 20–25°C) getaucht und leicht ausgedrückt. Die nassen Binden werden faltenfrei von distal nach proximal auf die untere Extremität gewickelt (■ Abb. 7.52), beginnend bei den Zehengrundgelenken (■ Abb. 7.53).

Der Hautschutz wird so umgeschlagen, dass im distalen Bereich die Zehen frei sind. Im proximalen Bereich ca. drei Fingerbreiten unterhalb der Leiste der Verband abschließen. Es muss darauf geachtet werden, dass die Castbinden nicht umgeschlagen werden. Mit den restlichen Castbinden wird der Verband abgeschlossen. Nach der letzten Binde wird mit der Folie der Verband umwickelt, um ein rascheres Aushärten zu erzielen.

Der Verband ist nach Prof. Dr. Böhler zu beschriften. Der Patient wird mit den Verhaltensregeln vertraut gemacht und zur Endkontrolle je nach Anforderung ins Röntgen oder zum Arzt weitergeleitet.

Darf der Patient den Cast belasten, wird ihm eine Gehsohle angelegt. Der Patient wird darauf hingewiesen, dass ein Belasten des Verbandes nur mit Sohle gestattet ist. Die Gehsohle muss straff mit den Klettbändern angelegt werden.

---

**Fehler und Gefahren**

- Das Fehlen des Hautschutzes kann zu Hautirritationen führen.
- Ist der Verband in der Leiste zu hoch, kann es in diesem Bereich zu einer Druckstelle kommen.
- Eine falsche Gelenkstellung kann zu Gelenkproblemen nach der Abnahme führen.
- Sind die prominenten Stellen nicht ausreichend gepolstert, kann es zu Druckstellen entstehen.
- Benutzt der Patient die Gehsohle nicht, kann der Verband im Sohlenbereich brechen.

---

### 7.3.6 Oberschenkelcast, gespalten

■ **Diagnose**
- Distale Unterschenkelfraktur
- Tibiakopffraktur
- Distale Oberschenkelfraktur
- Komplexe Knöchelfraktur
- Schwere Bandverletzungen
- Zur Wundabheilung

■ **Material**
Die Längen- und Breitenangaben sind dem jeweiligen Patienten anzupassen:
- 4–5 Softcastbinden, 12,5 cm
- 2 Softcastbinden, 10 cm
- Klebepolsterung
- Frischhaltefolie

■ **Lagerung**
Der Patient wird liegend auf der Gipsliege gelagert. Der Verband wird in Normalstellung (20° abgewinkelt) angelegt. Der Gipsverband wird mit drei Mitarbeitern angelegt. Der Arzt übernimmt den Fuß und kümmert sich um die Frakturstellung, die Reposition und die Stellung des Sprunggelenkes. Der erste Gipsassistent übernimmt das Knie des Patienten, kümmert sich um die Stellung des Kniegelenkes und unterstützt den Arzt. Der zweite Gipsassistent übernimmt das Anwickeln des Verbandes.

■ **Technik**
Der Hautschutz wird faltenfrei angelegt. Es werden die prominenten Stellen mit der Klebepolsterung gepolstert. Die ersten beiden Softcastbinden werden in das vorbereitete saubere Tauchwasser (ca. 20–25°C) getaucht und leicht ausgedrückt. Die nassen Binden werden faltenfrei von distal nach proximal auf die untere Extremität gewickelt, beginnend bei den Zehengrundgelenken.

Der Hautschutz wird so umgeschlagen, dass im distalen Bereich die Zehen frei sind. Im proximalen Bereich schließt der Verband ca. drei Fingerbreiten unterhalb der Leiste ab. Es muss darauf geachtet werden, dass die Castbinden nicht umgeschlagen werden. Mit den restlichen Castbinden wird der Verband abgeschlossen. Nach der letzten Binde wird mit der Folie der Verband umwickelt, um ein rascheres Aushärten zu erzielen. Der Verband ist nach Prof. Dr. Böhler zu beschriften. Der Patient wird mit den Verhaltensregeln vertraut gemacht und zur Endkontrolle je nach Anforderung ins Röntgen oder zum Arzt weitergeleitet.

Der Patient wird darauf hingewiesen, dass ein Belasten des Verbandes nur mit Sohle gestattet ist. Die Gehsohle muss straff mit den Klettbändern angelegt werden.

---

**Fehler und Gefahren**

- Das Fehlen des Hautschutzes kann zu Hautirritationen führen.
- Ist der Verband in der Leiste zu hoch kann es in diesem Bereich zu einer Druckstelle kommen.
- Eine falsche Gelenkstellung kann zu Gelenkproblemen nach der Abnahme führen.
- Sind die prominenten Stellen nicht ausreichend gepolstert, kann es zu Druckstellen entstehen.
- Benutzt der Patient die Gehsohle nicht, kann der Verband im Sohlenbereich brechen.

---

## 7.3.7 Geisha-Schuh

- **Diagnose**
- Mittelfußfrakturen
- Frakturen im Bereich der Großzehe

- **Material**

Die Längen- und Breitenangaben sind dem jeweiligen Patienten anzupassen (◘ Abb. 7.54):
- 1 Softcastbinde, 10 cm
- Hautschutz, dick
- Wattebinde, 6 cm
- Polsterschaumbinde
- Gehsohle

- **Lagerung**

Der Patient wird auf der Gipsliege so gelagert, dass der Unterschenkel des Patienten ca. 10 cm über den unteren Rand reicht. Der Unterschenkel wird auf einem Lagerungskeil so gelagert, dass der Fuß in Spitzfußstellung zu liegen kommt. Es ist darauf zu achten, dass der Patient den Fuß total entspannt.

- **Technik**

Zwischen den Zehen wird die in der Länge gefaltete Wattebinde durchgefädelt. Am Zehenende wird die Wattebinde 3-fach als Abstandhalter eingelegt und mit einer zirkulären Wattetour fixiert. Der Hautschutz wird faltenfrei angelegt und mit einem Knoten an der Zehenoberseite abgeschlossen. Im Bereich der Malleolen wird mit der Wattebinde eine Tour als Abstandhalter gewickelt und zur besseren Verarbeitung mit einer Polsterschaumbinde fixiert.

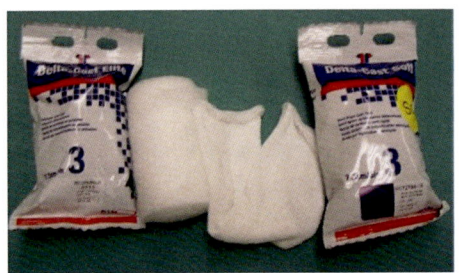

**◼ Abb. 7.54**    Material für den Geisha-Schuh

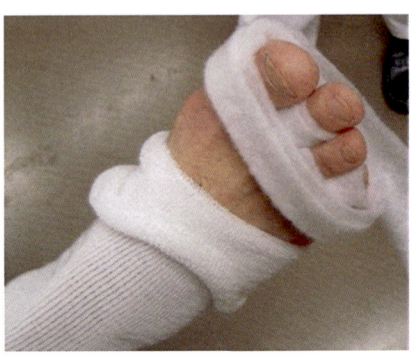

**◼ Abb. 7.55**    Zehenbereich wird mit der Gipsschere freigeschnitten

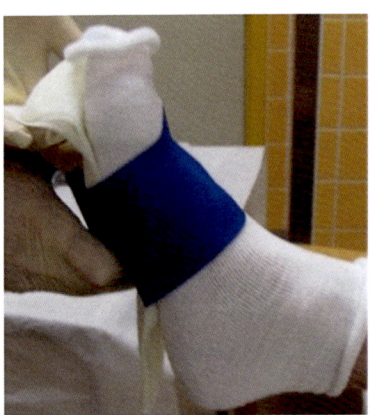

**◼ Abb. 7.56**    Sprunggelenk

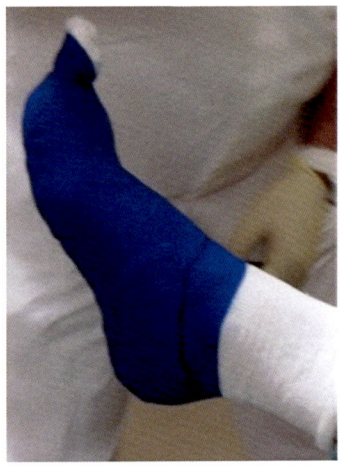

**◼ Abb. 7.57**    Verband vor dem Zuschnitt

Die Softcastbinde wird in das vorbereitete saubere Tauchwasser (ca. 20–25°C) getaucht und leicht ausgedrückt. Die nassen Binden werden faltenfrei von distal nach proximal über den gesamten Bereich des Fußes angewickelt. Die Binde wird mit der Frischhaltefolie fixiert und mit feuchten Handschuhen anmodelliert. Nach dem Aushärten wird die Folie entfernt.

Die Zehen werden mit der Gipsschere so freigeschnitten, dass die Zehen bis zu den Grundgelenken frei sind (◼ Abb. 7.55). An der Stirnseite des Verbandes wird ein Steg zum Schutz der Zehen stehengelassen. In weiterer Folge wird im Bereich des Sprunggelenks der Verband so ausgeschnitten, dass das Gelenk frei beweglich ist (◼ Abb. 7.56 und ◼ Abb. 7.57). Es ist unbedingt darauf zu achten, dass die Sehnen nicht abgedrückt werden. Die Malleolen werden freigeschnitten (◼ Abb. 7.58).

Der Hautschutz wird umgeschlagen und mit einer Klebepolsterung abgeklebt.

Der Verband ist nach Prof. Dr. Böhler zu beschriften. Der Patient wird mit den Verhaltensregeln vertraut gemacht und zur Endkontrolle je nach Anforderung ins Röntgen oder zum Arzt weitergeleitet.

Für die gesteigerte Mobilität des Patienten wird eine Gehsohle angelegt (◼ Abb. 7.59 und ◼ Abb. 7.60). Über die Verhaltensregeln wird der Patient aufgeklärt.

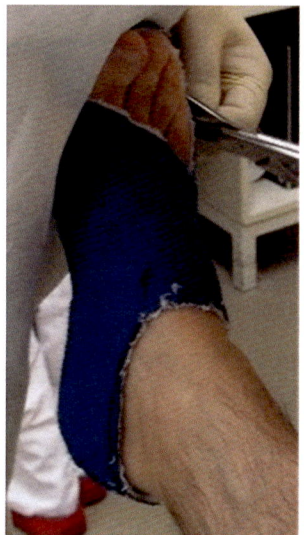

◘ **Abb. 7.58**  Zuschnitt

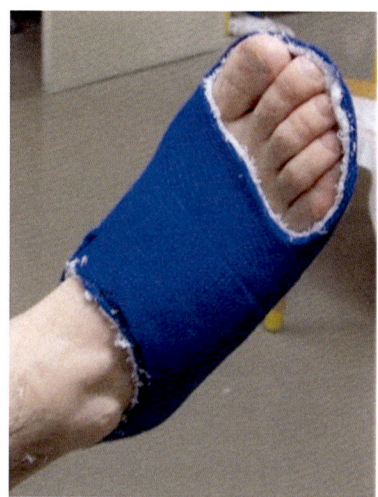

◘ **Abb. 7.59**  Angelegter Geisha-Schuh

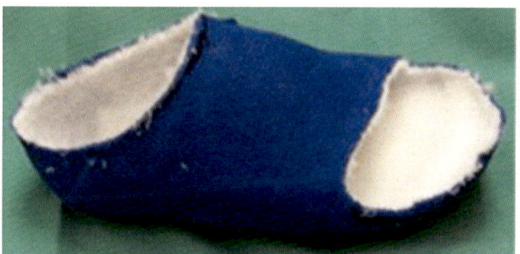

◘ **Abb. 7.60**  Fertig ist der Schuh

**Fehler und Gefahren**

- ▬ Das Fehlen des Hautschutzes kann zu Hautirritationen führen.
- ▬ Eine falsche Gelenkstellung kann zu Gelenkproblemen nach der Abnahme führen.
- ▬ Ist der Verband im Bereich der Sehnen zu hoch, kann es zu Druckstellen kommen.

## 7.4    Combicast-Softcast-Kunstharz

### 7.4.1    Unterschenkel-Combicastspaltverband

▪ **Diagnose**
- ▬ Bandverletzungen im Bereich des Sprunggelenks
- ▬ Bandverletzungen im Bereich des Vor- und Mittelfußes
- ▬ Knochenverletzungen im Bereich des Sprunggelenks
- ▬ Knochenverletzungen im Bereich des Vor- und Mittelfußes
- ▬ Verletzungen im Bereich der Achillessehne – hier wird das Sprunggelenk nicht in 90°-Stellung, sondern in Spitzfußstellung eingegipst

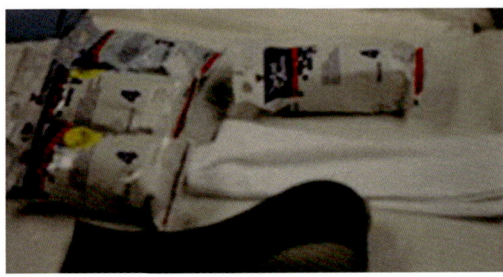

■    **Material**

Die Längen- und Breitenangaben sind dem jeweiligen Patienten anzupassen (◨ Abb. 7.61):

— 3 Softcastbinden, 10 cm
— 1 Kunstharzbinden, 10 cm, oder Kunstharzlonguette
— Hautschutz
— Klebepolsterung
— Frischhaltefolie
— Selbsthaftende Binde

■    **Lagerung**
■ ■  **Der liegende Patient**

Der Patient wird auf der Gipsliege liegend so gelagert, dass der Fuß ca. 10 cm über die Unterkante der Gipsliege hinausragt. Das Knie wird mit einer Knielagerungsrolle unterstützt. Die Höhe der Gipsliege ist so einzustellen, dass der Unterschenkel parallel zur Unterlage zu liegen kommt. Während der Castanlage stellt der Gipser das verletzte Bein auf seinem Bauch ab.

■ ■  **Der sitzende Patient**

Die Lagerung im Sitzen ist nur dann sinnvoll, wenn eine Fraktur eingerichtet werden muss. Durch diese Lagerung werden sämtliche Muskeln im Unterschenkelbereich entspannt. Der Patient wird sitzend auf der höhenverstellbaren Gipsliege gelagert. Das unverletzte Bein wird auf einem Hocker abgestellt. Der Arzt sitzt so vor dem auf einem höhenverstellbaren Hocker, dass das Kniegelenk in 90° abgewinkelt ist. Ebenso muss das Sprunggelenk in 90° abgewinkelt sein. Während der Castanlage steht das Bein die gesamte Zeit auf dem Oberschenkel des Arztes.

■    **Technik**
■ ■  **Beim liegenden Patient**

Der Hautschutz wird faltenfrei am Unterschenkel angelegt. Es werden nur die prominenten Stellen mit Klebepolster gepolstert. In jedem Fall muss das Fibularköpfchen und die Malleolen gepolstert werden. Die erste Softcastbinde wird in das vorbereitete saubere Tauchwasser (ca. 20–25°C) getaucht und leicht ausgedrückt.

Die nasse Binde muss man nun faltenfrei von distal nach proximal auf den Unterschenkel wickeln. Das distale Ende befindet sich bei den Zehengrundgelenken. Das proximale Ende wird schräg, reitstiefelförmig abgeschlossen, wobei der Verband im Bereich der Kniekehle kürzer und im Bereich des Fibularköpfchens höher angelegt sein muss. Das Fibularköpfchen muss von der Binde unbedingt mindestens 2 cm überdeckt sein (◨ Abb. 7.62).

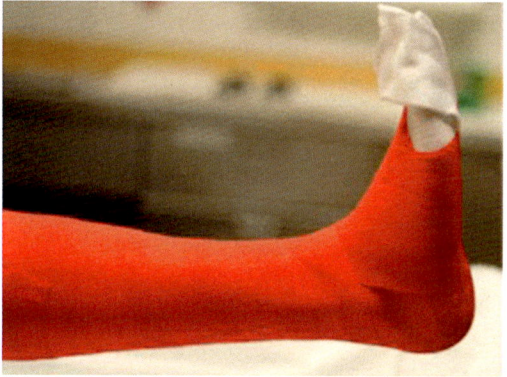

■ **Abb. 7.62**  Erste Lage angelegt

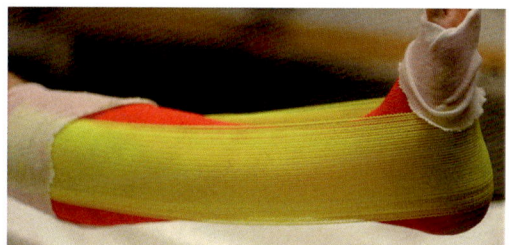

■ **Abb. 7.63**  Angelegte Longuette

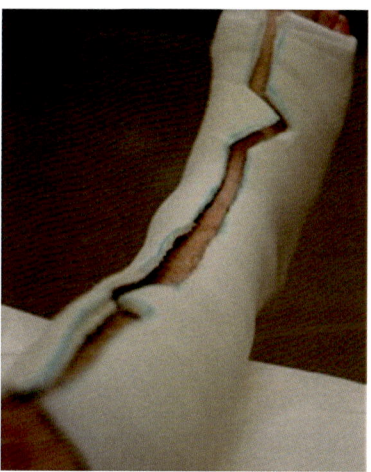

■ **Abb. 7.64**  Gespaltener Verband

Die aus der Kunstharzbinde (3-fach) gelegte Longuette oder die fertige Longuette muss man als U an den Unterschenkel anpassen. Der Hautschutz wird distal und proximal umgeschlagen. Dabei ist darauf zu achten, dass die Castbinde nicht umgeschlagen wird. Die Kunstharzlonguette wird mit dem umgeschlagenen Hautschutz fixiert.

Mit der zweiten Softcastbinde wird der Verband mit einer zweiten Tour umwickelt. Die dritte Binde wird als Abschluss gewickelt. Diese kann gefärbt oder bedruckt sein (■ Abb. 7.63).

Nach der letzten Binde wird mit der Folie der Verband umwickelt, um ein rascheres Aushärten zu erzielen. Ist der Verband ausgehärtet, wird der Verband so mit der Gipsschere gespalten, sodass zwei Spaltecken entstehen. Der Verband ist bis auf den letzten Faden zu spalten (■ Abb. 7.64). Nach dem korrekten Spalten wird der Spaltverband mit einer selbsthaftenden Binde wieder geschlossen – wobei darauf zu achten ist, dass die Haut des Patient nicht eingeklemmt wird.

Der Verband ist nach Prof. Dr. Böhler zu beschriften. Der Patient wird mit den Verhaltensregeln vertraut gemacht und zur Endkontrolle je nach Anforderung ins Röntgen oder zum Arzt weitergeleitet.

■ ■ **Beim sitzenden Patienten**

Der Hautschutz wird faltenfrei angelegt. Es werden nur die prominenten Stellen gepolstert. Fibularköpfchen und Malleolen sind dabei wichtig.

Die erste Softcastbinde wird in das vorbereitete saubere Tauchwasser (ca. 20–25°C) getaucht und leicht ausgedrückt. Die nasse Binde wird faltenfrei von distal nach proximal auf den Unterschenkel gewickelt. Das distale Ende befindet sich bei den Zehengrundgelenken. Das proximale Ende wird schräg, reitstiefelförmig abgeschlossen, wobei der Verband im Bereich der Kniekehle kürzer und im Bereich des Fibularköpfchens höher angelegt sein muss. Das Fibularköpfchen muss von der Castbinde unbedingt mindestens 2 cm überdeckt sein. Es muss während des gesamten Vorgangs immer wieder auf die Stellung der Gelenke geachtet werden.

Die aus der Kunstharzbinde (3-fach) gelegte Longuette oder die fertige Longuette muss man als U an den Unterschenkel anpassen. Mit der zweiten Castbinde wird der Verband mit einer zweiten Tour umwickelt. Mit der dritten Binde wird der Verband abgeschlossen. Diese Binde kann gefärbt oder bedruckt sein. Nach der letzten Binde wird mit der Folie der Verband umwickelt, um ein rascheres Aushärten zu erzielen.

Ist der Verband ausgehärtet, wird der Verband so mit der Gipsschere gespalten, sodass zwei Spaltecken entstehen. Der Verband ist bis auf den letzten Faden zu spalten. Nach dem korrekten Spalten wird der Spaltverband mit einer selbsthaftenden Binde wieder geschlossen – wobei darauf zu achten ist, dass die Haut des Patient nicht eingeklemmt wird (Abb. 7.64).

Der Verband ist nach Prof. Dr. Böhler zu beschriften. Der Patient wird mit den Verhaltensregeln vertraut gemacht und zur Endkontrolle je nach Anforderung ins Röntgen oder zum Arzt weitergeleitet.

> **Fehler und Gefahren**
> - Stehen die Castbinden über dem Hautschutz, kann es zu Druckstellen kommen.
> - Das Fehlen des Hautschutzes kann zu Hautirritationen führen.
> - Ist der Verband in der Kniekehle zu hoch, kann es in diesem Bereich zu einer Druckstelle kommen.
> - Eine falsche Gelenkstellung kann zu Gelenkproblemen nach der Abnahme führen.
> - Sind die prominenten Stellen nicht gepolstert, kann es zu Druckstellen kommen.

### 7.4.2 Unterschenkel-Combicastverband

■ **Diagnose**
- Bandverletzungen im Bereich des Sprunggelenks
- Bandverletzungen im Bereich des Vor- und Mittelfußes
- Knochenverletzungen im Bereich des Sprunggelenks
- Knochenverletzungen im Bereich des Vor- und Mittelfußes
- Verletzungen im Bereich der Achillessehne – hier wird das Sprunggelenk nicht in 90°-Stellung, sondern in Spitzfußstellung eingegipst

■ **Material**
Die Längen- und Breitenangaben sind dem jeweiligen Patienten anzupassen:
- 3 Softcastbinden, 10 cm
- 1 Kunstharzbinde, 10 cm, oder Kunstharzlonguette
- Hautschutz
- Klebepolsterung
- Frischhaltefolie

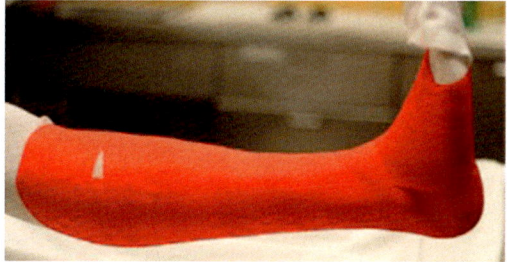

**Abb. 7.65**    Gegipster Unterschenkel liegt parallel zur Unterlage

— Selbsthaftende Binde
— Gehsohle

■ **Lagerung**
■■ **Der liegende Patient**
Der Patient wird auf der Gipsliege liegend so gelagert, dass der Fuß ca. 10 cm über die Unterkante der Gipsliege hinausragt. Das Knie wird mit einer Knielagerungsrolle unterstützt. Die Höhe der Gipsliege ist so einzustellen, dass der Unterschenkel parallel zur Unterlage zu liegen kommt (◘ Abb. 7.65).

Während der Castanlage stellt der Gipser das verletzte Bein auf seinem Bauch ab.

■■ **Der sitzende Patient**
Die Lagerung im Sitzen ist nur dann sinnvoll, wenn eine Fraktur eingerichtet werden muss. Durch diese Lagerung werden sämtliche Muskeln im Unterschenkelbereich entspannt. Der Patient wird sitzend auf der höhenverstellbaren Gipsliege gelagert.

Das unverletzte Bein wird auf einem Hocker abgestellt. Der Arzt sitzt so vor dem auf einem höhenverstellbaren Hocker, dass das Kniegelenk in 90° abgewinkelt ist. Ebenso muss das Sprunggelenk in 90° abgewinkelt sein. Während der Castanlage steht das Bein die gesamte Zeit auf dem Oberschenkel des Arztes.

■ **Technik**
■■ **Beim liegenden Patient**
Der Hautschutz wird faltenfrei am Unterschenkel angelegt. Es werden nur die prominenten Stellen mit Klebepolster gepolstert. In jedem Fall muss das Fibularköpfchen und die Malleolen gepolstert werden.

Die erste Softcastbinde wird in das vorbereitete saubere Tauchwasser (ca. 20–25°C) getaucht und leicht ausgedrückt. Die nasse Binde muss man faltenfrei von distal nach proximal auf den Unterschenkel wickeln. Das distale Ende befindet sich bei den Zehengrundgelenken. Das proximale Ende wird schräg, reitstiefelförmig abgeschlossen, wobei der Verband im Bereich der Kniekehle kürzer und im Bereich des Fibularköpfchens höher angelegt sein muss. Das Fibularköpfchen muss von der Binde unbedingt mindestens 2 cm überdeckt sein. Die aus der Kunstharzbinde (3-fach) gelegte Longuette oder die fertige Longuette muss man als U an den Unterschenkel anpassen.

Der Hautschutz wird distal und proximal umgeschlagen. Dabei ist darauf zu achten, dass die Castbinde nicht umgeschlagen wird. Die Kunstharzlonguette wird mit dem umgeschlagenen Hautschutz fixiert. Mit der zweiten Softcastbinde wird der Verband mit einer zweiten Tour umwickelt. Die dritte Binde wird als Abschluss gewickelt. Diese kann gefärbt oder bedruckt sein.

Nach der letzten Binde wird mit der Folie der Verband umwickelt, um ein rascheres Aushärten zu erzielen.

Der Verband ist nach Prof. Dr. Böhler zu beschriften. Der Patient wird mit den Verhaltensregeln vertraut gemacht und zur Endkontrolle je nach Anforderung ins Röntgen oder zum Arzt weitergeleitet.

■ ■ **Beim sitzenden Patienten**

Der Hautschutz wird faltenfrei angelegt. Es werden nur die prominenten Stellen gepolstert. Dabei sind Fibularköpfchen und Malleolen wichtig.

Die erste Softcastbinde wird in das vorbereitete saubere Tauchwasser (ca. 20–25°C) getaucht und leicht ausgedrückt. Die nasse Binde wird faltenfrei von distal nach proximal auf den Unterschenkel gewickelt. Das distale Ende befindet sich bei den Zehengrundgelenken. Das proximale Ende wird schräg, reitstiefelförmig abgeschlossen, wobei der Verband im Bereich der Kniekehle kürzer und im Bereich des Fibularköpfchens höher angelegt sein muss. Das Fibularköpfchen muss von der Castbinde unbedingt mindestens 2 cm überdeckt sein. Es muss während des gesamten Vorgangs immer wieder auf die Stellung der Gelenke geachtet werden. Die aus der Kunstharzbinde (3-fach) gelegte Longuette oder die fertige Longuette muss man als U an den Unterschenkel anpassen. Mit der zweiten Castbinde wird der Verband mit einer zweiten Tour umwickelt. Mit der dritten Binde wird der Verband abgeschlossen. Diese Binde kann gefärbt oder bedruckt sein. Nach der letzten Binde wird mit der Folie der Verband umwickelt, um ein rascheres Aushärten zu erzielen.

Der Verband ist nach Prof. Dr. Böhler zu beschriften. Der Patient wird mit den Verhaltensregeln vertraut gemacht und zur Endkontrolle je nach Anforderung ins Röntgen oder zum Arzt weitergeleitet.

Darf der Patient den Cast belasten, wird ihm eine Gehsohle angelegt. Der Patient wird darauf hingewiesen, dass ein Belasten des Verbandes nur mit Sohle gestattet ist. Die Gehsohle muss straff mit den Klettbändern angelegt werden.

> **Fehler und Gefahren**
> ▬ Stehen die Castbinden über dem Hautschutz, kann es zu Druckstellen kommen.
> ▬ Das Fehlen des Hautschutzes kann zu Hautirritationen führen.
> ▬ Ist der Verband in der Kniekehle zu hoch, kann es in diesem Bereich zu einer Druckstelle kommen.
> ▬ Eine falsche Gelenkstellung kann zu Gelenkproblemen nach der Abnahme führen.
> ▬ Benutzt der Patient die Gehsohle nicht, kann der Verband im Sohlenbereich brechen.
> ▬ Sind die prominenten Stellen nicht gepolstert, kann es zu Druckstellen kommen.

## 7.4.3 Kniegipshülse

■ **Diagnose**
▬ Bandverletzungen im Kniebereich
▬ Kniescheibenfraktur – in Streckstellung
▬ Zur Ruhigstellung nach Wundversorgung

■ **Material**
Die Längen- und Breitenangaben sind dem jeweiligen Patienten anzupassen:
▬ 4–5 Softcastbinden, 12,5 cm
▬ 1 Kunstharzbinde (10 cm) oder 2 fertige Kunstharzlonguetten

- Hautschutz
- Klebepolsterung
- Selbsthaftende Binde
- Frischhaltefolie

■ **Lagerung**

Der Patient wird liegend auf der Gipsliege gelagert. Wird der Verband in Normalstellung (20° abgewinkelt) eingegipst, wird ein zweiter Mitarbeiter benötigt – dieser ist für das Einhalten der Stellung zuständig. In der Streckstellung ist es oft nicht notwendig, den Patienten zu unterstützen.

■ **Technik**

Der Hautschutz wird faltenfrei angelegt. Es werden die prominenten Stellen mit Klebepolsterung gepolstert. Im distalen Bereich wird die Polsterung im Bereich der Malleolen geklebt.

Die ersten beiden Softcastbinden werden in das vorbereitete saubere Tauchwasser (ca. 20–25°C) getaucht und leicht ausgedrückt. Die nassen Binden werden faltenfrei von distal nach proximal auf die untere Extremität gewickelt.

Der Hautschutz wird so umgeschlagen, dass im distalen Bereich ca. vier Fingerbreiten oberhalb der Malleolen und im proximalen Bereich ca. drei Fingerbreiten unterhalb der Leiste der Verband abgeschlossen ist.

Es werden mit der Kunstharzbinde jetzt zwei Longuetten (3-fach) gelegt oder die beiden fertigen Longuetten medial und lateral angelegt. Mit den restlichen Softcastbinden wird der Verband abgeschlossen. Nach der letzten Binde wird mit der Folie der Verband umwickelt, um ein rascheres Aushärten zu erzielen. v der Kondylen werden Haltedellen angebracht, um ein Abrutschen der Hülse zu verhindern.

Der Verband ist nach Prof. Dr. Böhler zu beschriften. Der Patient wird mit den Verhaltensregeln vertraut gemacht und zur Endkontrolle je nach Anforderung ins Röntgen oder zum Arzt weitergeleitet.

> **Fehler und Gefahren**
> - Das Fehlen des Hautschutzes kann zu Hautirritationen führen.
> - Ist der Verband in der Leiste zu hoch, kann es in diesem Bereich zu einer Druckstelle kommen.
> - Wurde auf die Haltedelle vergessen, kann der Verband rutschen und eine Druckstelle erzeugen.
> - Eine falsche Gelenkstellung kann zu Gelenkproblemen nach der Abnahme führen.
> - Sind die prominenten Stellen nicht gepolstert, kann es zu Druckstellen kommen.

## 7.4.4 Kniegipshülse, gespalten

■ **Diagnose**
- Bandverletzungen im Kniebereich
- Kniescheibenfraktur – in Streckstellung
- Zur Ruhigstellung nach Wundversorgung

■ **Material**

Die Längen- und Breitenangaben sind dem jeweiligen Patienten anzupassen:
- 4 – 5 Softcastbinden, 12,5 cm

- 1 Kunstharzbinde oder 2 fertige Kunstharzlonguetten
- Hautschutz
- Klebepolsterung
- Selbsthaftende Binde
- Frischhaltefolie

■ **Lagerung**

Patient wird liegend auf der Gipsliege gelagert. Wird der Verband in Normalstellung (20° abgewinkelt) eingegipst, wird ein zweiter Mitarbeiter benötigt, dieser ist für das Einhalten der Stellung zuständig. In der Streckstellung ist es oft nicht notwendig den Patienten zu unterstützen.

■ **Technik**

Der Hautschutz wird faltenfrei angelegt. Es werden die prominenten Stellen mit Klebepolsterung gepolstert. Im distalen Bereich wird die Polsterung im Bereich der Malleolen geklebt.

Die ersten beiden Softcastbinden werden in das vorbereitete saubere Tauchwasser (ca. 20–25°C) getaucht und leicht ausgedrückt. Die nassen Binden faltenfrei von distal nach proximal auf die untere Extremität gewickelt.

Der Hautschutz wird so umgeschlagen, dass im distalen Bereich ca. vier Fingerbreiten oberhalb der Malleolen und im proximalen Bereich ca. drei Fingerbreiten unterhalb der Leiste der Verband abgeschlossen ist.

Es werden mit der Kunstharzbinde jetzt zwei Longuetten (3-fach) gelegt oder die beiden fertigen Longuetten medial und lateral angelegt. Mit den restlichen Softcastbinden wird der Verband abgeschlossen. Nach der letzten Binde wird mit der Folie der Verband umwickelt, um ein rascheres Aushärten zu erzielen. Ist der Verband ausgehärtet, wird der Verband so mit der Gipsschere gespalten, sodass zwei Spaltecken entstehen. Der Verband ist bis auf den letzten Faden zu spalten. Nach dem korrekten Spalten wird der Spaltverband mit einer selbsthaftenden Binde wieder geschlossen – wobei darauf zu achten ist, dass die Haut des Patient nicht eingeklemmt wird. Oberhalb der Kondylen werden Haltedellen angebracht, um ein Abrutschen der Hülse zu verhindern.

Der Verband ist nach Prof. Dr. Böhler zu beschriften. Der Patient wird mit den Verhaltensregeln vertraut gemacht und zur Endkontrolle je nach Anforderung ins Röntgen oder zum Arzt weitergeleitet.

> **Fehler und Gefahren**
> - Das Fehlen des Hautschutzes kann zu Hautirritationen führen.
> - Ist der Verband in der Leiste zu hoch, kann es in diesem Bereich zu einer Druckstelle kommen.
> - Wurde die Haltedelle vergessen, kann der Verband rutschen und eine Druckstelle erzeugen.
> - Eine falsche Gelenkstellung kann zu Gelenkproblemen nach der Abnahme führen.
> - Sind die prominenten Stellen nicht gepolstert, kann es zu Druckstellen kommen.
> - Achtet man beim Schließen nicht auf die Haut des Patienten, kann es zu Einklemmungen und Druckstellen kommen.

## 7.4.5  Oberschenkelcast

- **Diagnose**
- Distale Unterschenkelfraktur
- Tibiakopffraktur
- Distale Oberschenkelfraktur
- Komplexe Knöchelfraktur
- Schwere Bandverletzungen im Kniegelenk

- **Material**

Die Längen- und Breitenangaben sind dem jeweiligen Patienten anzupassen:
- 4–5 Softcastbinden, 12,5 cm
- 2 Softcastbinden, 10 cm
- 1 Kunstharzbinde oder 2 fertige Kunstharzlonguetten
- Klebepolsterung
- Frischhaltefolie
- Gehsohle

- **Lagerung**

Der Patient wird liegend auf der Gipsliege gelagert. Der Verband wird in Normalstellung (20° abgewinkelt) angelegt. Der Gipsverband wird mit drei Mitarbeitern angelegt. Der Arzt übernimmt den Fuß und kümmert sich um die Frakturstellung, die Reposition, die Stellung des Sprunggelenks. Der erste Gipsassistent übernimmt das Knie des Patienten, kümmert sich um die Stellung des Kniegelenkes und unterstützt den Arzt. Der zweite Gipsassistent übernimmt das Anwickeln des Verbandes.

- **Technik**

Der Hautschutz wird faltenfrei angelegt. Es werden die prominenten Stellen mit der Klebepolsterung ausgestattet. Die ersten beiden Softcastbinden werden in das vorbereitete saubere Tauchwasser (ca. 20–25°C) getaucht und leicht ausgedrückt. Die nassen Binden werden faltenfrei von distal nach proximal auf die untere Extremität gewickelt, beginnend bei den Zehengrundgelenken (vgl. Abb. 7.37).

Der Hautschutz wird so umgeschlagen, dass im distalen Bereich die Zehen frei sind. Im proximalen Bereich schließt der Verband ca. drei Fingerbreiten unterhalb der Leiste ab. Es muss darauf geachtet werden, dass die Castbinden nicht umgeschlagen werden. Es werden mit der Kunstharzbinde jetzt zwei Longuetten (3-fach) gelegt oder die beiden fertigen Longuetten medial und lateral angelegt. Mit den restlichen Castbinden wird der Verband abgeschlossen. Nach der letzten Binde wird mit der Folie der Verband umwickelt, um ein rascheres Aushärten zu erzielen. Der Verband ist nach Prof. Dr. Böhler zu beschriften. Der Patient wird mit den Verhaltensregeln vertraut gemacht und zur Endkontrolle je nach Anforderung ins Röntgen oder zum Arzt weitergeleitet.

Darf der Patient den Cast belasten, wird ihm eine Gehsohle angelegt. Der Patient wird darauf hingewiesen, dass ein Belasten des Verbandes nur mit Sohle gestattet ist. Die Gehsohle muss straff mit den Klettbändern angelegt werden.

---

**Fehler und Gefahren**
- Das Fehlen des Hautschutzes kann zu Hautirritationen führen.
- Ist der Verband in der Leiste zu hoch, kann es in diesem Bereich zu einer Druckstelle kommen.

> ▬ Eine falsche Gelenkstellung kann zu Gelenkproblemen nach der Abnahme führen.
> ▬ Sind die prominenten Stellen nicht ausreichend gepolstert, können Druckstellen entstehen.
> ▬ Benutzt der Patient die Gehsohle nicht, kann der Verband im Sohlenbereich brechen.

## 7.4.6  Oberschenkelcast, gespalten

▪ **Diagnose**
- Distale Unterschenkelfraktur
- Tibiakopffraktur
- Distale Oberschenkelfraktur
- Komplexe Knöchelfraktur
- Schwere Bandverletzungen im Kniegelenk
- Zur Wundabheilung

▪ **Material**
Die Längen- und Breitenangaben sind dem jeweiligen Patienten anzupassen:
- 4–5 Softcastbinden, 12,5 cm
- 2 Softcastbinden, 10 cm
- 1 Kunstharzbinde oder 2 fertige Kunstharzlonguetten
- Klebepolsterung
- Frischhaltefolie

▪ **Lagerung**
Der Patient wird liegend auf der Gipsliege gelagert. Der Verband wird in Normalstellung (20° abgewinkelt) angelegt. Der Gipsverband wird mit drei Mitarbeitern angelegt. Der Arzt übernimmt den Fuß, kümmert sich um die Frakturstellung, die Reposition und die Stellung des Sprunggelenks. Der erste Gipsassistent übernimmt das Knie des Patienten, kümmert sich um die Stellung des Kniegelenkes und unterstützt den Arzt. Der zweite Gipsassistent übernimmt das Anwickeln des Verbandes.

▪ **Technik**
Der Hautschutz wird faltenfrei angelegt. Es werden die prominenten Stellen mit der Klebepolsterung gepolstert. Die ersten beiden Softcastbinden werden in das vorbereitete saubere Tauchwasser (ca. 20–25°C) getaucht und leicht ausgedrückt. Die nassen Binden werden nun faltenfrei von distal nach proximal auf die untere Extremität gewickelt, beginnend bei den Zehengrundgelenken.

Der Hautschutz wird so umgeschlagen, dass im distalen Bereich die Zehen frei sind. Im proximalen Bereich schließt der Verband ca. drei Fingerbreiten unterhalb der Leiste ab. Es muss darauf geachtet werden, dass die Castbinden nicht umgeschlagen werden. Es werden mit der Kunstharzbinde jetzt zwei Longuetten (3-fach) gelegt oder die beiden fertigen Longuetten medial und lateral angelegt. Mit den restlichen Castbinden wird der Verband abgeschlossen. Nach der letzten Binde wird mit der Folie der Verband umwickelt, um ein rascheres Aushärten zu erzielen. Ist der Verband ausgehärtet, wird der Verband so mit der Gipsschere gespalten, sodass zwei Spaltecken entstehen. Der Verband ist bis auf den letzten Faden zu spalten. Nach dem korrekten Spalten wird der Spaltverband mit einer selbsthaftenden Binde wieder geschlossen – wobei darauf zu achten ist, dass die Haut des Patient nicht eingeklemmt wird.

Der Verband ist nach Prof. Dr. Böhler zu beschriften. Der Patient wird mit den Verhaltens-regeln vertraut gemacht und zur Endkontrolle je nach Anforderung ins Röntgen oder zum Arzt weitergeleitet.

> **Fehler und Gefahren**
> - Das Fehlen des Hautschutzes kann zu Hautirritationen führen.
> - Ist der Verband in der Leiste zu hoch, kann es in diesem Bereich zu einer Druckstelle kommen.
> - Eine falsche Gelenkstellung kann zu Gelenkproblemen nach der Abnahme führen.
> - Sind die prominente Stellen nicht ausreichend gepolstert, können Druckstellen entstehen.

## 7.4.7 Geisha-Schuh

■ **Diagnose**
- Mittelfußfrakturen
- Frakturen im Bereich der Großzehe

■ **Material**
Die Längen- und Breitenangaben sind dem jeweiligen Patienten anzupassen:
- 1 Softcastbinde, 10 cm
- 1 Kunstharzbinde, 10 cm
- Hautschutz, dick
- 1 Wattebinde, 6 cm
- Polsterschaumbinde
- Gehsohle

■ **Lagerung**
Der Patient wird auf der Gipsliege so gelagert, dass der Unterschenkel des Patienten ca. 10 cm über dem unteren Rand reicht. Der Unterschenkel wird auf einem Lagerungskeil so gelagert, dass der Fuß in Spitzfußstellung zu liegen kommt. Es ist darauf zu achten, dass der Patient den Fuß total entspannt.

■ **Technik**
Zwischen den Zehen wird die in der Länge gefaltete Wattebinde durchgefädelt. Am Zehenende wird die Wattebinde (3-fach) als Abstandhalter eingelegt und mit einer zirkulären Wattetour fixiert. Der Hautschutz wird faltenfrei angelegt und mit einem Knoten an der Zehenoberseite abgeschlossen. Im Bereich der Malleolen wird mit der Wattebinde eine Tour als Abstandhalter gewickelt und zur besseren Verarbeitung mit einer Polsterschaumbinde fixiert.

Mit der Kunstharzbinde wird eine 4-lagige Longuette gelegt und an der Fußsohle angelegt. Sollte der Patient mehr als 80 kg wiegen, wird die Longuette pro 20 kg Körpergewicht um eine Lage verstärkt. Die Softcastbinde wird in das vorbereitete saubere Tauchwasser (ca. 20–25°C) getaucht und leicht ausgedrückt. Die nasse Binde faltenfrei von distal nach proximal über den gesamten Bereich des Fußes angewickelt (vgl. Abb. 7.56 bis Abb. 7.59). Die Binde wird mit der Frischhaltefolie fixiert und mit feuchten Handschuhen anmodelliert. Nach dem Aushärten wird die Folie entfernt.

Die Zehen werden mit der Gipsschere so freigeschnitten, dass die Zehen bis zu den Grundgelenken frei sind. An der Stirnseite des Verbands wird ein Steg zum Schutz der Zehen stehengelassen. In weiterer Folge wird im Bereich des Sprunggelenks der Verband so ausgeschnitten, dass das Gelenk frei beweglich ist. Es ist unbedingt darauf zu achten, dass die Sehnen nicht abgedrückt werden. Die Malleolen werden freigeschnitten.

Der Hautschutz wird umgeschlagen und mit einer Klebepolsterung abgeklebt.

Der Verband ist nach Prof. Dr. Böhler zu beschriften. Der Patient wird mit den Verhaltensregeln vertraut gemacht und zur Endkontrolle je nach Anforderung ins Röntgen oder zum Arzt weitergeleitet.

Für die gesteigerte Mobilität des Patienten wird eine Gehsohle angelegt. Über die Verhaltensregeln wird der Patient aufgeklärt.

> **Fehler und Gefahren**
> - Das Fehlen des Hautschutzes kann zu Hautirritationen führen.
> - Eine falsche Gelenkstellung kann zu Gelenkproblemen nach der Abnahme führen.
> - Ist der Verband im Bereich der Sehnen zu hoch, kann es zu Druckstellen kommen.

# Rumpfverbände

© Springer-Verlag Berlin Heidelberg 2017
C. Hebbauer, *Gips- und Castverbände*,
DOI 10.1007/978-3-662-48885-0_8

Dieses Kapitel widmet sich den Rumpfverbänden, die alle Gipsmieder in verschiedenen Ausführungen sind. Zudem werden sämtliche Besonderheiten, Fehler und Gefahren im Zusammenhang mit dem Ausmessen und Anlegen des Gipses vorgestellt.

## 8.1    Weißgips

### 8.1.1    Gipsmieder in dorsalem Durchhang

■ Diagnose
– Frakturen im Bereich der LWS ev. TH12

■ Material
Die Längen- und Breitenangaben sind dem jeweiligen Patienten anzupassen (◘ Abb. 8.1):
– 6–8 Gipsbinde,15 cm
– 2 Longuetten, 4-fach, 15 cm breit, ca. 120 cm lang
– 4 Longuetten, 4-fach, 15 cm breit, ca. 60 cm lang
– Hautschutz (Strumpf)
– Polstergurt
– Wattebinde (10 cm)
– Klebepolsterung

■ Lagerung
Der Patient wird liegend auf der Gipsliege gelagert. Unter der Wirbelfraktur wird ein gepolsterter Gurt durchgezogen. Dieser wird auf dem Deckenextensionsgerät befestigt. Der Patient liegt auf den Schultern und auf dem Steißbein auf (◘ Abb. 8.2).

■ Technik
Um eine perfekte Passform zu garantieren, wird vor der Erstanlage des Mieders der Patient abgeführt. Überdies muss der Patient nüchtern sein.

Da diese Prozedur sehr schmerzhaft sein kann, empfiehlt es sich, den Patienten zu narkotisieren. Bevor der Patient an der Deckenextension befestigt wird, muss der Hautschutz faltenfrei angelegt werden (◘ Abb. 8.3).

Auf Höhe der Fraktur wird ein Polstergurt angelegt (◘ Abb. 8.4). Durch diese Spezialpolsterung wird der Aufhängegurt gezogen und an der Deckenextension befestigt. Unter Bildwandlerkontrolle wird durch Anheben mit der Deckenextension die Fraktur reponiert (◘ Abb. 8.5 und ◘ Abb. 8.6).

Ist der Patient richtig positioniert, wird die Polsterung angebracht. An den exponierten Stellen wird die Klebepolsterung angebracht. Die Gipsränder werden zusätzlich mit der Polsterwatte gepolstert.

Die ersten Gipsbinde in das vorbereitete saubere Tauchwasser (ca. 20–25°C) getaucht und leicht ausgedrückt. Die Binden muss man zirkulär um den Thorax wickeln, sodass der gesamte Körper mit einer Schicht Gipsbinden bedeckt ist.

Jetzt wird die erste lange Longuette am Schambein mittig angelegt und nach hinten geschlagen. Dann wird die zweite lange Longuette am Jugulum angelegt und nach hinten geschlagen. Danach werden die kurzen Longuetten jeweils paarweise neben der Wirbelsäule und neben den Gurtauslässen anmodelliert.

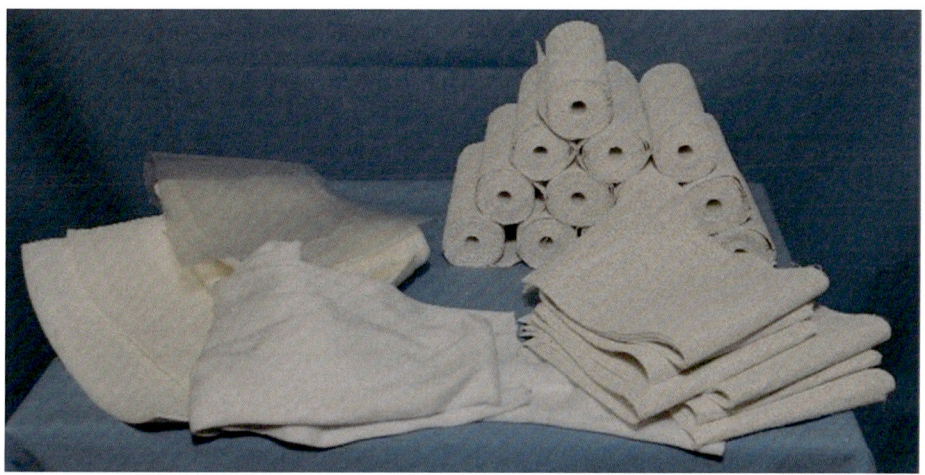

**◻ Abb. 8.1**    Material für das Gipsmieder

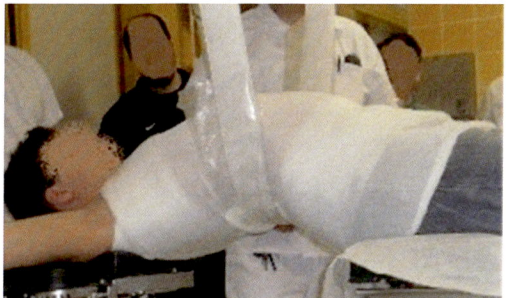

**◻ Abb. 8.2**    Patient liegt auf den Schultern und auf dem Steißbein

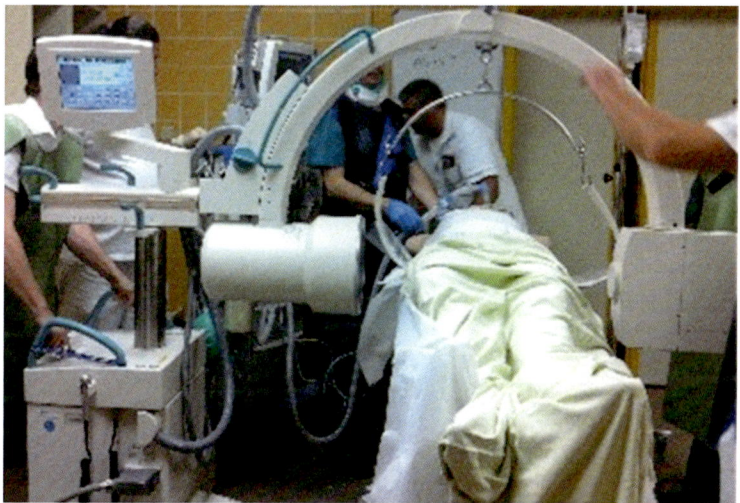

**◻ Abb. 8.3**    Durchleuchtungskontrolle

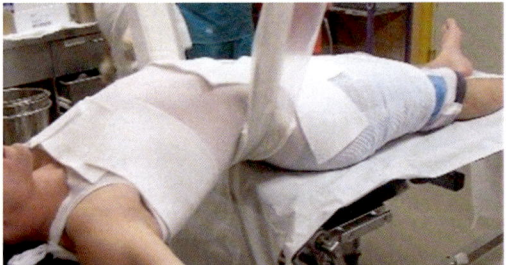

◘ **Abb. 8.4**   Polstergurt wird angelegt

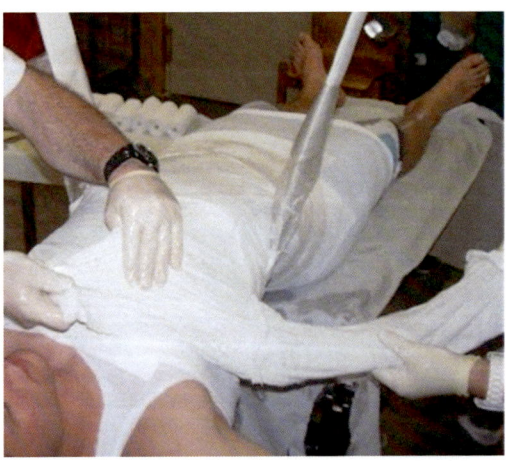

◘ **Abb. 8.5**   Dorsaler Durchhang

◘ **Abb. 8.6**   Anlegen des Gipsverbandes

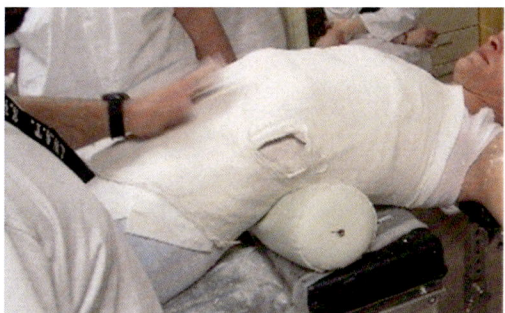

■ **Abb. 8.7**   Fertiger Verband auf Rolle gelagert

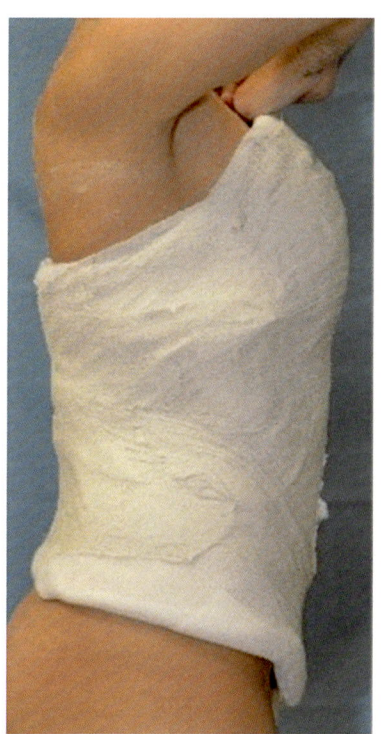

■ **Abb. 8.8**   Beweglichkeit der Arme

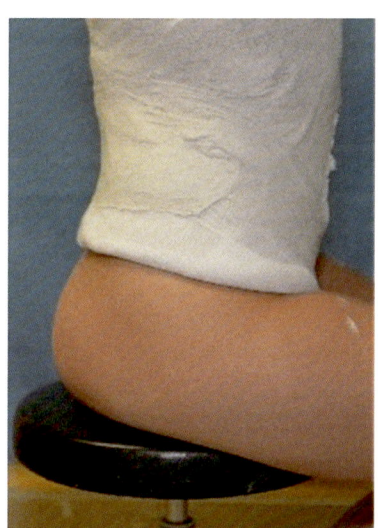

■ **Abb. 8.9**   Sitzkontrolle

Um den Hautschutz jetzt so umzuschlagen, dass die groben Umrisse des Verbandes einge-halten werden (■ Abb. 8.7). Es ist schon jetzt darauf zu achten, dass der Patient die Arme so gut bewegen kann, dass ein Toilettengang jederzeit möglich ist (■ Abb. 8.8). Die Beine müssen so beweglich sein, dass ein Abwinkeln von ca. 90° möglich ist (■ Abb. 8.9).

Im Bereich des Nabels muss ein Ess- und Atemloch geschnitten werden. Wenn man sich zuvor die Position des Nabels merkt, fällt es leichter. Das Loch muss so groß wie ein Handteller sein.

Der Gips wird zurechtgeschnitten und der Hautschutz umgeschlagen. Mit den restlichen Gipsbinden wird der Verband abgeschlossen. Der Verband muss am nächsten Tag, wenn der Patient wieder mitarbeiten kann, noch nachgebessert werden.

> **Fehler und Gefahren**
> ▬ Das Fehlen des Hautschutzes kann zu Hautirritationen führen.
> ▬ Sind die Ränder nicht gepolstert, kann es zu Druckstellen kommen.
> ▬ Die Abmessungen des Verbandes müssen angepasst sein, da es sonst zu Druckstellen kommen kann.

## 8.1.2  Kunstharz

### Kunstharzmieder

▪ **Diagnose**
Frakturen im Bereich der LWS ev. TH12

▪ **Material**
Die Längen- und Breitenangaben sind dem jeweiligen Patienten anzupassen:
▬ 6–8 Kunstharzbinden
▬ Hautschutz (Strumpf)
▬ Wattebinde 15 cm
▬ Klebepolsterung
▬ Polsterschaumbinde

▪ **Lagerung**
Der Verband wird im Stehen angelegt (◘ Abb. 8.10). Um den Patienten während der Anlage zu unterstützen, erhält er zwei Stiele (Besenstiele).

▪ **Technik**
Dem Patienten wird der Hautschutz faltenfrei angelegt. Die prominenten Stellen werden mit dem Klebepolster gepolstert, und der Körper wird mit einer Tour Wattebinde zusätzlich wattiert. Mit der Polsterschaumbinde wird die Polsterung abgeschlossen.

Über die gesamte Ausdehnung des Verbandes wird eine Lage Kunstharzverband angelegt. An den Rändern sollte der Verband jetzt schon 2-lagig ausgeführt sein. Jetzt wird der Verband so zugeschnitten, dass die Beweglichkeit für den Patienten nur minimal eingeschränkt ist (◘ Abb. 8.11).

Der Hautschutz wird umgeschlagen und mit den abschließenden Castbinden abgeschlossen.

> **Fehler und Gefahren**
> ▬ Das Fehlen des Hautschutzes kann zu Hautirritationen führen.
> ▬ Sind die Ränder nicht gepolstert, kann es zu Druckstellen kommen.
> ▬ Die Abmessungen des Verbandes müssen angepasst sein, da es sonst zu Druckstellen kommen kann.

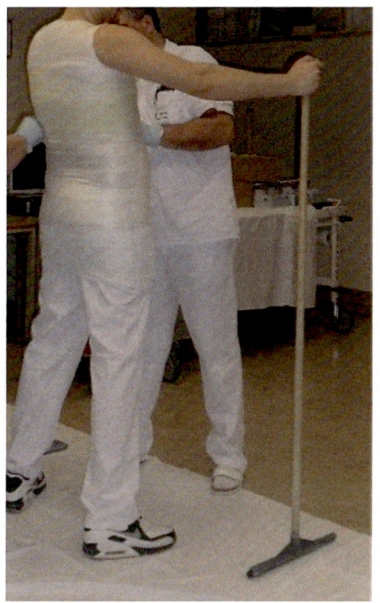

◻ **Abb. 8.10**   Anlegen des Verbandes

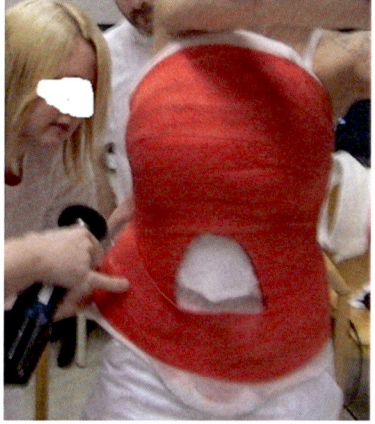

◻ **Abb. 8.11**   Verband ausfertigen

## 8.2    Combicast

### 8.2.1    Combicastmieder

- **Diagnose**

Frakturen im Bereich der LWS ev. TH12

- **Material**

Die Längen- und Breitenangaben sind dem jeweiligen Patienten anzupassen:
- 6–8 Softcastbinden
- 2 Kunstharzbinden für Longuetten oder fertige Kunstharzlonguetten
- Hautschutz (Strumpf)
- Wattebinde, 10 cm
- Klebepolsterung
- Polsterschaumbinde

- **Lagerung**

Der Verband wird im Stehen angelegt. Um den Patienten während der Anlage zu unterstützen, erhält er zwei Stiele (Besenstiele).

- **Technik**

Dem Patienten wird der Hautschutz faltenfrei angelegt. Die prominenten Stellen werden mit dem Klebepolster gepolstert, und der Körper wird mit einer Tour Wattebinde zusätzlich wattiert. Mit der Polsterschaumbinde wird die Polsterung abgeschlossen.

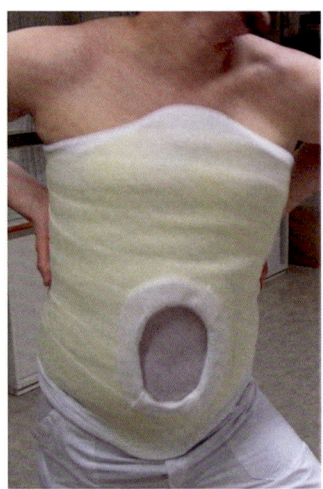

**Abb. 8.12**   Fertig ist der Verband

Über die gesamte Ausdehnung des Verbandes wird eine Lage Softcastverband angelegt. An den Rändern sollte der Verband jetzt schon 2-lagig ausgeführt sein.

Aus den Kunstharzbinden werden Longuetten gelegt. Oder man legt die fertigen Longuetten im Wirbelsäulenbereich, im Bereich des Schambeins und des Jugulums an. Jetzt wird der Verband so zugeschnitten, dass die Beweglichkeit für den Patienten nur minimal eingeschränkt ist (Abb. 8.12). Der Hautschutz wird umgeschlagen und mit den abschließenden Castbinden abgeschlossen.

**Fehler und Gefahren**
- Das Fehlen des Hautschutzes kann zu Hautirritationen führen.
- Sind die Ränder nicht gepolstert, kann es zu Druckstellen kommen
- Die Abmessungen des Verbandes müssen angepasst sein, da es sonst zu Druckstellen kommen kann.

# Gipsfehler und Gipsprobleme

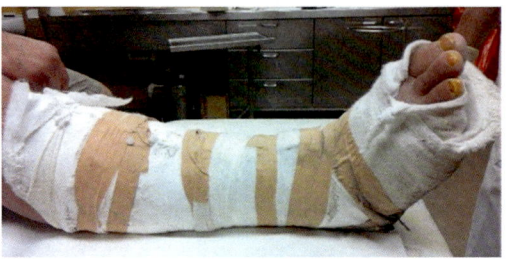

■ **Abb. 9.1**   Durch Patienten „reparierter" Verband

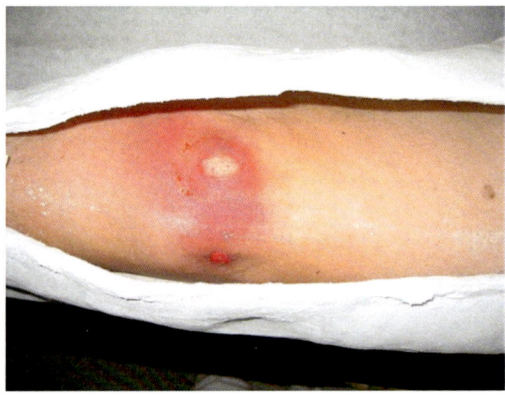

■ **Abb. 9.2**   Druckstelle durch scharfe Gipskante

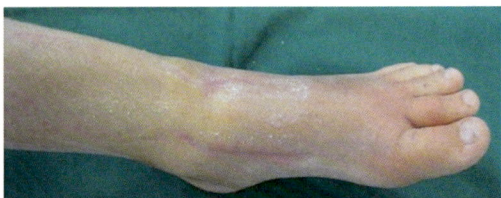

■ **Abb. 9.3**   Druckstelle vom Gips

Zum Schluss werden einige Fotos gezeigt, die offenbaren, wie wichtig es ist, dass in diesem Bereich mit höchster Vorsicht gearbeitet werden muss.

Nun möchte ich noch einige Fotos zeigen (■ Abb. 9.1, ■ Abb. 9.2, ■ Abb. 9.3, ■ Abb. 9.4, ■ Abb. 9.5, ■ Abb. 9.6). Zu sehen sind Gipsfehler, Probleme mit Gipsverbänden und von Patienten „nachbearbeitete" Gipsverbände. Diese Serie soll alle Behandler daran erinnern, dass mit Vorsicht gearbeitet werden muss.

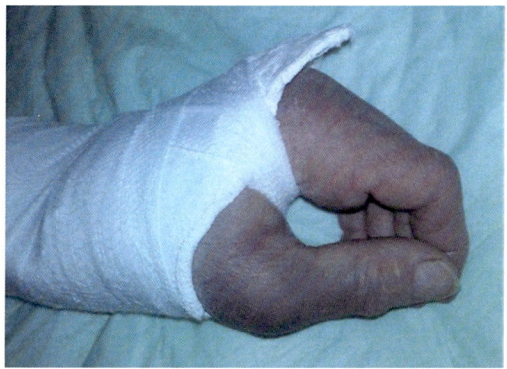

■ **Abb. 9.4**   Geschwollene Hand

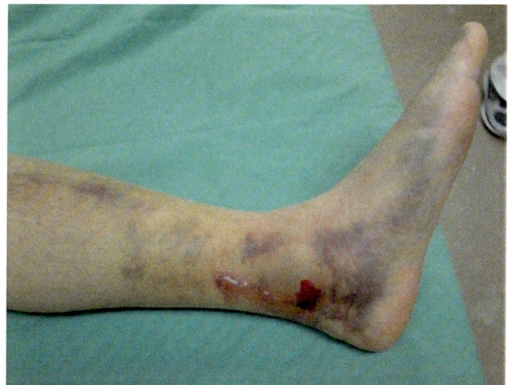

■ **Abb. 9.5**   Druckblasen

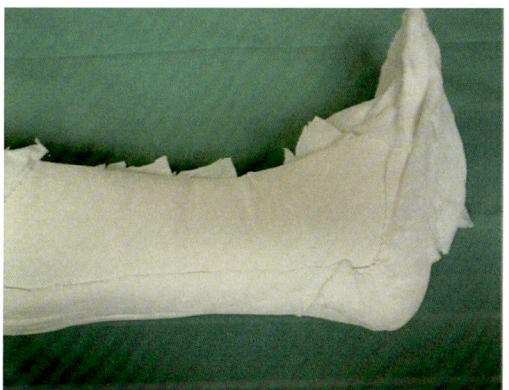

■ **Abb. 9.6**   Unterschenkelgipslonguette

# Serviceteil

Stichwortverzeichnis – 202

© Springer-Verlag Berlin Heidelberg 2017
C. Hebbauer, *Gips- und Castverbände*,
DOI 10.1007/978-3-662-48885-0

# Stichwortverzeichnis

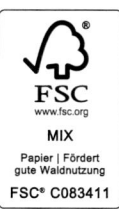

Zeitfracht Medien GmbH
Ferdinand-Jühlke-Straße 7
99095 Erfurt, Deutschland
produktsicherheit@kolibri360.de